JAMES C. RADCLIFFE   HANNES THIES

FUNCTIONAL TRAINING
FÜR EINSTEIGER

JAMES C. RADCLIFFE HANNES THIES

FUNCTIONAL TRAINING
FÜR EINSTEIGER

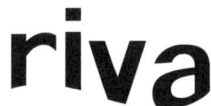

Bibliografische Information der Deutschen Nationalbibliothek:
Die Deutsche Nationalbibliothek verzeichnet diese Publikation in der Deutschen Nationalbibliografie; detaillierte bibliografische Daten sind im Internet über http://d-nb.de abrufbar.

Wichtiger Hinweis
Sämtliche Inhalte dieses Buches wurden – auf Basis von Quellen, die die Autoren und der Verlag für vertrauenswürdig erachten – nach bestem Wissen und Gewissen recherchiert und sorgfältig geprüft. Trotzdem stellt dieses Buch keinen Ersatz für eine individuelle medizinische Beratung dar. Wenn Sie medizinischen Rat einholen wollen, konsultieren Sie bitte einen qualifizierten Arzt. Der Verlag und die Autoren haften für keine nachteiligen Auswirkungen, die in einem direkten oder indirekten Zusammenhang mit den Informationen stehen, die in diesem Buch enthalten sind.

Für Fragen und Anregungen:
functionaltraining@rivaverlag.de

1. Auflage 2014
© 2014 by riva Verlag, ein Imprint der Münchner Verlagsgruppe GmbH
Nymphenburger Straße 86
D-80636 München
Tel.: 089 651285-0
Fax: 089 652096

Die amerikanische Originalausgabe erschien 2007 bei Ulysses Press unter dem Titel *Functional Training for Athletes at All Levels. Workouts for Agility, Speed and Power*. Text © 2007 by James C. Radcliffe und © 2014 by Hannes Thies. Design und Konzept © 2007 Ulysses Press. Fotos © 2007 Andy Mogg bis auf unten aufgeführte Ausnahmen. All rights reserved.

Alle Rechte, insbesondere das Recht der Vervielfältigung und Verbreitung sowie der Übersetzung, vorbehalten. Kein Teil des Werkes darf in irgendeiner Form (durch Fotokopie, Mikrofilm oder ein anderes Verfahren) ohne schriftliche Genehmigung des Verlages reproduziert oder unter Verwendung elektronischer Systeme gespeichert, verarbeitet, vervielfältigt oder verbreitet werden.

Übersetzung: Markus Hederer
Innenteil-Fotografien Andy Mogg mit Ausnahme von S. 17, 91, 99, 114–119, 136 (ausgenommen die Variante), 150 © Jack Liu; S. 6, 21, 37 © Eric Evans
Models Tim Herring, Daron Johnson, James Radcliffe, Jesus Sanchez
Umschlagabbildung: Perform Better Europe
Satz und Redaktion: bookwise Medienproduktion GmbH, München
Druck: Konrad Triltsch GmbH, Ochsenfurt
Printed in Germany

ISBN Print 978-3-86883-506-9
ISBN E-Book (PDF) 978-3-86413-714-3
ISBN E-Book (EPUB, Mobi) 978-3-86413-713-6

Weitere Informationen zum Verlag finden Sie unter
www.rivaverlag.de
Beachten Sie auch unsere weiteren Verlage unter
www.muenchner-verlagsgruppe

Für die Lopezes: Mike Jr., Cath und Mike Sr.
Wahre Inspiration beim Training, Sport und, vor allem, im Leben

Inhalt

TEIL 1: ÜBERBLICK	1
Warum funktionell trainieren?	2
Nutzen des funktionellen Trainings	4
Die Funktion des Aufwärmens	9
Die Funktion des Core-Trainings	10
Die Funktion des Krafttrainings	12
Die Funktion des Powertrainings	14
Die Funktion des Sprinttrainings	18
Die Funktion des Agilitätstrainings	21
Bevor Sie anfangen	23
TEIL 2: TRAININGSPROGRAMME	27
So benutzen Sie das Buch	28
Das Trainingsprogramm planen	30
Dynamisches Aufwärmen	34
Core-Training	35
Krafttraining	36
Powertraining	37
Baseball/Softball	38
Basketball	38
Radsport	40
Golf	40
Football – Line-Positionen	42
Football – Skill-Positionen	42
Turnen	44
Hockey/Lacrosse	44
Schlägerspiele	46
Rugby	46
Ski – alpin	48
Ski – nordisch	48
Fußball	50
Schwimmen	50
Leichtathletik – Distanzen	52
Leichtathletik – Sprints/Sprünge	52
Leichtathletik – Würfe	54
Volleyball	54
Ringen	56
TEIL 3: ÜBUNGEN	59
DYNAMISCHES AUFWÄRMEN	
Kopf hoch! – Kniehebegang	60
Kopf hoch! – Frosch	61
Kopf hoch! – Marsch	62
Fersengang	63
Zehengang	64
Zehen greifen	65
Ausfallschritt vorwärts	66
Ausfallschritt seitwärts	67
Vierfüßlergang	68
Skippings mit Sprung	69
Shuffle	70
Skippings seitwärts	71
Carioca	72
Rückwärtslauf	73
Rückwärtspedalieren	74
Skippings rückwärts	75
Shuffle rückwärts	76
CORE-TRAINING	
Unterarmstütz	77
Unterarmstütz rücklings	78
Unterarm-Seitstütz	79
Gerader Nacken	80
Kniebeuge Rücken an Rücken	81
Kniebeuge Zehen an Zehen	82
Ausfallschritt mit Drehung	83
Ball über Kopf	84
Entengang	85
Russischer (Kosaken-)Entengang	86
Liegestütz einarmig mit Medizinball	87
Liegestütz auf dem Medizinball	88
Ballübergabe oben und unten	89
Medizinball-Twist	90
Balancierter Wurf	91
Bogengang rückwärts	92
Neigen, ziehen, drücken	93
Einbeinkniebeuge	94
KRAFTTRAINING	
Good Morning	95
Kreuzheben	96
Kreuzheben russisch	97
Clean Pull (Zugbewegung zum Umsetzen)	98
High Pull	99
Overhead Squat	100

Overhead-Ausfallschritt	101
Front Squat	102
Step-up langsam	103
Step-up mit Abdrücken	104
Step-up mit Knieschwung	105
Step-up schnell	106
Step-down	107
Einbeinkniebeuge mit Zusatzgewicht	108
Overhead Press	109
Push Press	110
Push Jerk	111
Split Jerk	112

POWERTRAINING

Snatch (Reißen)	114
Clean (Umsetzen)	116
Clean & Jerk (Umsetzen & Ausstoßen)	118
Squat Jump mit Zusatzgewicht	120
Pogo	121
Squat Jump	122
Hocksprung mit Anfersen	123
Hocksprung mit Knie-Touch	124
Split Jump	125
Scherensprung	126
Tiefsprung	127
Wechselhüpfen	128
Galopp	129
Skipping	130
Sprunggelenks-Flip	131
Prellsprünge	132
Prellsprünge seitwärts	133
Sprünge beidbeinig	134
Sprünge beidbeinig seitwärts	135
Pogo einbeinig	136
Hocksprung mit Anfersen einbeinig	137
Sprünge einbeinig	138
Diagonalsprünge einbeinig	139
Sprünge seitwärts einbeinig	140
Schaufeldruckwurf im Knien	141
Schaufelwurf	142
Wurf mit Drehung	143
Schaufelwurf über Kopf	144
Diagonalwurf	145
Überkopfwurf im Kniestand	146
Überkopfwurf im Stehen	147
Überkopfwurf mit Schritt vorwärts	148
Liegestütz gegen die Wand	149
Liegestütz nach Fallbewegung	150
Brustpass kniend	151
Brustpass	152

SPRINTTRAINING

Squared Step und Staggered Step	153
Open Step und Crossover Step	154
Drop Step und Pivot Step	155
Balancierte Starts	156
Starts gegen einen Widerstand	157
»A«-Gehen / »A«-Skipping / »A«-Laufen	158
Wandübung	160
»B«-Gehen / »B«-Skipping / »B«-Laufen	161
Rhythmus und schnelles Bein	162

AGILITÄTSTRAINING

Abstoppen	163
Hin und her	164
Temposchlängeln	166
Shuttle-Lauf	167
Zickzacklauf	168
»L«-Lauf	169
Richtungsübung	170
Register	172
Über die Autoren / Dank	175

Teil 1:
Überblick

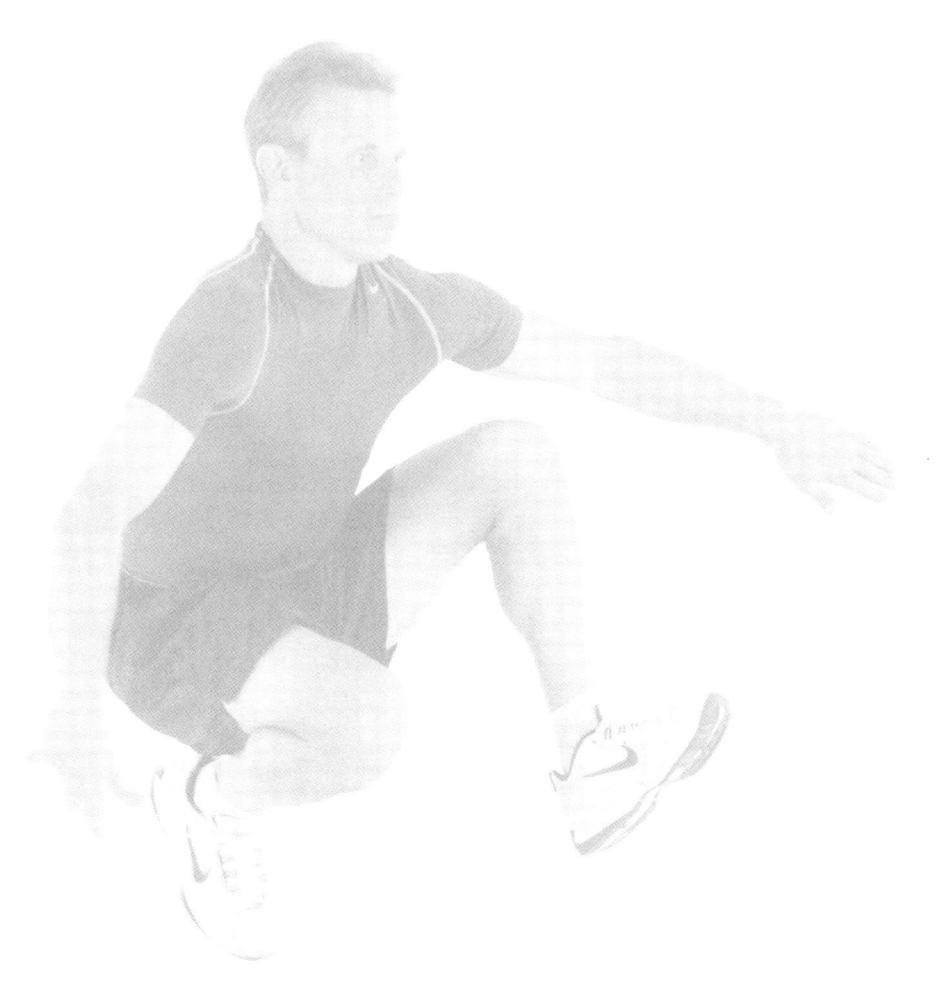

Warum funktionell trainieren?

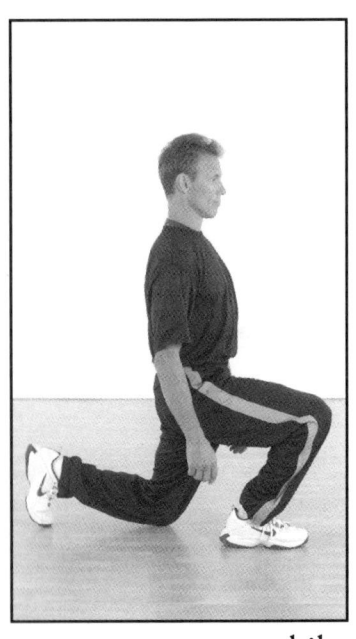

Jeder, der Sport treibt und seine Leistung verbessern, gleichzeitig aber auch Verletzungen vorbeugen will, braucht ein Trainingsprogramm, das erstens zum Anforderungsprofil der Sportart und ihrer Bewegungen passt und zweitens die leistungsbestimmenden technischen und athletischen Aspekte herausarbeitet. Zur optimalen Athletik der meisten Sportarten gehören eine gute Haltung sowie Balance, Stabilität und Beweglichkeit unbedingt dazu.

Die meisten Sportspiele betreiben wir in aufrechter Haltung, und wir beugen, strecken und drehen uns dabei in unterschiedliche Richtungen. Das Trainieren dieser Funktionen verbessert unsere Leistung und mindert das Verletzungsrisiko. Die Fähigkeit, sich mit optimaler Mobilität und Stabilität zu bewegen, führt auf den Weg zum Erfolg, und genau diesen möchte Ihnen das vorliegende Buch aufzeigen.

Viele Athleten, Trainer und Therapeuten leisten beim Training mit funktionellem Anspruch bemerkenswerte Arbeit. Was aber versteht man eigentlich unter funktionellem Training? Wenn Sie den Begriff in eine Internet-Suchmaschine eingeben, erhalten Sie Tausende Treffer mit Hunderten unterschiedlicher Definitionen. Und wenn Sie zehn Experten fragen, was sie unter funktionellem Training verstehen, bekommen Sie zehn unterschiedliche Antworten.

Vern Gambetta, Arzt, Autor, Leichtathletiktrainer und ehemaliger Fitnesscoach in der NBA und der MLB, hat Erfahrung darin, das Konzept, das er mitentwickelt hat, zu erläutern und zu definieren. Er sagt, dass funktionelles Training »... das ganze Spektrum an Trainingsinhalten umfasst, das notwendig ist, um die optimale Anpassung für die jeweilige Sportart oder Aktivität hervorzurufen.«

Für Mike Boyle, erfolgreicher Trainer und innovativer Anwender des Konzepts, ist funktionelles Training zielgerichtetes Training, um unerlässliche Grundlagen zu schaffen. Hierfür werden im Wesentlichen Übungen mit dem

Warum funktionell trainieren?

eigenen Körpergewicht und in allen Bewegungsebenen angewandt.

Dieses Buch verfolgt nicht die Absicht, alle bekannten Methoden und Übungen des funktionellen Trainings abzubilden. Es konzentriert sich vielmehr darauf, die grundlegenden Konzepte zu beleuchten und damit – im Sinne von Gambetta – den funktionellen Weg zu beschreiben.

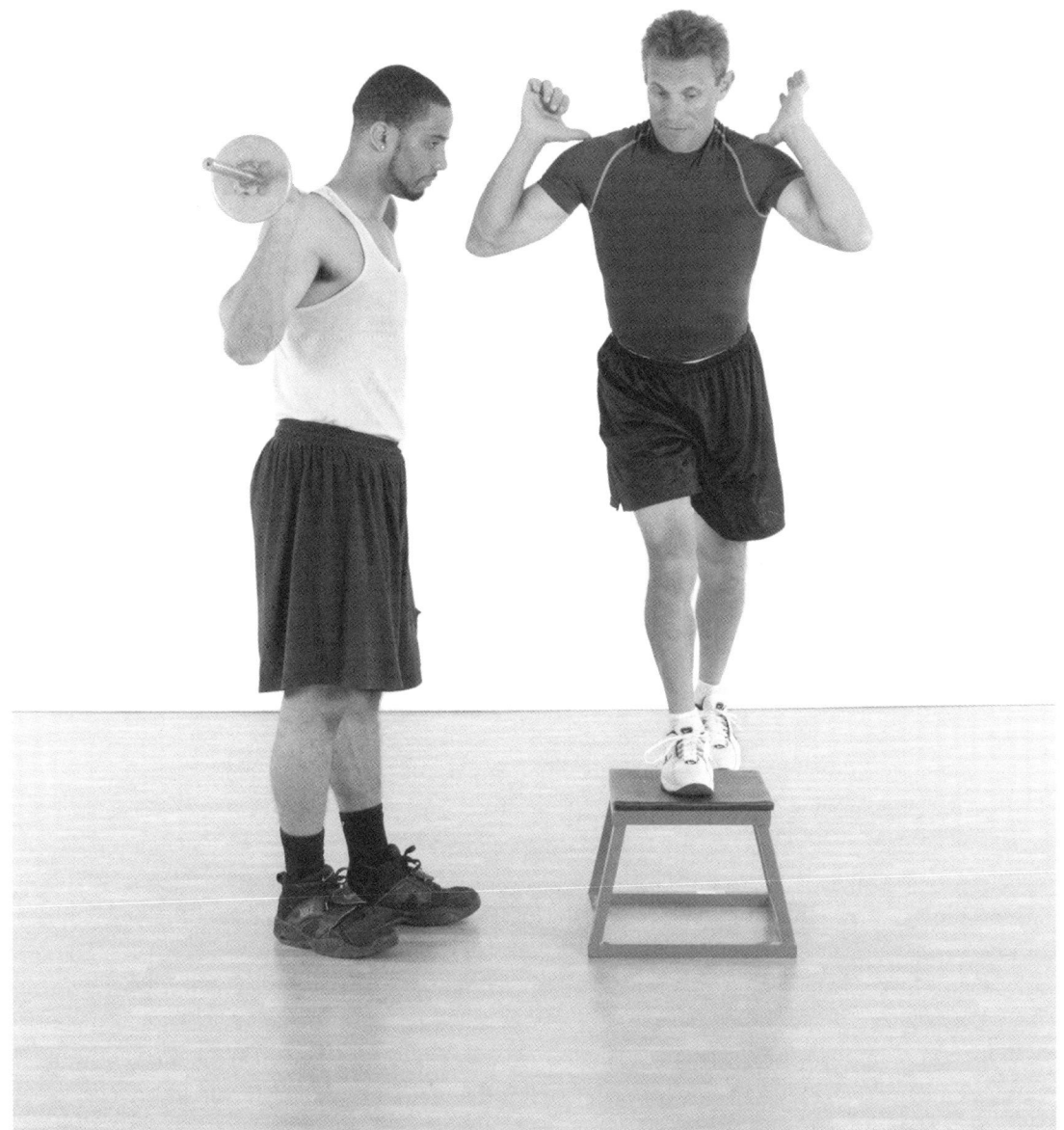

Autor Jim Radcliffe, rechts, demonstriert eine Bewegungsabfolge.

Nutzen des funktionellen Trainings

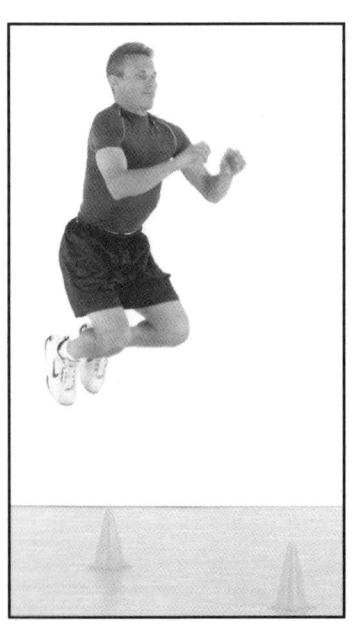

In so gut wie allen Sportarten kommt es auf drei athletische Komponenten an: Stärke, Schnelligkeit und Aktionsschnelligkeit oder Agilität. Man kann die drei in einem Wort zusammenfassen: *Leistung*! Und man stellt rasch fest: Eine Komponente ist ohne die beiden anderen deutlich weniger wert.

Alle Athleten streben nach Leistung. Ein großer Teil des Athletiktrainings lässt sich aus der Physik ableiten, wobei die Formel für Leistung im Mittelpunkt steht. Wie Abb. 1 zeigt, nutzt Training die Formel »funktionell« und steigert damit Ihre Fähigkeit, durch mehr Kraft mehr Leistung zu entwickeln. Kraft x Geschwindigkeit (oder, worauf manche bestehen, Kraft durch Zeit) ist Leistung.

Wer die Prinzipien funktionellen Trainings anwendet, wird jedoch nie den Weg vernachlässigen. Die Fähigkeit, größtmögliche Kraft in geringstmöglicher Zeit über die größtmögliche Distanz zu entwickeln, das ist athletische Leistung.

Damit Sie Ihr Leistungsmaximum erreichen, müssen Sie erstens über genügend Stärke verfügen, um davon die optimale Menge gegen die Schwerkraft einzusetzen. Zweitens müssen Sie dies über die größtmögliche Strecke durchhalten, die Ihre Körpergröße sowie Ihre Beweglichkeit und das Koordinationsvermögen Ihres Körpers zulassen. Und drittens muss dies – im Sinne der Gesamteffizienz – in der kürzestmöglichen Zeit erfolgen.

Wenn Sie diese drei Komponenten gemeinsam nutzen – idealerweise perfekt aufeinander abgestimmt –, tragen sie entscheidend dazu bei, Ihre athletische Leistungsfähigkeit zu optimieren (siehe Abb. 1).

Für Athleten ist Stärke in Form von angewandter Kraft erst dann funktionell, wenn sie in aufrechter Haltung, ausbalanciert auf einem oder auf beiden Beinen, eingesetzt wird. Geschwindigkeit und Agilität sind erst dann funktionell, wenn die Körpergelenke mobil oder stabil genug sind, um die Kraft zu übertragen und/oder in die richtige Richtung zu lenken. Deshalb ist die Funktion athletischer Leistung die Anwendung von Kraft in optimaler Haltung, ausgeglichen über den ganzen Rumpf und stabilisiert von den Gelenken, mit Geschwindigkeiten und Richtungen, die für Leistung und Erfolg optimal sind.

Nutzen des funktionellen Trainings

LEISTUNGSELEMENTE

$$P = \frac{F \times d}{t}$$

Leistung (P) ...
- angewandte Kraft (F) = Stärke
- zurückgelegter Weg (d) = Agilität
- Zeitverringerung (t) = Geschwindigkeit

Abb. 1

Training auf der Grundlage der Konzepte, die in diesem Buch vorgestellt werden, führt dazu, dass Sie mehr Kraft anwenden können. Zwar schreiben sich das viele Programme auf die Fahnen, aber nur die funktionelle Trainingsmethode entwickelt Kraft, indem sie Techniken einsetzt, die den ganzen Körper koordinieren. Beispielsweise trainieren viele Läufer auch ihre Kraft, um besser zu laufen. Läufern jedoch, denen keine hohe Stellung der Hüfte oder keine aufrechte Laufhaltung gelingt (wir nennen das »Sitzen«), fehlt es mit jedem Schritt an Bewegungseffizienz. Wenn sie nun durch traditionelles Kräftigungstraining »stärker« werden, geht die meiste Energie dennoch verloren, da sie die Kraft nicht zur Fortbewegung nutzen können – von den Verletzungsrisiken schlechter Haltung und Technik ganz zu schweigen.

Funktionelles Training trägt dazu bei, den Abstand (Haltung) zu vergrößern, über den die gesteigerte Kraft wirkt. Die dritte Komponente, effektive Zeitverringerung (Geschwindigkeit), profitiert ebenfalls davon. Um bei dem Beispiel der Läufer zu bleiben: Sobald sie die Fähigkeit entwickelt haben, Kraft durch richtige Haltung und Technik zu erzeugen, werden sie das Abdrücken mit den Füßen und die Landung genauso verbessern wie die Bewegungseffizienz ihrer Extremitäten entlang des Rumpfes und dafür weniger Zeit und Energie benötigen. Viele Sportler trainieren jahrelang hart, ohne wirklich besser zu werden. Bewusstes Training mit funktionellem Ansatz dagegen kann zum Erreichen umfassender Leistungsfähigkeit und Gesundheit eine große Hilfe sein.

Haltung

Haltung ist die Art und Weise, wie wir unseren Körper halten. Um die gewünschte Stellung zu wahren, finden ständig kleine und kleinste Korrekturen statt, sogenannte Haltungsschwankungen. Funktionelles Training verbessert die Fähigkeit, athletisch richtige gebeugte, gestreckte und rotierte Positionen auf unterschiedlichen Bewegungsebenen einzunehmen. Dies ist vor allem sinnvoll, wenn die richtigen Stellungen in der Flugphase angewendet werden.

Betrachten Sie Sportarten wie Fußball, Football oder Basketball, und studieren Sie die Haltungen der Athleten, die am schnellsten und energischsten die Richtung wechseln. Sie sehen, wie sie Knie und Hüfte beugen, dennoch bleiben die Schultern oben, und der Rücken ist gerade. Wenn Sie just im Moment des Richtungswechsels oder des Abdrückens ein Foto aufnehmen würden, sähe es aus, als würden sie gleich springen. Das liegt daran, dass sie in den leistungserzeugenden Teilen des Körpers gebeugt und in den Bereichen über dem Körperschwerpunkt gestreckt sind, was wiederum zu einer vollständigen Kontrolle über den Körper und die Bewegungsrichtungen führt.

Einen Sprinter zu beobachten ist einfacher. Wenn er sich mit hoher Geschwindigkeit bewegt, drückt der Unterkörper Kraft

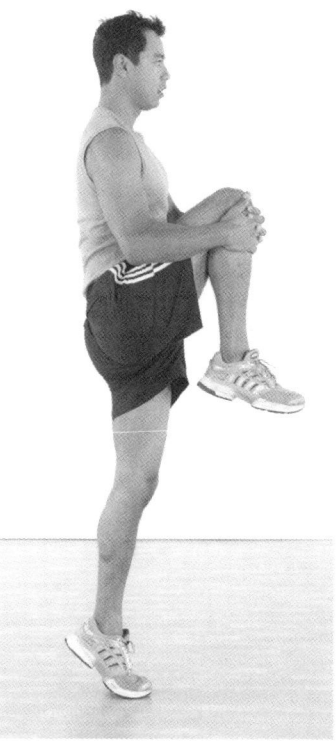

Functional Training für Einsteiger

aus, indem er ein Bein zur Flugphase gebeugt hält und das andere im Abdruck streckt. Der Oberkörper befindet sich währenddessen in aufrechter, stabiler, aber entspannter Haltung. So können alle Bewegungen mit größter Effizienz in die richtige Richtung geführt werden. Die Entwicklung jeder sportlichen Technik ist darauf ausgerichtet, den Körper aus einer Vielzahl von Stellungen mit richtiger Haltung so effizient wie möglich in die gewünschte Richtung zu bewegen.

Gleichgewicht

»Gleichgewicht ist die Fähigkeit, eine stabile und spezifische Orientierung im Verhältnis zur unmittelbaren Umgebung beizubehalten« (Oxford 1998). Dies machen wir den ganzen Tag, egal, ob wir stehen oder uns bewegen. Es gibt zwei wesentliche Arten des Gleichgewichts: statisches und dynamisches. Funktionelles Training beschäftigt sich mit dem dynamischen Gleichgewicht, arbeitet beispielsweise ständig an Ihrer Fähigkeit, die Balance zu halten, wenn Sie auf einem Fuß schnell die Richtung wechseln müssen. Jede Sportart, in der Laufen, Springen, Treten, Schwingen und/oder Skaten vorkommen, verwendet Bewegungen, in denen das Gewicht von einem Bein auf das andere verlagert wird. Sportarten, in denen einbeinige dynamische Sprung- und Landebewegungen notwendig sind, verlangen einen noch höheren Grad an Gleichgewicht. Die Fähigkeit, auf kleiner Unterstützungsfläche eine stabile Haltung aufzubauen, ist der Schlüssel, um einem Angriff auszuweichen, einem Gegner zu entwischen, den Ball zu bekommen, den Schläger zu schwingen und vor allem den Kräften die für den Erfolg notwendige Richtung zu geben.

Stabilität

Menschen, die aufgrund degenerierter Muskeln, Sehnen und Bänder ihre Hüft- oder Kniegelenke nicht stabilisieren können, hinken oft sehr stark, ziehen das Bein nach oder brauchen, um sich fortbewegen zu können, einen Stock, Krücken oder andere Hilfsmittel. Um schnelle Richtungsänderungen zu bewältigen – vor allem in kleinen, präzisen Bewegungen wie Werfen, Treten, Springen und Schwingen –, ist die Fähigkeit, die Gelenke mit der wirkenden Kraft auf eine Linie zu bringen, äußerst wichtig. Funktionelles Training setzt ein Gelenk ständig und immer wieder mechanischen Einflüssen aus, denen es widerstehen muss.

Die aufeinander aufbauenden Übungen in diesem Buch entwickeln die Arten von Stabilisation, die nicht nur die Fähigkeit verbessern, die Richtung zu halten und zu wechseln, sondern darüber hinaus auch anhaltende Gesundheit und Leistungsfähigkeit – die optimale Form der Stabilität.

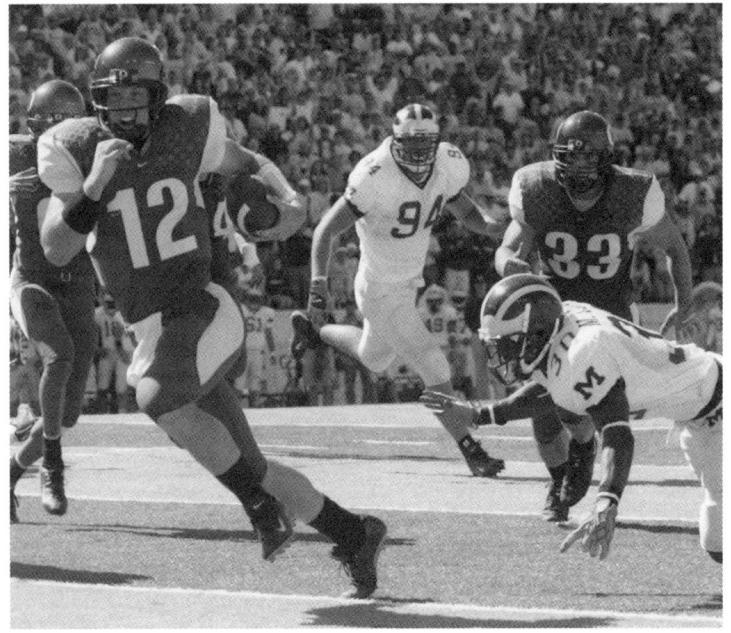

Nutzen des funktionellen Trainings

Mit großer Kraft auf kleiner Unterstützungsfläche (von einem Fuß/Bein) landen und sich wieder abdrücken – dies verlangt während des Laufens, Drehens oder Wendens die Stabilisation aller daran beteiligten Gelenke, Sehnen und Bänder. Das gilt für jeden, der seinen Fuß aufsetzt, um mit hoher Geschwindigkeit die Richtung zu wechseln, oder jeden, der mit hoher Energie einen Gegenstand tritt, schwingt oder wirft. Ohne Stabilisation ist nicht nur die Leistung gering, sondern obendrein auch die Verletzungsgefahr groß.

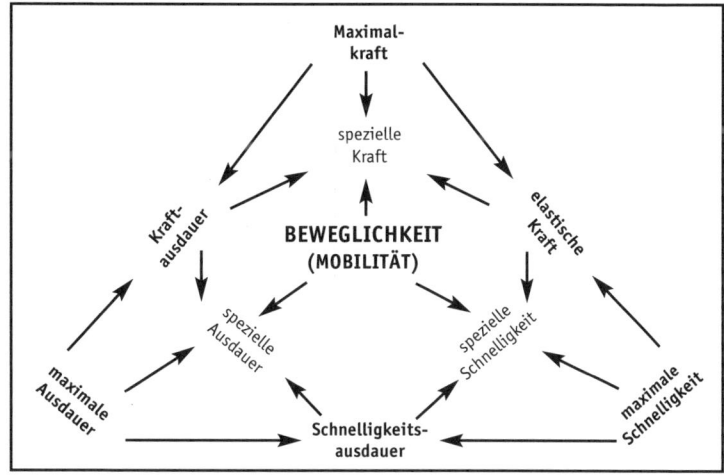

Abb. 2

Beweglichkeit

Beweglichkeit bedeutet Bewegungsumfang in jedem Gelenk unseres Körpers und ist vor allem in Schultern und Hüfte von besonderer Bedeutung. Funktionelles Bewegungstraining richtet seine Aufmerksamkeit immer wieder auf die Beweglichkeit, speziell rund um die Körpermitte. Es sorgt dafür, dass jede Aktion, vom Aufwärmen bis zur letzten Übung der Trainingseinheit, größte Konzentration auf einen gesunden Bewegungsumfang verlangt.

In seinem Buch *Training Theory* stellt Frank Dick, ehemaliger Cheftrainer der britischen Leichtathleten, ein Modell für die Entwicklung konditioneller Eigenschaften vor (Abb. 2). Darin platziert er die Beweglichkeit – die er als »Spanne, in der Kraft effizient (Technik) eingesetzt werden kann« definiert – im Zentrum eines Dreiecks miteinander in Verbindung stehender konditioneller Aspekte wie Kraft, Schnelligkeit und Ausdauer. Die Beweglichkeit unterstützt also spezielleres Kraft-, Schnelligkeits- und Ausdauertraining.

Ich finde das Modell sehr hilfreich und würde es gerne einen Schritt weiterführen, indem ich es mit einer Pyramide vergleiche. Die ägyptischen Pyramiden haben sich über Jahrtausende als stabil bewährt, und nach Stabilität streben auch Sportler während ihrer Karriere. Die Ecksteine Maximalkraft, maximale Schnelligkeit und maximale Ausdauer bleiben erhalten. Genauso präzise wie die Baumeister der Pyramiden in der Anlage ihrer Linien und Winkel agierten, müssen wir nun die konditionellen Maxima miteinander mischen, um die für unseren Sport notwendige Dosierung und Struktur von Beweglichkeit zu erreichen. Zu oft betrachten Sportler (und Trainer) Frank Dicks Modell und versuchen, alles auf einmal anzuwenden. Dabei lassen sie außer Acht, dass Fortschritte blockweise und durch das Setzen von Schwerpunkten viel leichter zu erzielen sind.

Es ist klar, dass Ausdauer für einen Mittelstreckenläufer etwas anderes bedeutet als für einen Volleyballspieler, die Kraft, die ein Schwimmer braucht, nicht mit der eines Rugbyspielers vergleichbar ist und Fußballer Schnelligkeit anders einsetzen als Ringer. Deshalb mögen die Fundamente der unterschiedlichen Pyramiden sich ähneln, die »speziellen« Wände aber unterscheiden sich von Fall zu Fall. Mit diesem Konzept streben wir nach

Functional Training für Einsteiger

der perfekten Athletikpyramide, an deren Spitze sich optimale Beweglichkeit befindet. So entwickelt sich jeder Sportler zum stärksten, schnellsten und ausdauerndsten – und deshalb beweglichsten – Akteur in seiner speziellen Sportart

Der Physiotherapeut Paul Chek sagt, wir müssten wieder lernen, uns zu bewegen wie unsere Vorfahren, speziell die Höhlenmenschen. Eine vollständige Hocke war notwendig, um Nahrung einzusammeln. Springen, Drehen, Klettern, Kriechen, Werfen und Tragen brauchte man für die Jagd, für das Umherziehen und damit zum Überleben. Diese Bewegungen hat in unserer heutigen Kultur noch nicht jeder verlernt, aber eine Vielzahl von Menschen, darunter auch solche, die den Anspruch haben, Spitzenathleten zu sein, verliert die genannten Fähigkeiten nach und nach. Wir lassen uns jeden Tag gerne und leicht davon überzeugen, Bewegungen zu vermeiden, die einst notwendiger Teil des Lebens waren. Eine tiefe Kniebeuge bis in die Hocke – mit vollem Bewegungsumfang in Hüfte und Knie – beispielsweise gilt als genauso schlecht für die Gelenke wie das Drehen während des Gehens. Keine Frage, unsere Gesellschaft ist in Sachen Bewegungen und Vereinfachung von Bewegungen weicher geworden. Aber um im Wettkampf zu bestehen, sind und bleiben Sportler auf viele grundlegende Fähigkeiten angewiesen. Das Konzept, große Kraft auf kleiner Unterstützungsfläche zu entwickeln, und die Reflexe, die dafür notwendig sind, eignen sich in hervorragender Weise zur Entwicklung eines beweglicheren Athleten.

Eine überraschend große Anzahl an Sportlern verfügt über nur wenig athletische Bereitschaft in Sachen Hüftbeweglichkeit, es fehlt an stabilen Strukturen rund um den Oberkörper, das Wissen über Bewegungsmechanik ist – im Gegensatz zur Körpermasse – unterentwickelt, und Füße, Sprunggelenke, Knie und Hüfte sind oftmals schon in Mitleidenschaft gezogen. Die mangelnde Fitness liegt zudem an zu viel Sitzen, schlechter Ernährung, fehlerhafter Laufmechanik (Fuß/Sprunggelenk), zu wenig Bewegungserziehung, schwachen Oberkörperstrukturen (anders gesagt: Kinder klettern weniger auf Bäume) und dem Missverhältnis zwischen hohem Wettkampf- und geringem Trainingsalter, was bedeutet, Sportler haben an Jugendwettkämpfen wie im Baseball/Softball, Jugendfußball etc. teilgenommen, aber es fehlt ihnen in der Folge an profundem Sportunterricht und Bewegungstraining.

Um effizient Fortschritte zu erzielen, muss man bereit sein, sich durch Training zu entwickeln. Dafür ist es nicht notwendig, bei Adam und Eva anzufangen, aber manchmal unterhalb der Nullebene – und zwar nicht um zu trainieren, sondern um umzulernen.

Die Funktion des Aufwärmens

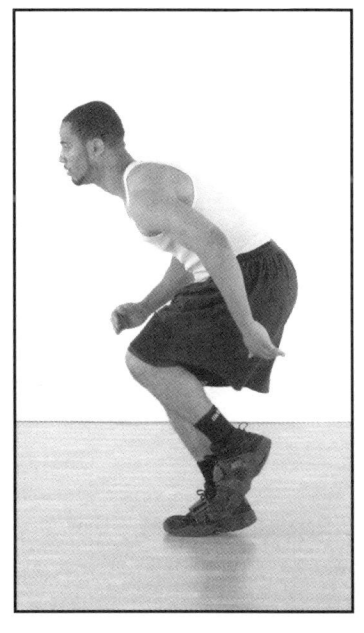

In erster Linie bereitet das Aufwärmen den Körper auf die sportliche Leistung vor, sei es im Training oder im Wettkampf. Die Ergebnisse zahlreicher klinischer und praktischer Untersuchungen belegen, dass eine dynamische Mobilisation viel mehr nützt als eine Serie passiver und statischer Dehnübungen. Sobald wir verstehen, dass jede athletische Leistung dynamischer Natur ist, wird uns klar, dass auch die Vorbereitung darauf dynamisch sein muss.

Im Wesentlichen besteht das Aufwärmen aus Bewegungen, die die Kerntemperatur des Körpers erhöhen und zu leichtem Schwitzen führen. Sie sollten in allen Ebenen und Richtungen des Körpers (frontal, sagittal, transversal, vorwärts, seitwärts, rückwärts) wirken und Haltung, Gleichgewicht und Beweglichkeit des Sportlers fordern und fördern. Das Aufwärmen sollte langsam beginnen und sich nach und nach bis zum spezifischen Tempo der Sportart/des Wettkampfs steigern (Gehen, Hüpfen, Laufen).

Das Aufwärmen ist im Verlauf einer Trainingseinheit die erste Möglichkeit, um die Athletik zu verbessern. Obwohl die Übungen durchaus allgemeiner Natur sein können, ist die Gelegenheit günstig, schon beim Aufwärmen Bewegungen zu verwenden, die den Ablauf, die Technik und die Mobilisation der für Ihren Sport notwendigen Fähigkeiten optimieren.

Bei der Mehrheit der jungen Sportler, die Schule und Universität besuchen, stellen wir eine mangelnde Hüftbeweglichkeit und Oberkörperstruktur, eine schlechte Bewegungsmechanik sowie bereits lädierte Sprung-, Knie- und Hüftgelenke fest.

Die Verbesserung all dieser Defizite beginnt schon mit dem Aufwärmen.

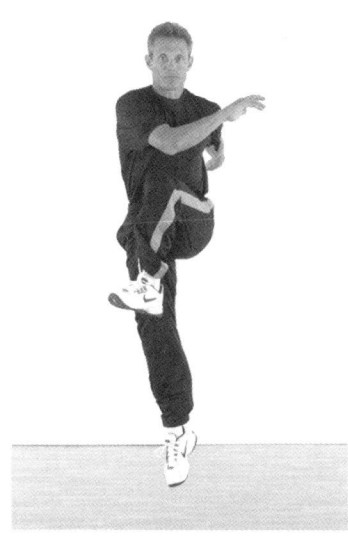

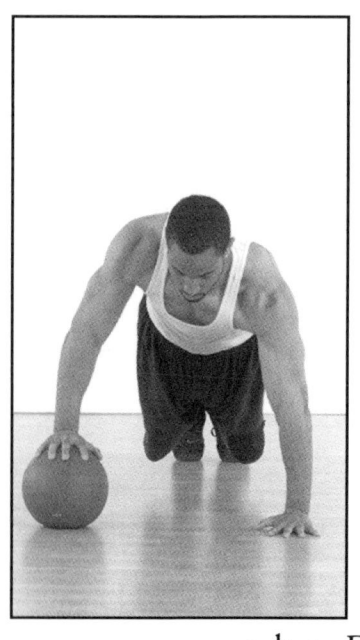

Die Funktion des Core-Trainings

Die Kräftigung der Körpermitte ist die Grundlage allen anderen Krafttrainings. Jede und erst recht jede kraftvolle Bewegung beginnt im Rumpf, dem *core* – und das sollte auch für den Trainingsaufbau gelten. Diese Meinung vertritt auch Tommy Kono, ein Weltklasse-Gewichtheber, Trainer und Funktionär: »Leistung hat ihren Ursprung in den kraftvollen Hüft- und Gesäßmuskeln. Von dort strahlt sie nach außen, und die Muskelgruppen werden proportional zum Abstand zur Körpermitte schwächer.«

»Stelle dir einen Stein vor, der in einen Teich fällt. Der Eintritt ins Wasser gleicht einer Explosion, der kräftige Kräusel folgen, die sich konzentrisch ausbreiten. Je mehr sich die kleinen Wellen von der Mitte entfernen, umso mehr Energie verlieren sie.«

Der menschliche Körper funktioniert auf sehr ähnliche Weise: Das Zentrum gilt als Explosionsherd, und die stärksten Wellen gehen vom Rumpf aus. In vielen Trainingscentern, Fitnessstudios und Sporthallen können Sie beobachten, dass das meiste Pensum des Krafttrainings im Sitzen oder Liegen absolviert wird – was den oben erläuterten Leitsatz zur »Core-Ausstrahlungsformel« umkehrt. Es ist also das Gegenteil von dem, was Athleten anstreben sollten, und darüber hinaus nichts für Sportler, die sich ihre Bewegungsqualität bis ins hohe Alter erhalten wollen.

Das erste Ziel des Core-Trainings ist es, all diejenigen Körperbereiche zu entwickeln, die für die Einleitung und Koordination von Bewegungen verantwortlich sind. Viele Sportler verbeißen sich in eine Vielzahl von Übungen, die die Bauch- und unteren Rückenmuskeln zum Ziel haben und die vor allem im Sitzen oder mit einem Hilfsmittel absolviert werden. Aber nur weil Sie gerade den Rumpf bearbeiten, führen Sie noch lange keine Core-Übung aus. Im Gegenteil: Die meisten Übungen im Stand mit einer Kombination aus Beugen, Strecken und Drehen sind die besseren Core-Übungen.

Ein Training mit Bewegungsabfolgen, die jederzeit eine richtige Haltung sowie Gleichgewicht,

Die Funktion des Core-Trainings

Stabilität und Beweglichkeit (voller Bewegungsumfang über die vorgegebene Bewegung) erfordern, beziehen stets die Körpermitte ein. Deshalb ist funktionelles Athletiktraining fast immer auch Core-Training.

Stellen Sie durch eine Analyse Ihrer Trainingsübungen sicher, dass etwa 85 bis 90 Prozent Ihres Pensums wirklich die Körpermitte anspricht. Ein kräftiger Rumpf ist nachgewiesenermaßen der Grundstein für die athletische Entwicklung. Er muss gelegt sein, bevor wir uns der *Maximalkraft* widmen, der größtmöglichen Kraft, die ein Muskel willkürlich gegen einen Widerstand ausüben kann. Sie macht uns »nur« stärker. Danach entwickeln wir, um Bewegungen zu verbessern, die sogenannte *relative Kraft*, die sich aus dem Verhältnis zwischen der Maximalkraft und dem Körpergewicht ergibt. Dies führt zu erhöhter *dynamischer Kraft* (Schnellkraft), einer Kombination aus Kraft und Schnelligkeit, wie sie für Hochsprünge benötigt wird. Schließlich ist die Entwicklung der *elastischen Kraft* an der Reihe. Sie verbindet Kraft und Schnelligkeit mit Bewegungen wie Federn und Prellen (Hüpfen, Sprinten).

Das Verständnis dieser Fähigkeiten zur Kraftentwicklung hilft Ihnen auf dem Weg zu einem kompletten Athleten. Das Aufwärmen und die ersten Segmente einer Trainingseinheit sollten sich mit dem Rumpf (Oberkörper, Schultern und Hüfte) beschäftigen. Etliche Übungen Ihres speziellen Trainings (siehe Teil 2) zielen auf die Verbesserung der Hüftbeweglichkeit ab. Wenn Sie darauf und auf eine kraftvolle Körpermitte von Beginn an achten, trainieren Sie Kraft und Schnelligkeit effizienter und minimieren Rückschläge durch Verletzungen.

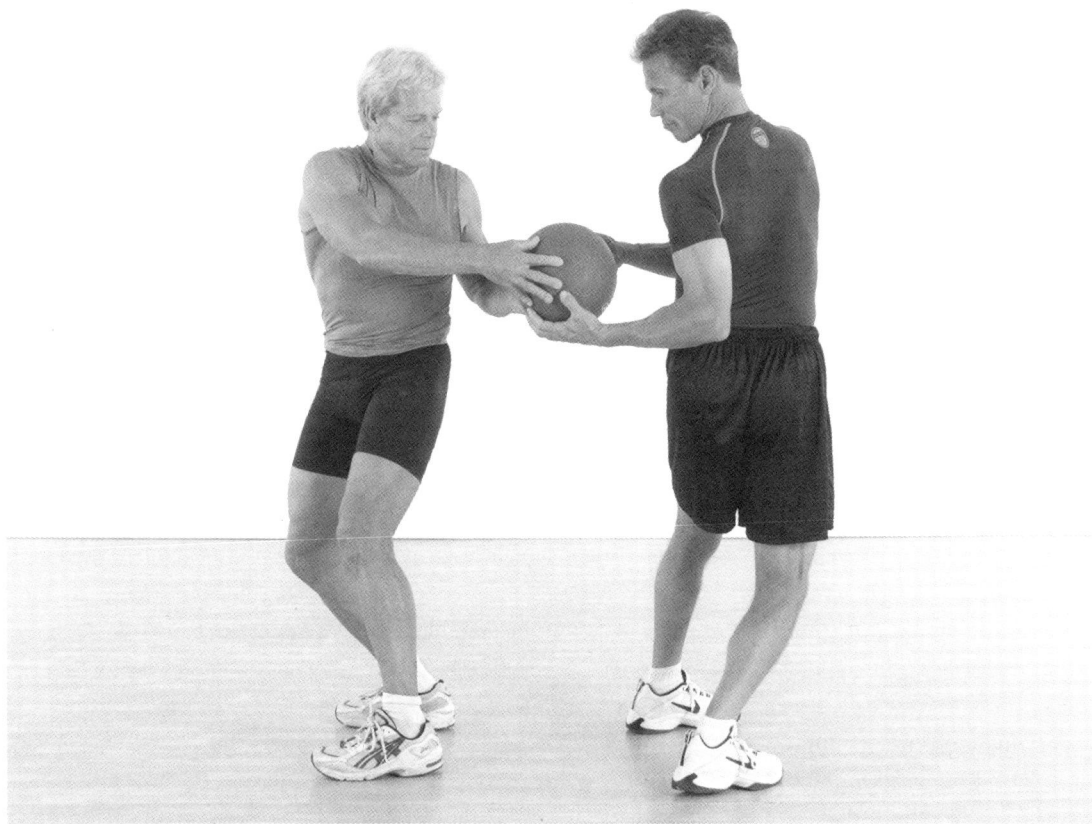

Die Funktion des Krafttrainings

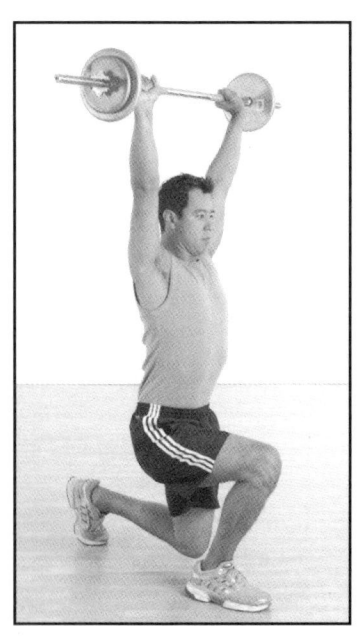

Für den Anwendungsbereich dieses Buches, und wie im vorigen Abschnitt beschrieben, ist Kraft die Fähigkeit, das eigene Körpergewicht plus zusätzliche Lasten zu bewegen – über Entfernungen und mit Geschwindigkeiten, die Wettkampf, Gesundheit und Lebensstil vorgeben. Man kann damit den eigenen Körper gegen die Schwerkraft zielgerichtet bewegen.

Die Kraft, die notwendig ist, um in einer Sportart zu glänzen, unterscheidet sich von der, die man auf dem Bau oder zum Treppensteigen benötigt. Ebenso gilt, dass sich die Kraft, die ein Langstreckenläufer braucht, sehr von der unterscheidet, die ein Ringer benötigt. Die Ziele des funktionellen Krafttrainings sind einfach: Ziehen, Kniebeuge und Drücken trainieren und den Großteil der angewandten Übungen im Stand absolvieren, um die gleichen Haltungs-, Gleichgewichts- und Stabilitätsprobleme sowie dieselben Bewegungsumfänge zu simulieren, die auch in wettkampfrelevanten Bewegungen vorkommen.

Ziehen

Jeder Sportler, der aus einer (scheinbaren) Ruhestellung heraus starten oder aus dem Stand springen, gar explodieren muss, absolviert Zugbewegungen. Wenn Sie einen intensiv pedalierenden Radfahrer genau betrachten, einen Sprinter im Startblock oder einen verteidigenden Feldspieler und dann deren Haltungen mit Strichmännchen nachzeichnen, stellen Sie fest, dass diese Sportler mit Figuren übereinstimmen, die gerade Gewicht vom Boden nach oben ziehen. Viele Aktive betrachten Ziehen als Bewegung mit dem Oberkörper nach unten oder innen. Athletisches Ziehen aber beginnt mit dem Strecken vom Boden.

Kniebeuge (Hocke)

Kniebeugen sind dem Ziehen vergleichbar, allerdings mit dem Zusatz der äußerst wichtigen Hüftrotation, die dann auftritt, wenn man die Hüfte unter Kniehöhe absenkt. Man absolviert Kniebeugen mit dem Ziel, alle Muskeln des Rumpfes, der Hüfte und der Beine zu trainieren, die zu intensiver Beschleunigung, zum Sprinten, Springen, Abbremsen und zum Richtungswechsel gebraucht werden. Viele Sportler senken ihre Hüften bis in eine Stellung, in der sich die

Die Funktion des Krafttrainings

Oberschenkel parallel zum Boden oder die Kniegelenke im 90-Grad-Winkel befinden. Aber das führt nicht immer zu echter Hüftrotation, geschweige denn sind alle Muskeln rund um die Hüfte beteiligt.

Viele Trainer und Sportler sind der Meinung, dass Sprinten und Springen keines übertriebenen Bewegungsumfangs in der Hüfte bedarf. Durch unvollständige Kniebeugen vernachlässigen sie jedoch Bereiche des Körpers, die in wettkampfrelevanten Bewegungen gebraucht werden, wie unsere Arbeit am Fitnessprogramm der Universität Oregon und bewegungswissenschaftliche Studien belegen. Über einen Zeitraum von 15 Jahren, in denen die ersten sieben ein ständiger Kampf waren, die Athleten in die tiefe Kniebeuge und richtige Haltung zu bringen, sammelten wir Daten, die eine Zunahme der Kraft und Leistung der Beine genauso zeigten wie einen signifikanten Rückgang von Problemen im unteren Rücken, in der hinteren Oberschenmuskulatur und der Leiste. Ausfallschritte und einbeinige Kniebeugen tragen zur Funktionalität des Beinkrafttrainings bei. Sie ahmen Laufen nach, integrieren ähnliche Haltungen und Stabilitätsaspekte und kräftigen die Beine unter Entlastung von Wirbelsäule und Rumpf.

Drücken
Für funktionelles Training müssen Drückbewegungen im Stand ausgeführt werden. Das ist keine Kritik am Bankdrücken oder an anderen Drückbewegungen im Liegen oder Sitzen – sie gehören schlicht zum Kanon sinnvoller Übungen dazu. Drücken im Stand verlangt jedoch mehr Funktionen, die mit Athletik verbunden sind. Drücken in aufrechter Haltung, mit verändertem Gleichgewicht, stabilisiertem Rumpf, Beweglichkeit in Hüfte und Schultern sowie Füßen und Beinen in wirksamen Stellungen – all das sind athletische Fähigkeiten, die es gilt, mit Training zu verbessern.

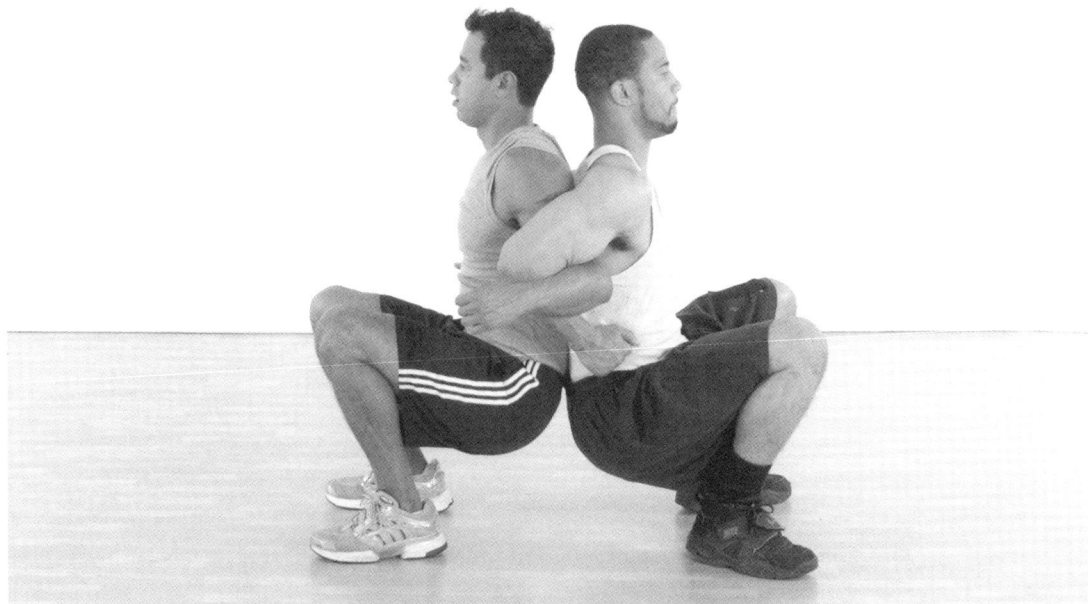

Die Hüften bis unter Knieniveau abzusenken erfordert eine ausgeprägte Hüftrotation.

Die Funktion des Powertrainings

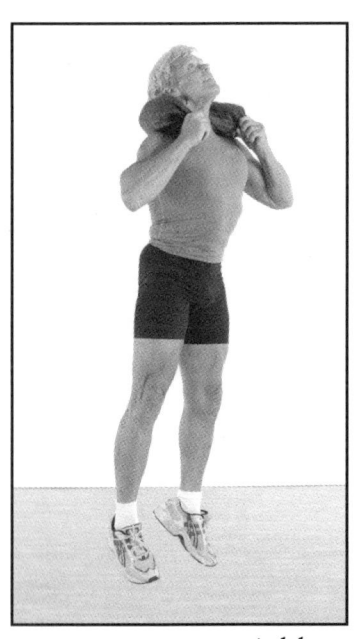

Die Notwendigkeiten gesteigerter Leistung (bessere Verwertung der Körperressourcen, funktionale Kraft, zielgerichtete Geschwindigkeit und distanzüberwindende Agilität) passen das Profil jedes Athleten in gewisser Weise an. Sogar unsere Untersuchungen an Ultralangstreckenläufern und Triathleten zeigen, dass Powertraining zur Effizienz jedes Schritts, Pedaltritts oder Zugs beitragen kann, indem es die Ausdauer durch das Verringern überflüssiger Bewegungen verbessert und den Energieverlust durch ineffiziente Bewegungen minimiert.

Der Umgang mit ausreichend Widerstand führt zur Entwicklung von mehr Kraft. Trainingsreize unter Zeitdruck (auf neuromuskulärer und technischer Basis) und Raumdruck (Bewegungen auf der sagittalen, frontalen und transversalen Ebene) verbessern die Schnelligkeit. Das bezieht den Entfernungsquotienten genauso ein wie einige andere Aspekte. Einer davon ist zum Beispiel die Anthropometrie: Unterschiede in der Rumpf- und Extremitätenlänge beeinflussen die Fähigkeit, sich effizient über die optimale Entfernung zu bewegen. Der Entfernungsquotient umfasst Beweglichkeit und Agilität sowie die Fähigkeit, innerhalb effektiver Bewegungsumfänge effiziente Richtungsänderungen vornehmen zu können. Zur vollständigen Aufzählung der relevanten Weg-Zeit-Einflussgrößen gehört auch die Koordination (Abb. 3). Athleten, die Leistung mit dem vollen Einsatz ihres Körpers erbringen können, unterscheiden sich durch richtige Technik von denen, die aufgrund bewegungstechnischer Schwächen weniger Leistung und Energie als potenziell möglich entwickeln.

Um die athletische Leistung (Power) zu steigern, setzt man ein:
1. explosive Kraft und Beschleunigung aus einer (scheinbaren) Ruhestellung heraus;
2. dynamische Kraft, also Kraft kombiniert mit Schnelligkeit

Die Funktion des Powertrainings

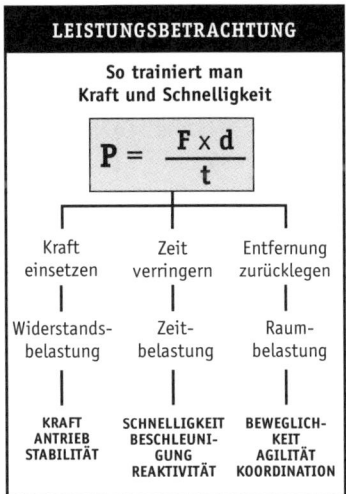

Abb. 3

und dem Einsatz einer Gegenbewegung (Dehnungs-Verkürzungs-Zyklus);
3. elastisch-reaktives Federn und Prellen mit mehrfachen und ausreichenden Wiederholungen (einfacher gesagt: die Fähigkeit, eher ein Gummiball als eine Tomate zu sein).

Die Verbesserung der Startkraft und der Fähigkeit, aus der Ruhe explosiv zu beschleunigen, ist besonders in allen Spielsportarten, auf der Wettkampfmatte, im Schwimmbecken und auf der Radrennbahn wichtig. Kraft ist für einen Athleten am wertvollsten, wenn er sie mit größtmöglicher Geschwindigkeit entwickeln kann. Training verbessert diese dynamischen Kraftfähigkeiten: »Wenn du schnell sein willst, musst du schnell trainieren.« Tatsächlich ist es ein bisschen komplizierter, aber nicht viel. Wenn es in Ihrem Krafttraining keine schnellen und dynamischen Anteile gibt, leiden darunter Ihre Fähigkeiten, im Wettkampf dynamisch zu agieren.

Elastisches Reaktionsvermögen ist die Fähigkeit, sich mit jedem energischen Schritt oder Sprung schnell vom Boden oder durch Zug, Druck oder Gegenbewegung von einem Objekt abzustoßen. Elastische Kraft zeigt sich am besten in zyklisch wiederkehrenden Bewegungen. Die Trainingsmethoden zur Verbesserung dieser Eigenschaften, die sich auf die größte Menge wissenschaftlicher Daten und praktischer Erfahrungen stützen, sind explosives Heben, Plyometrietraining und Kontrasttraining, auch bekannt als Komplextraining (siehe Seite 16).

Plyometrie

Plyometrische Übungen (Seite 121–152) sind eine Schlüsselkomponente für mehr Power. Dabei wird die Fähigkeit verbessert, Kraft (Erdanziehungskraft), Schnelligkeit (Frequenz und Bodenkontaktzeit) und Agilität (die Koordination von Abdrücken und Flugphasen in vielerlei Richtungen) zu mischen – und zwar ausschließlich unter Einsatz des Körpergewichts.

Zu den Konzepten, die Sie in diesem Buch finden, gehören:
Skips Der Rhythmus des Skippings ergibt sich aus dem Abdrücken vom Fuß und dem Landen auf demselben Fuß: Drücken Sie sich mit dem rechten Fuß ab und landen Sie wieder auf diesem, bevor Sie den Ablauf mit links wiederholen. Dieser Rechts-rechts-links-links-Rhythmus kann auf Bewegungen in alle Richtungen angewandt werden (vorwärts, seitwärts und rückwärts).
Hochsprünge Maximale Höhe erreichen oder »die Hüfte nach oben werfen«, indem beide Beine in Absprung und Landung eingesetzt werden.
Weitsprünge Maximale horizontale Distanz erreichen, entweder mit beiden Beinen gleichzeitig oder alternierend, um mit optimalem Fortschritt zu lernen.
Drehungen Einsatz von Drehmoment und seitlichen Bewegungen des Oberkörpers.
Schleudern/Passen Wurfbewegungen des Oberkörpers und der Arme, die unterhalb und/oder vor dem Kopf stattfinden.
Würfe Wurfbewegungen des Oberkörpers und der Arme, die über dem Kopf stattfinden und den Unterschied zwischen Werfen und Passen ausmachen.
Reaktivsprünge (Hops) Höhe und Weite mit einem Maximum an zyklischer Beinbewegung erreichen. Wegen der Komplexität der Sprünge benutzt man in frühen Stadien beide Beine zum Transport der Hüfte und zyklische Beinbewegungen in alle Richtungen. Danach geht man zu einbeinigen Bewegungen über.

Functional Training für Einsteiger

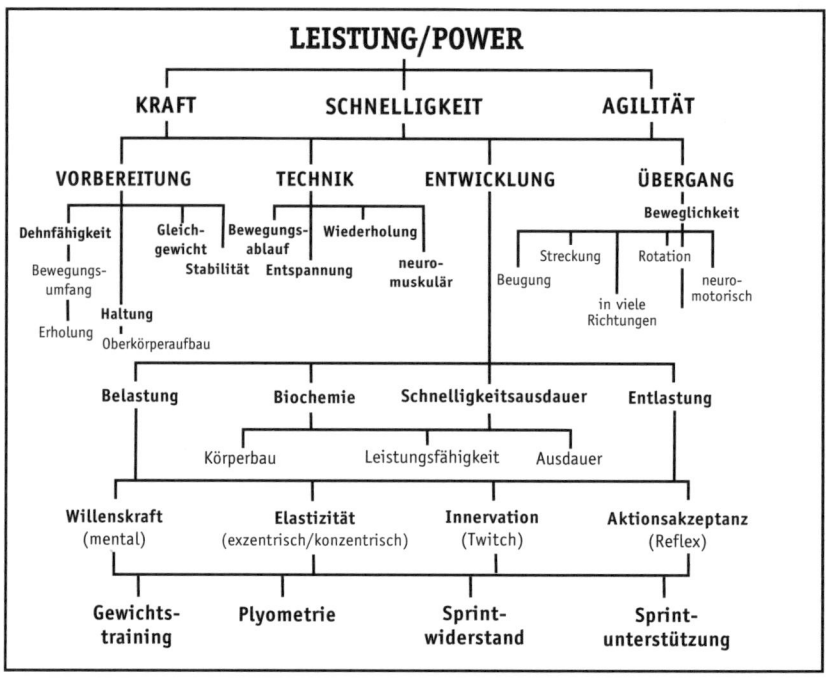

Abb. 4

Grundlagentraining und Fortschritte

Wenn Power Ihr wichtigstes Ziel ist, sollten Sie den kombinierten Effekten von Kraft, Schnelligkeit und Agilität die gleiche Bedeutung beimessen und Aufmerksamkeit widmen. In unserem Modell in Abb. 4 legen wir in einer Trainingseinheit den Schwerpunkt auf Kraft, Schnelligkeit und Agilität, da diese Elemente zusammen Power oder Leistung ausmachen. Der Abschnitt *Vorbereitung* besteht im Wesentlichen aus dem Aufwärmen. *Technik* bedeutet Übergang vom Aufwärmen zu spezifischeren Übungen aus dem Bereich des aktuellen Trainingsziels (z. B. Laufschule für Schnelligkeitseinheiten, Hantelprogramm für Gewichtseinheiten). Der Bereich *Entwicklung* steht für die »Hauptmahlzeit des Tages«: Belasten und Entlasten durch Gewichtstraining, Sprungtraining, Sprinttraining etc. Am Ende jeder Einheit ist Platz für den *Übergang* und damit auch dessen Verbesserung: individueller Übergang (Beugung, Streckung, Rotation), Übergang in die Beschränkungen der vom Athleten betriebenen Spielsportart (vom einen Punkt zum anderen) oder Übergang zur nächsten Trainingseinheit (Erholung und/oder Wiederherstellung).

Durch Kontraste zum Fortschritt

Um erfolgreich athletische Power zu entwickeln, bietet sich das *Komplextraining* an. Hierbei kommen unterschiedliche Belastungen, Geschwindigkeiten und Methoden zum Einsatz. Sie können beispielsweise Kraft und Schnelligkeit in derselben Trainingseinheit trainieren oder plyometrische Übungen mit intensivem Gewichtstraining verbinden.

In diesem Buch verwenden wir die folgenden Definitionen, wenn wir ausgewählte Übungen verbinden:

Komplexe = Ausführen der Wiederholungen von zwei oder mehr unterschiedlichen Übungen im selben Satz (z. B. Ziehen/Drücken/Kniebeuge x 3 = 3 Ziehen + 3 Drücken + 3 Kniebeugen).

Kombinationen = Wechsel der Wiederholungen von zwei oder mehr unterschiedlichen Übungen im selben Satz (z. B.

Die Funktion des Powertrainings

Ziehen & Kniebeuge & Drücken x 3 = 1 Ziehen + 1 Kniebeuge + 1 Drücken x 3).

Kontrast = Wechsel schwerer und leichter Übungen Satz für Satz (z. B. Kniebeuge/Sprung aus der Hocke = 3 x 80 % / 3 x 35 % / 3 x 85% / 3 x 35 %).

Traditionell = geringeren vor höherem Widerstand bewältigen (z. B. Sätze mit stufenweiser Belastungssteigerung = 3 x 70 %, 3 x 80 %, 3 x 85 % …).

Die Gründe, Komplextraining zu absolvieren, sind vielfältig: Man nutzt sowohl die Zeit als auch den zur Verfügung stehenden Raum besser und setzt überdies die Ausrüstung effizienter ein (Langhanteln, Kurzhanteln etc.). Hinzu kommen ein erweiterter Trainingsumfang, ein abwechslungsreicheres Training sowie eine höhere Stoffwechselbelastung. Die Auswertung von 14 wissenschaftlichen Studien, die diese Methode untersuchten, ergab, dass elf positive Effekte des Komplextrainings nachwiesen, zwei lieferten keinen Beweis für dessen Effektivität, und eine belegte negative Trainingseffekte.

Athleten müssen sowohl die Kraft- als auch die Schnelligkeitsanteile ihres Komplextrainings mit hoher Intensität absolvieren – doch sollte dabei der Umfang, so gewählt sein, dass eine unangemessene Ermüdung vermieden wird. Die verwendeten Übungen sollten sich biomechanisch ähneln und mehrere Gelenke ansprechen.

Komplextraining kann ein- bis dreimal pro Woche zum Einsatz kommen und muss genügend Zeit für die Erholung lassen (Empfehlung: 48 bis 96 Stunden). Die Pausen zwischen den Sätzen betragen mindestens eine, maximal vier Minuten.

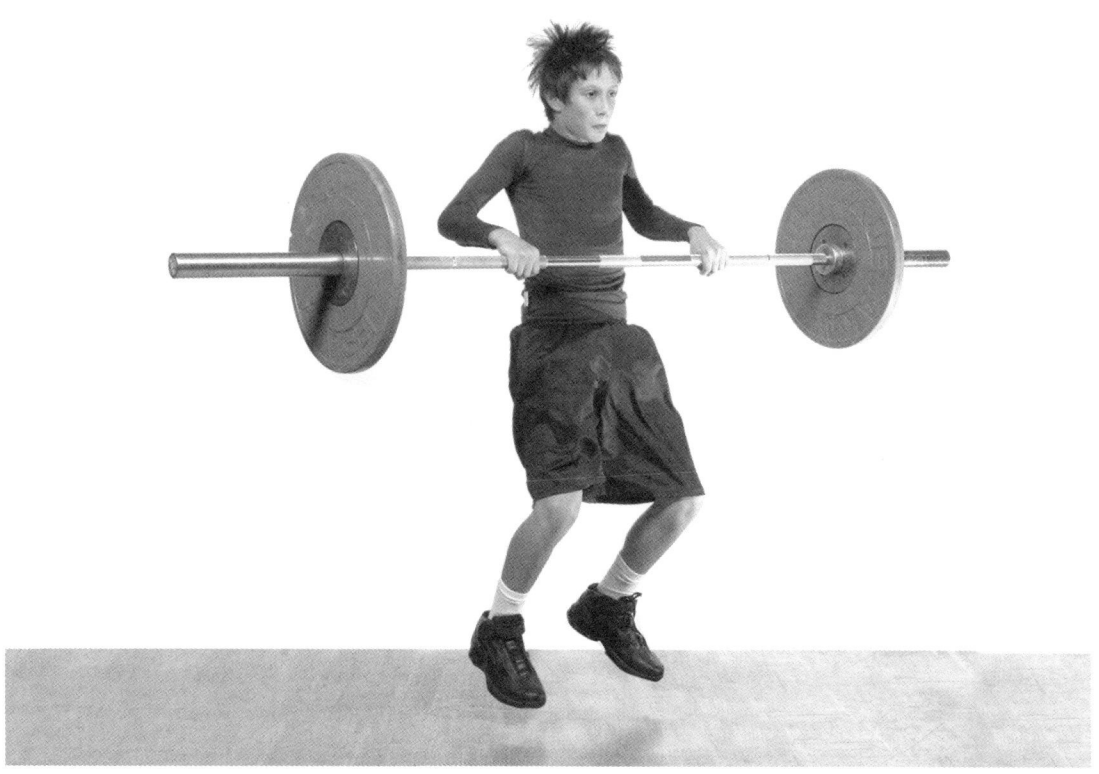

Functional Training für Einsteiger

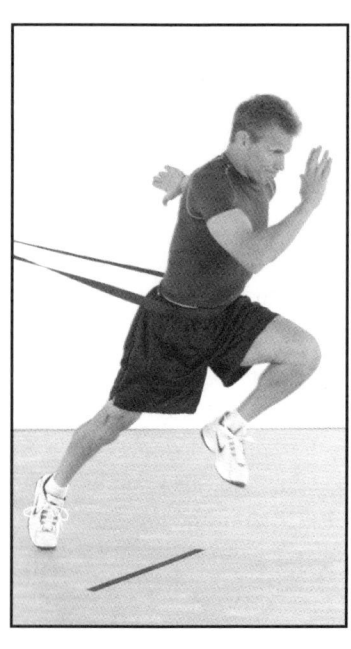

Die Funktion des Sprinttrainings

Das Ziel des Sprinttrainings ist klar: schneller von A nach B kommen. Die Übungen zum Sprinttraining in Teil 3 dieses Buches dienen dazu, Ihre Fähigkeiten zu verbessern, schneller und effizienter zu laufen, und zwar in alle Richtungen.

Das Verbessern der Laufgeschwindigkeit ruht auf Komponenten wie Takt, Rhythmus und der Koordination der Muskulatur. Dafür notwendig ist intelligentes Training, das die richtigen Bewegungsabläufe, Entspannung und Kraft sowie Ausdauer und Flexibilität mit einschließt. Entspannte Muskeln bewegen sich schnell, angespannte reagieren langsam.

Die Laufübungen auf den Seiten 153–171 bauen aufeinander auf, und zwar mit der Absicht, Sprintfähigkeiten zunächst im Beschleunigungsmodus, dann im Schnelligkeitsmodus und schließlich im Schnelligkeitsausdauermodus zu entwickeln – so, wie sie in der Leichtathletik vorkommen. Diese Übungen vermeiden Bewegungen, die eine schlechte Laufmechanik begünstigen würden. Hamstring Curls, Butt Kicks und Jogging kommen mit Absicht nicht vor. Jede Übung, die die Bewegung eher aus dem Knie als aus der Hüfte heraus unterstützt, trägt zur Entwicklung einer schlechten Laufmechanik bei und wurde daher gestrichen.

Schrittlänge

Die Schrittlänge ist ein wesentlicher Faktor für das Ziel, die Laufgeschwindigkeit zu steigern. Unabhängig von der Körpergröße legen alle schnellen Athleten eine enorme Schrittlänge an den Tag; ohne sie ist es viel schwieriger, schneller zu laufen. Wer die effektive Schrittlänge (Abb. 5) erfolgreich verbessert, erzielt gleichzeitig folgende Ergebnisse:

- Mehr Kraft/Relativkraft: Der Athlet ist im Verhältnis zu seinem Körpergewicht sehr stark und leistungsfähig.
- Mehr Gelenkmobilität: Je größer die Beweglichkeit, desto größer der Bewegungsumfang, in dem der Athlet seine Kraft anwenden kann.
- Bessere Koordination: Der Athlet kann seine Kraft und Explosivität effizienter in eine koordinierte Form des Laufens kanalisieren.

Achten Sie, wenn Sie schnelle Läufer beobachten, darauf, wie sie aufrecht und mit hoher Hüfte sprinten. Der Antrieb ist so geradlinig wie möglich und der Körper (Neigung des Rumpfes) auf das Übertragen von Leistung eingestellt. Das ändert sich natürlich

Die Funktion des Sprinttrainings

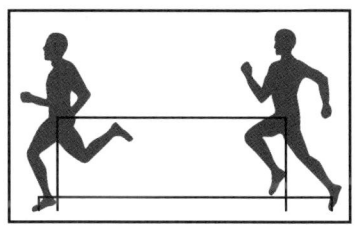

Abb. 5

im Falle schneller Reaktionen und Richtungswechsel. Aber zur optimalen Beschleunigung und zum Erreichen der Höchstgeschwindigkeit muss der Körper hoch und gerade ausgerichtet sein. Alles bewegt sich auf gerader Linie, die Füße zeigen nicht nach außen, die Arme überqueren nicht die Körpermittellinie. Das Spielbein schwingt hoch aus. Je kürzer der Hebel, desto schneller erholt es sich jedes Mal (Schritt). Je besser das Knie nach vorne oben schwingt, desto größer ist die Antriebskraft am Standbein, Sprunggelenk und Fuß. Die Ellenbogen schwingen unterhalb der Schultern, Unterarme und Hände sind entspannt. Die Hände bleiben unter Schulterniveau, die Daumen zeigen nach oben, um die Ellenbogen in der geradlinigen dynamischen Vorwärts- und Rückwärtsbewegung zu unterstützen.

Schwerpunkte

Sprinten Sie mit fixiertem Sprunggelenk, so als wollten Ihre Zehen Ihre Knie kratzen. Explodieren Sie vom Fuß und Sprunggelenk aus. Die Zehen-hoch-Regel spannt Ihre Sprunggelenke und verkürzt die Bodenkontaktzeit. Ihre Knie erzeugen einen kraftvollen Schub nach vorne oben. Stellen Sie sicher, dass sie den Antrieb in die gewünschte Richtung lenken. Das jeweilige Abdruckbein streckt sich komplett und begleitet den Knieantrieb genauso wie das maximale Rückschwingen des Ellenbogens. Dies maximiert die Schrittlänge während der Beschleunigung.

Bewegen Sie sich auf direkter Linie (vorwärts, nicht aufwärts) oder im exakten Winkel Ihrer Richtungsänderung. Ihre Schultern befinden sich quer zur Zielrichtung; sie und der Nacken sind entspannt, damit Sie den Rumpf aufrecht halten und die Ellenbogen optimal schwingen können. Ihr Kopf ist gerade und entspannt, die Augen sind auf das Ziel gerichtet, Ihre Unterlippe und die Wangen locker.

Die Übungen und Steigerungen in Teil 3 (Seiten 153–171) sind eine vereinfachte Methode, um die oben genannten Ziele zu erreichen, und in folgende drei Hauptbereiche unterteilt:

1) **Die Fähigkeit, aus einer Ruhestellung heraus zu starten und die Hüfte sofort in jede gewünschte Richtung zu bringen.** Klinische und praktische Untersuchungen bestätigen die Annahme, dass gute Starts das Resultat des optimalen Abdrückens gegen den Boden sind, durch den die Hüfte sich sofort in die gewünschte Richtung bewegt.

2) **Die Fähigkeit, effektiv zu beschleunigen.** Dazu gehört, falsche Schritte zu vermeiden, die vor Hüfte und Knie aufsetzen

---

DIE ZEHN GEBOTE SCHNELLEN LAUFENS

1. Denk daran, dass die richtige Ausführung auf Entspannung und Konzentration beruht.
2. Mache dir klar, dass die Qualität neuromuskulärer Koordination vor der Quantität an Kraft und Leistung kommt.
3. Trainiere deine Technik, bevor du die Geschwindigkeit steigerst.
4. Lege den Schwerpunkt auf die spezielle Entwicklung koordinierter schneller Bewegungen.
5. Verwende Übungen, die spezifisch zu den beabsichtigten Resultaten passen.
6. Erinnere dich daran, dass man Schrittlänge einfacher entwickeln kann als Schrittfrequenz.
7. Erkenne, dass effektive Schrittlänge Hüfttransport und das Verhältnis von Kraft zu Körpergewicht bedeutet.
8. Gestehe dir ein, dass Schnelligkeit und Kraft am produktivsten sind, wenn die Schnelligkeit die Kraft dominiert.
9. Wisse, dass Schnelligkeitsentwicklung vor Schnelligkeitsausdauer kommt.
10. Halte dir vor Augen, dass Schnelligkeit ein langer, engagierter und beständiger Verbesserungsprozess ist.

Functional Training für Einsteiger

A- UND B-SERIEN

Es gibt oft Kontroversen darüber, dass zum Sprinttraining A- (Zehe hoch/Knie hoch, Oberschenkelbeschleunigung) und B-Serien (Zehe/Knie/Ferse hoch, Beschleunigung nach unten) zur Anwendung kommen (siehe Seiten 158–162). Sie werden gerne für Aufwärmprogramme und unterschiedlichste Technikübungen eingesetzt, konzentrieren sich auf die Muskeln, mit denen man sprintet, und trainieren diese, ohne dass man wiederholt mit voller Intensität sprinten müsste. Sie sind aber von ihrer Absicht her weder Bewegungsablaufs- noch Technikübungen. Die Beschleunigungstechnik kann man schneller verbessern, indem man Widerstände wie Hügel oder Schlitten verwendet. Im Techniktraining sorgen B-Serien eher für eine Stagnation der Lernkurve. Der größte Nutzen der Serien besteht darin, Sprints öfter zu trainieren. Man kann sie an Tagen mit reduzierter Intensität einsetzen oder als Rehabilitation und Wiederherstellungstraining nach Verletzungen der hinteren Oberschenkelmuskulatur, des Hüftbeugers, der Leiste und des unteren Rückens, zumal viele dieser Verletzungen auf Schwächen in der Hüfte zurückzuführen sind. Wenn Sie die angeschlagene Muskulatur der Oberschenkelrückseite nur behandeln und kräftigen und dann mit Jogging wiederherstellen, wurden im Moment des Wiedereinstiegs ins Sprinten die wichtigsten Ursachen für Zug und Überlastung gar nicht angesprochen. Mit den hier vorgestellten Übungen baut man sie zum Sprinten erneut auf.

würden. Beschleunigung ist Drück-Mechanik. Der Fuß landet mit dem Gewicht voll über seiner vorderen Hälfte. Das Schienbein ist über dem Mittelfuß nach vorne geneigt. Das Abdrücken geschieht aktiv nach unten und hinten. Lassen Sie nicht einfach nur den Fuß fallen.
3) **Die Fähigkeit, in einen anderen Gang zu schalten** (z. B. Abbremsen, Richtungswechsel). Wenn es sich um einen höheren Gang handelt (Hochgeschwindigkeit), dann gehört dazu das Eliminieren von Zug-Mechanik, stattdessen das Verwenden einer technisch korrekten Scharrbewegung mit richtigem Schwung und Erholung des Beines.

Startpositionen

Zwei- und Dreipunkte-Sprintstarts (Seiten 153–157) sind eine Fortführung explosiver Starts aus vier Hauptstellungen. Die Steigerung beginnt immer mit einem Zweipunktestand (wobei die beiden einzigen Punkte am Boden die Füße sind), um Gleichgewicht, Startstabilität und das Vermeiden des falschen Schrittes zu trainieren. Sobald ein Dreipunktestand (beide Füße und eine Hand im Kontakt mit dem Boden) eingenommen wird, leiden diese Fähigkeiten darunter. Die Leistungsproduktion eines Dreipunktestarts kann durch das Training von Zweipunktestarts sehr gut erhöht werden. Starts aus unterschiedlichen Zweipunkteständen trainieren Seitwärtsbewegungen für Richtungswechsel. Starts konzentrieren sich auf die ersten drei bis fünf Schritte.

Die drei wichtigsten Inhalte dieser Starts sind:

- Das erste Abdrücken geschieht mit beiden Füßen.
- Rumpf und Oberkörper sind von Hüfte bis Schultern angespannt.
- Die Führungsschritte müssen schnell und direkt erfolgen, um die Hüfte in die richtige Richtung anzutreiben.

Die Haltungen auf den Seiten 153–157 sind Teile athletischer Bewegungen, die eine feste Startposition erfordern (Tennis und andere Schlägerspiele, Football, Baseball und Softball, Volleyball, Basketball, Fußball sowie Feld- und Eishockey). Es handelt sich um die Fortführung von Stellungen, die die auf Seite 21 beschriebenen Prinzipien des Richtungswechsels unterstützen.

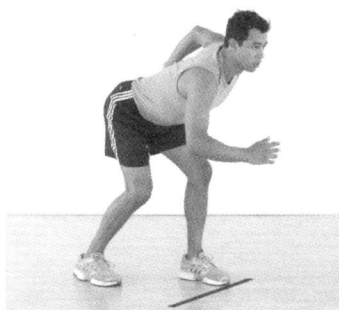

Zweipunktestand

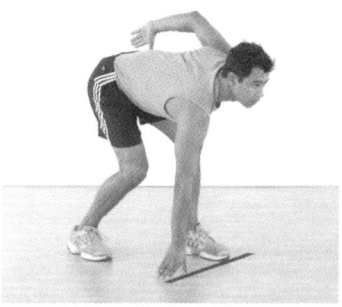

Dreipunktestand

Die Funktion des Agilitätstrainings

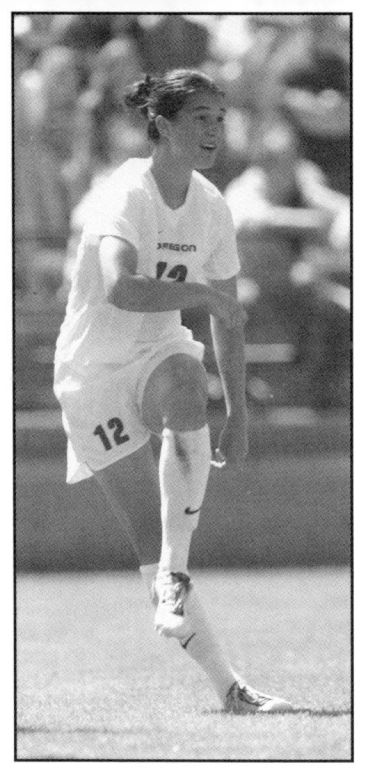

Zum funktionellen Agilitätstraining – dem Training der Aktionsschnelligkeit – gehört die Fähigkeit, die Körperhaltung und die Spielfeldposition zu verändern und/oder Hindernisse in ausbalancierter Körperhaltung schnell und präzise zu umgehen. Fachleute sind sich einig, dass dies von Muskelkraft, Koordination, Beweglichkeit und reaktiven Fähigkeiten abhängt.

Die Ziele gesteigerter Agilität sind klar: Verbessere zuerst die Fähigkeit, mit hoher Geschwindigkeit die Richtung zu wechseln. Verstehe, zweitens, dass es sich um die Fähigkeit »wenden und rennen« handelt. Das Laufen in die Richtungswechsel hinein und aus ihnen heraus – wir nennen sie »Breaks« oder »Cuts« – kann in zwei Aktionen unterteilt werden: Speed Cuts und Power Cuts.

Zu den *Speed Cuts* gehört die Fähigkeit, die Richtung ohne Abbremsen und damit ohne beträchtlichen Geschwindigkeitsverlust zu wechseln. Die Winkel der Richtungsänderungen sind kleiner. Das Einleiten der Bewegung geschieht vom inneren, der Bewegungsrichtung zugewandten Fuß (Seite 154).

Power Cuts zeichnen sich durch starkes Abbremsen und erneutes Beschleunigen aus, das über den äußeren Fuß eingeleitet wird und mit prägnanten Richtungswechseln erfolgt. Der Power Cut erfordert beträchtliche dynamische Kraft, Haltung und Stabilität, um die Bewegung ohne Fehltritt in jede Richtung einleiten zu können. Hüfttransport wie mit den Open-Step- (Seite 154) und den Drop-Step-Starts (Seite 155) ist ein guter Einstieg in die Power-Cut-Bewegungen.

Die Daten und Erfahrungen, die an der Universität von Oregon in den Trainings- und Bewegungswissenschaften im Zuge von Fitnessprogrammen gesammelt wurden, geben recht einfache Antworten auf die Frage, ob ein Kreuzschritt (Crossover Step) besser als ein offener Schritt (Open Step) ist und umgekehrt: Anfänger kommen mit dem Crossover Step schneller vom Fleck. Videoanalysen zeigen, dass sie sich ohne vorheriges Üben mit beiden Beinen abdrücken und die Hüfte besser transportieren als mit dem Open Step. Die Hüfte wird wie während Sprints und Speed Cuts oft höher gehal-

Functional Training für Einsteiger

ten. In vielen Sportarten allerdings zieht der Crossover Step womöglich untaugliche Haltungen auf dem Feld nach sich. Zudem kann die Crossover-Technik zu Schrittfolgen führen, die nicht so effizient sind wie die der offenen Technik. Nach einiger Zeit des Trainings der offenen Technik sind die Startzeiten aber vergleichbar, und sie kann in bestimmten Positionen und Situationen auf dem Feld nützlicher sein.

Dieselbe Analogie gilt für Wenden und Sprinten. In dieser Situation bringt der Pivot Step (Seite 155) nicht nur die gleichen Bewegungsmuster und Haltungen wie der Crossover Step mit sich, sondern er hat sich in keiner unserer Studien als schneller erwiesen. Das liegt auch hier vor allem an der Unfähigkeit, die Hüfte sofort in die gewünschte Richtung zu transportieren.

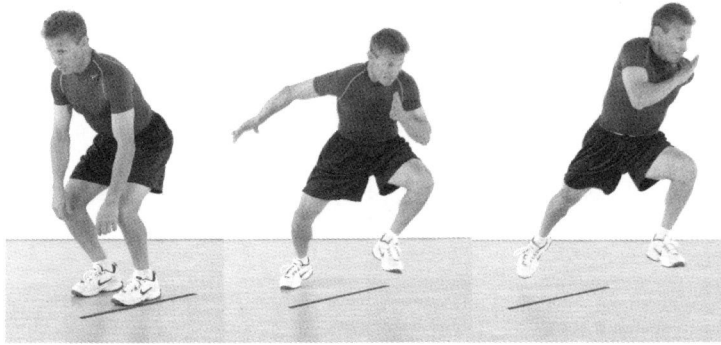

Open Step – offener Schritt

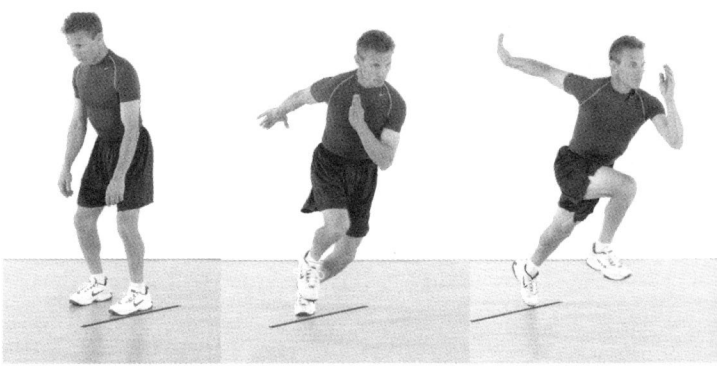

Crossover Step – Kreuzschritt

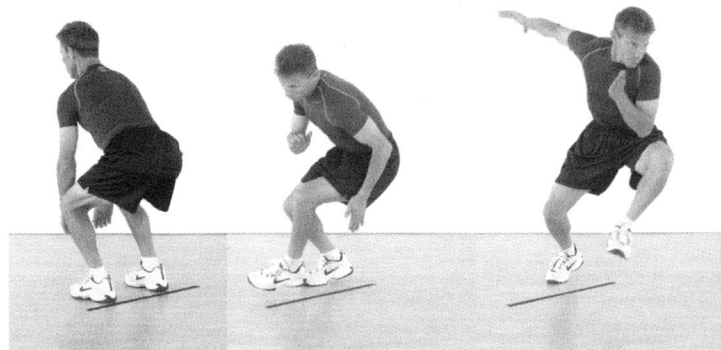

Drop Step

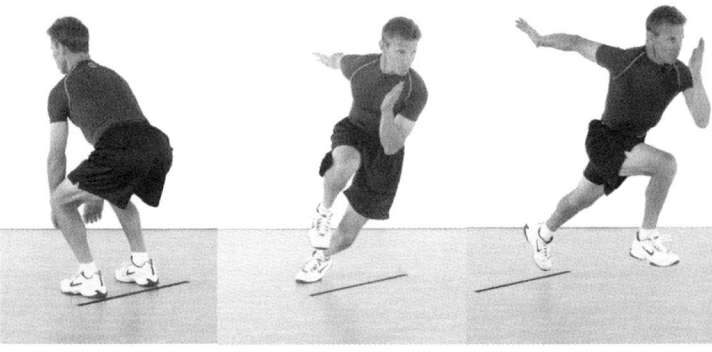

Pivot Step

Bevor Sie anfangen

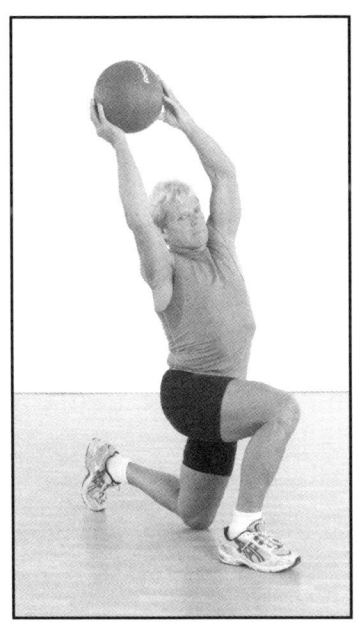

Dieses Buch wendet sich an Menschen unterschiedlicher Alters- und Könnensstufen. Die Inhalte bauen aufeinander auf; deshalb sollten Sie mit den Einsteigerübungen beginnen und erst wenn Sie sich damit wohlfühlen, die nächste Stufe erklimmen. Neben diesem Bewusstsein gibt es als weitere Voraussetzung nur noch das Einverständnis eines Arztes oder Orthopäden, wie es für jede sportliche Aktivität Untrainierter notwendig ist.

Haltung im Stand
Um kraftvolle Bewegungen einleiten zu können, brauchen Sie die richtige Haltung. Das Platzieren der Füße direkt unter der Hüfte gewährleistet – von den Füßen ausgehend und durch den ganzen Körper hindurch – eine biomechanisch gute Kraftentwicklung. Aber Achtung: Eine zu breite Fußstellung blockiert! Ihr Körper muss aufrecht stehen, der Rücken ist gerade, der Brustkorb breitet sich nach vorne aus, und die Hüfte ist leicht gekippt. Ein Stand mit aufgerichtetem Becken und rundem Rücken führt zu einer schlaffen Haltung und folglich einer schwachen Leistung, wie man leicht feststellen kann – so eine Haltung sieht einfach nicht kraftvoll aus.

Also achten Sie darauf: Ihre Füße stehen mit der ganzen Sohle auf dem Boden, die Knie sind leicht gebeugt. Verlagern Sie Ihr Körpergewicht auf die vordere Hälfte der Füße, aber nur so weit, dass die Fersen noch am Boden bleiben. Das Unvermögen, die Fersen während des Beugens der Knie auf dem Boden zu halten, ist ein sicheres Zeichen dafür, dass – solange die Beweglichkeit nicht verbessert wird – Starts und Landungen problematisch sind. Jede Haltung, die man zum Springen einnimmt, kommt auch für kraftvolle Bewegungen in viele Richtungen in Frage.

Zusatzgeräte
Der umfangreichste Aspekt des Trainings mit »funktioneller Einstellung« ist die Verwendung unterschiedlicher Hilfsmittel. Alles von A bis Z – von Bällen bis Wobble Boards – kann zur Entwicklung athletischer Fähigkeiten eingesetzt werden. Manche stimmen mir womöglich zu, dass viele Sportler in ihrem Streben nach Funktionalität den Wald vor lauter Bäumen nicht

Functional Training für Einsteiger

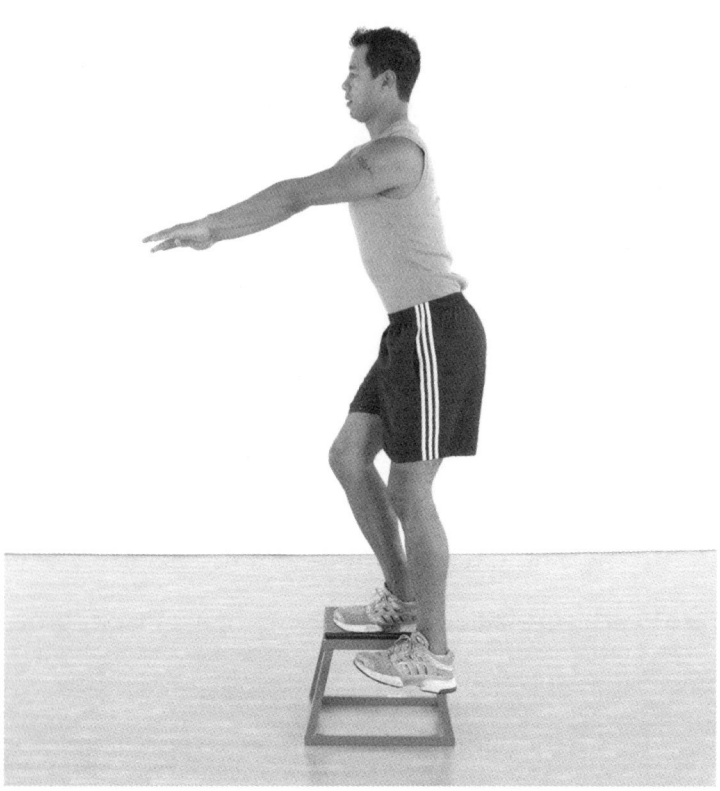

mehr sehen. Die Hilfsmittel und Apparate sind dann fast schon wichtiger als die biomechanischen Fähigkeiten und Aspekte der Leistung.

Das Ziel funktionellen Trainings ist es, möglichst viele technische Grundlagen der athletischen Leistung zu vermitteln und dazu einige Geräte zu verwenden, die jedoch die jeweilige Bewegung eher begleiten als unterstützen sollen.

Die meisten der Geräte können auf ihre Art durchaus sinnvoll sein. Meine Aussage oben ist lediglich eine Herangehensweise, vergleichbar dem Kontext athletischer Leistungen selbst.

Zu den Geräten in diesem Buch gehören: Langhanteln, Kurzhanteln, Medizinbälle, Kegel, Plyometriekästen und elastische Bänder.

Verletzungen vorbeugen
Diverse Artikel in Zeitschriften wie *Medicine & Science in Sport & Exercise* und das *American Journal of Sports Medicine* informieren uns kontinuierlich über Ursachen und mögliche Lösungen von Problemen, die im Sport und im Training regelmäßig auftreten. In den Bereichen Rehabilitation und vorbeugende Maßnahmen (manche schlagen den Begriff »Prä-habilitation« vor) wird mehr und mehr geforscht,

und in der alltäglichen Praxis nimmt Präventionstraining einen immer breiteren Raum ein.

Wenn wir uns die Einflussgrößen genau ansehen, mit denen wir Verletzungen beurteilen und anschließend Behandlung und Training verabreichen, sollte ein Muster erkennbar sein (Abb. 6). Die Pläne für Behandlung und Training, die daraus entstehen, bauen fortschreitend aufeinander auf, und ihrer beider Funktionalität ist eng aufeinander abgestimmt. Barry Bates, ein Biomechaniker der Universität Oregon stellte fest: »Jede Verletzung ist genauso das Resultat von Veränderung wie jede Heilung.« Die Botschaft: Angemessener Fortschritt durch funktionelles Training kann Sie so auf Veränderungen vorbereiten, dass Sie sich im besten Fall nicht verletzen oder sich zumindest schneller erholen

Diese Aspekte sind in die Entstehung dieses Buches eingeflossen. Die Übungen wurden – von den einfachen zu den kom-

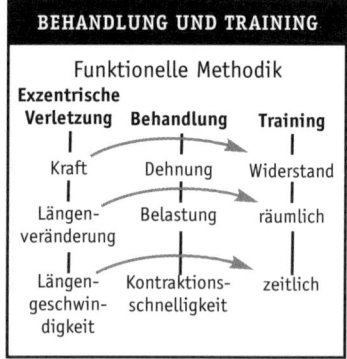

Abb. 6

Bevor Sie anfangen

> **LERNFORTSCHRITTE**
>
> *Einfache Übung & geringe Intensität:*
> Einfache -> mehrfache Rückmeldung
>
> *Mittlere Komplexität & Intensität:*
> Einfache -> mehrfache Rückmeldung
>
> *Komplex & hohe Intensität:*
> Einfache -> mehrfache Rückmeldung

plexeren – in angemessenen Fortschritten angelegt. So können Sie die richtigen Bewegungsabläufe, die für das Beugen, Strecken und Drehen erforderlich sind, lernen und die Fähigkeit entwickeln, in eine Vielzahl von Richtungen bestmöglich zu starten und auch korrekt zu landen. Wenn Sie in der vorgegebenen Reihenfolge Ihres spezifischen Programms in Teil 2 trainieren, stets die richtigen Haltungen einnehmen und auf Balance sowie Stabilität achten, werden Sie rasch feststellen, dass Ihre Leistungsfähigkeit genauso steigt wie Ihre Ausdauer, die mit gesünderem Training einhergeht.

Was Sie beachten sollten

Überprüfen Sie bei jeder Übung Ihre Technik, indem Sie das Augenmerk auf Ihre Haltung sowie auf Gleichgewicht, Stabilität und Beweglichkeit legen: Führen Sie die Übung in aufrechter Haltung aus? Befindet sich das Körpergewicht über dem Rist Ihres Fußes? Wird es durch die beteiligten Gelenke und mit dem angemessenen Bewegungsumfang stabilisiert? Falls nicht, wiederholen Sie die Übung, bis Ihnen die richtige Technik gelingt.

Übungen auf beiden Beinen sind leichter auszuführen als die auf einem Bein, und Richtungswechsel zu absolvieren ist schwieriger, als sich am Platz zu bewegen. Vermeiden Sie beispielsweise eine Plyometrieübung, bei der Sie einbeinig landen müssen, solange Sie die richtige Lande- und Abdrückhaltung eines explosiven beidbeinigen Sprunges noch nicht beherrschen und auch das dafür notwendige Gleichgewicht noch nicht halten können.

Am Anfang stehen Bewegungen mit einfacher Rückmeldung. Sie absolvieren eine Wiederholung, überprüfen Haltung, Gleichgewicht, Stabilität und Beweglichkeit und wiederholen die Abfolge erneut. Steigern Sie sich zu mehrfachen Rückmeldungen mit Pause, indem Sie mehrere Wiederholungen nacheinander vollziehen, in der Pause Ihre Technik beurteilen und dann alle weiteren Wiederholungen am Stück absolvieren. Schließlich gehen Sie zu vielen Rückmeldungen und Wiederholungen in Folge mit maximaler Frequenz über.

Der Schlüssel dafür, viele Wiederholungen in bestmöglicher Qualität zu absolvieren, ist das Einnehmen der Abdrückhaltung schon vor der Landung, das Minimieren der Bodenkontaktzeit und damit insgesamt das Erreichen maximaler Kraftentwicklung.

Ein Beispiel anhand des Clean und Jerk mag dies verdeutlichen: Bewältigen Sie während des Clean (Umsetzen) zuerst das richtige Strecken des Oberkörpers, bevor Sie sich ernsthaft daran machen, das Umsetzen und Ausstoßen (Clean und Jerk) zum Stoßen zu kombinieren. Das Unvermögen, die Zugbewegung angemessen abzuschließen, würde zu weiteren Problemen führen und die Verletzungsgefahr erheblich steigern.

Teil 2: Trainings- programme

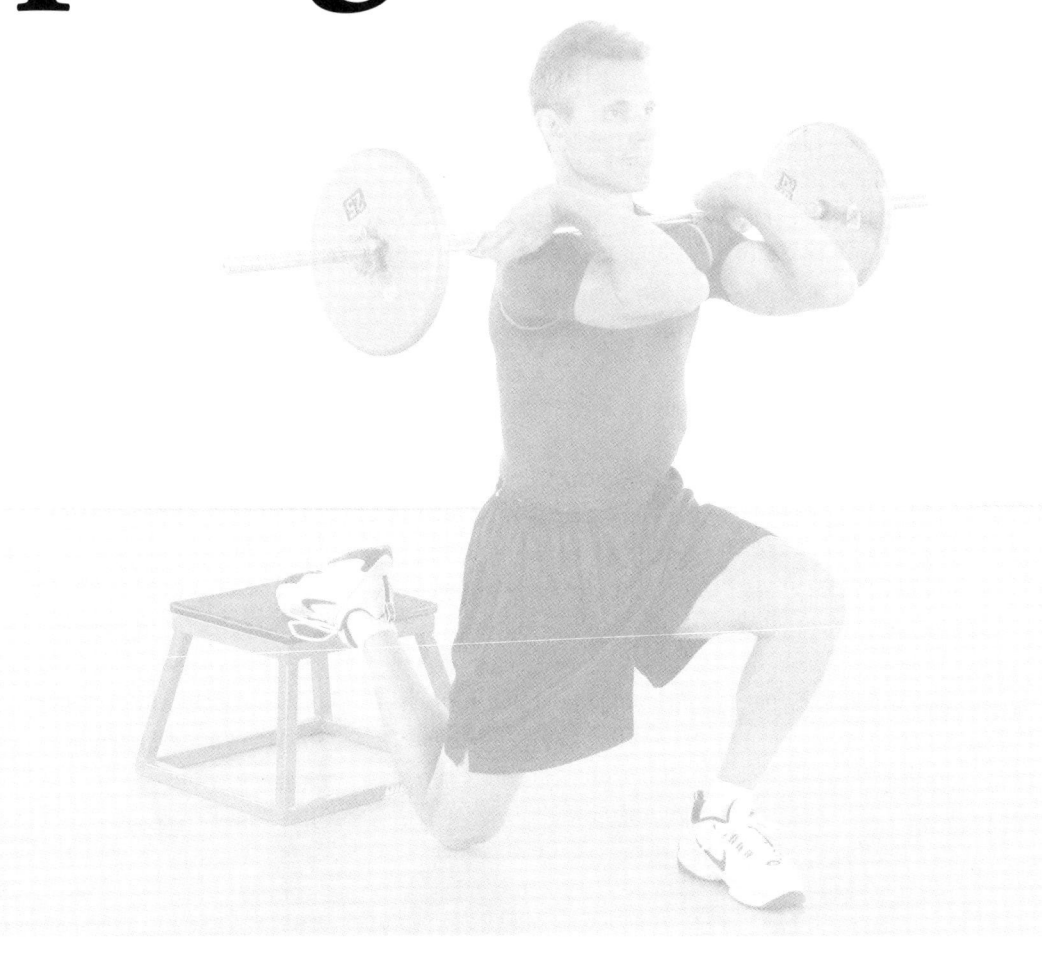

Functional Training für Einsteiger

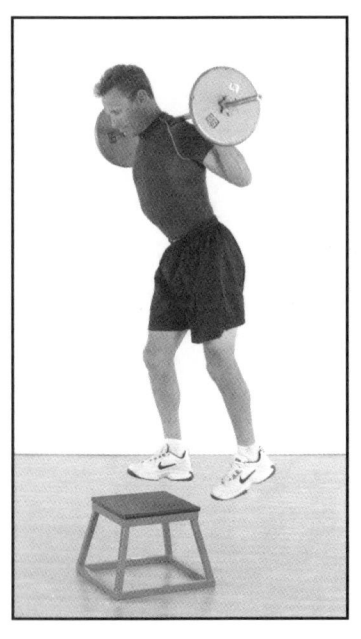

So benutzen Sie das Buch

Dieser Teil zeigt Trainingseinheiten für eine große Bandbreite von Sportarten wie Radfahren, Basketball, Ringen und Turnen. Damit Sie die für Ihre Ziele am besten geeigneten wählen, müssen Sie zunächst Ihre Sportart und die darin vorkommenden Bewegungen unter die Lupe nehmen.

Die Analyse athletischer Elemente ist notwendig, um die Trainingsplanung und -durchführung und damit die Leistung im Wettkampf zu verbessern. Vern Gambetta schreibt, dass eine unvollständige Beurteilung der Anforderungen einer Sportart sich später in Leistungsproblemen, Verletzungen oder Übertraining niederschlägt. Betrachten Sie also die Elemente Ihrer Sportart eingehend.

1. Gibt es Kontakt (vor allem mit dem Boden) oder Kollisionen mit anderen Spielern? Welche Regeln gelten? Wie wirken sich diese auf die Länge der Spielzeit, die Länge der Pausen sowie auf Länge und Breite des Spielfelds aus?

2. Sind die Flugphasen eher vertikaler (z. B. Volleyball) oder horizontaler (z. B. Fußball) Natur? Wirkt sich die Zeit, die man in der Luft verbringt (Laufen oder Springen), negativ oder positiv auf die Leistung aus? Gibt es Serien ein- oder beidbeiniger Absprünge und/oder Landungen?

3. Wie kommen Sie von A nach B? Wir vermuten oft viel mehr Bewegungen zur Seite, als tatsächlich stattfinden. Wie oft kommt »wenden und Sprint in die entgegengesetzte Richtung« vor? Wie weit beschleunigen Sie, bevor Sie wieder abbremsen?

Welche Fertigkeiten sind für Sie leistungsbestimmend? Achten Sie auf Ihre Hüfte – sie eignet sich hervorragend zur Analyse: Erfordern die Fertigkeiten Bewegung in der Hüfte und deren Transport? Sie könnten jede Menge Training auf Fußarbeit, Schnelligkeit, Beweglichkeit etc. verwenden, das diese beiden äußerst wichtigen Aspekte ausblendet. Trägt die Bewegung der Füße effektiv dazu bei, die Hüfte in die notwendige Richtung zu bringen? Kann die Fertigkeit ohne hohe Bewegungsqualität in und um die Hüfte effektiv ausgeführt werden?

Nun analysieren Sie die Zweckmäßigkeit der Übungen, die Sie im Training einsetzen oder eingesetzt haben. Passt die Übung zur Fertigkeit? Oft üben wir, um die Zeit zu nutzen, aber es führt nicht zum Ziel, die Fertigkeiten zu verbessern, die im Wettkampf gebraucht werden. Man kann das beispielsweise im Zuge von Sprintübungen mit Minihürden beobachten. Sie haben sicherlich ihren Wert, wenn es darum geht,

So benutzen Sie das Buch

das Gefühl für gewisse biomechanische Abläufe zu vermitteln. Doch sie tragen nichts zu dem Ziel bei, die Qualität des Hüfttransports während der Beschleunigung oder der Entspannung im Schwungbein zu verbessern.

Ein besseres Verständnis der Biomechanik hilft Ihnen, die zur Fertigkeit passende Bewegung anzuwenden und die richtigen Übungen dafür auszuwählen. Stimmt Ihre Fußstellung? Ist Ihr Oberkörper so geneigt, dass Landung und Abdrücken unmittelbar und präzise stattfinden? Bücken Sie sich, oder beugen Sie sich nach vorne, um die Richtung zu wechseln? Die Fähigkeit, diese Fragen zu beurteilen, zu beantworten und die Antworten im Training von Fertigkeiten und zur umfassenden Entwicklung anzuwenden, ist der Schlüssel zur Leistungsverbesserung.

Die Trainingseinheiten

Die Übungen in den folgenden Trainingseinheiten bauen in der Schwierigkeit so aufeinander auf, dass Sie zunächst die Grundsteine funktioneller Bewegungen lernen. Die Abläufe und Hinweise leiten Sie auf dem Weg zum nächsten Übungslevel an.

Bevor Sie mit dem Programm für Ihre Sportart beginnen, absolvieren Sie wie beschrieben auf alle Fälle das dynamische Aufwärmen sowie das Core- und das Powertraining.

Dynamisches Aufwärmen (Seite 34) zur Mobilisation des Körpers sollte ohne Ausnahme jeden Tag auf dem Trainingsplan stehen. Sie können verschiedene Programme anwenden, sofern sie alle Bereiche (vorwärts, seitwärts, rückwärts, Gehen, Kriechen etc.) abdecken.

Nach dem Aufwärmen ist das *Core-Training* (Seite 35) an der Reihe, das der Kräftigung genauso dient wie der Fähigkeit, den Körper in allen Ebenen und Richtungen zu bewegen. Zum Core-Programm sollten an jedem Trainingstag zehn bis zwölf der aufgeführten Übungen gehören. Für zwölf Übungen brauchen Sie etwa zehn Minuten.

Absolvieren Sie in jeder Trainingseinheit aus dem *Krafttrainingsprogramm* (Seite 36) jeweils eine bis drei Übungen aus den Bereichen Ziehen, Kniebeuge und Drücken. Das könnte eine Hauptübung sein (Ziehen oder Kniebeuge, z. B. Clean, Front Squat), begleitet von zwei »kleineren« (z. B. Good Morning, Step-up mit Abdrücken).

Diese drei Trainingsformen sollten Sie in den ersten vier Phasen des Trainings an drei unterschiedlichen Wochentagen einsetzen. Montag/Mittwoch/Freitag sind übliche Trainingstage, aber auch jeder andere Wochentag ist gut, solange ein Tag Erholung dazwischenliegt. Dienstag/Donnerstag/Samstag funktioniert also genauso.

Beim *Powertraining* (Seite 37) sollten Sie zwei oder drei Ruhetage zwischen den Einheiten einlegen, also z. B. Montag und Freitag trainieren.

Nachdem Sie die bislang aufgeführten Trainingsformen wie beschrieben angewendet haben, sind Sie bereit, Ihr sportartspezifisches Programm (Seiten 38–56) in Angriff zu nehmen. Plyometrische Übungen steigern sich zuerst durch Komplexität. Die einfachen absolvieren Sie über mehrere Wochen und fügen nach und nach komplexere hinzu. Ausschließlich komplexe Plyometrie-Übungen stehen erst dann auf dem Plan, wenn Sie die einfachen beherrschen. Die zweite Form der Steigerung geschieht durch (Stoß-)Wirkung. Deshalb verwenden Sie zuerst Übungen mit Landung auf zwei Beinen und ohne Fortbewegung, dann Übungen mit Abdrücken von einem Bein und Landung auf dem anderen und schließlich jene von einem Bein auf dasselbe. Stellen Sie vor jeder Steigerung sicher, dass Sie in der aktuellen Übung keinerlei Probleme mit Haltung, Gleichgewicht, Stabilität und Beweglichkeit haben.

Die Schnelligkeits- und Agilitätsübungen setzen Sie auf einer soliden Grundlage ein, während Ihr neuromuskuläres System sich an die richtigen Techniken und notwendigen Bewegungshäufigkeiten anpasst.

29

Das Trainingsprogramm planen

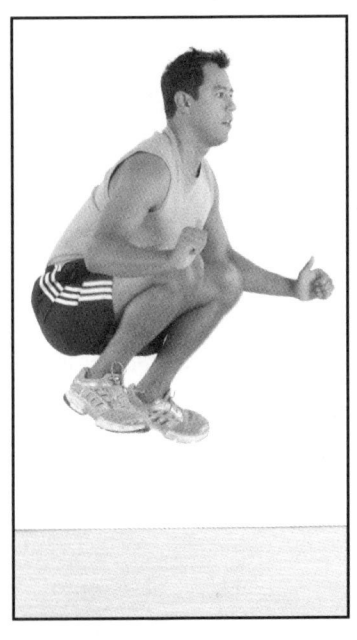

Trainingsplanung ist wie das Erstellen einer Route, die zu bestimmten Fitness- und Wettkampfzielen führt. Hier legen Sie fest, wie Sie in der Praxis an sich arbeiten, um sich sicher und effizient zu verbessern. Vergleichen Sie es mit Autofahren. Wenn Sie einsteigen, dann immer mit einem Ziel.

In den Supermarkt, ins Büro, an den Strand – egal, welches Ziel Sie haben, Sie wissen, wie Sie hinkommen. Aus Erfahrung kennen Sie die besten Wege dorthin: welche Straßen Sie nehmen, und wo Sie abbiegen müssen. Nur sehr selten haben Sie keinen festen Plan und fahren womöglich ziellos umher. In anderen Fällen suchen Sie nach etwas Besserem, einem größeren Geschäft oder einem schöneren Strand. Dann brauchen Sie eine gute Karte.

Training, um sportliche Erfolge zu erzielen, unterliegt den gleichen Gesetzmäßigkeiten: Sie brauchen ein Ziel. Das kann entweder eine Meisterschaft sein oder das Erreichen beabsichtigter Erfolge wie bessere Fitness oder einen definierteren Körper.

Egal, welche Intention dahintersteckt – die richtige Trainingsplanung ist der kontinuierliche Prozess, die richtige Route zum Erreichen des Ziels zu wählen. Ein kontinuierlicher Prozess deshalb, weil es den perfekten Plan nicht gibt und man nur selten mit demselben Plan dieselben Ziele erreicht. Es ist wie mit der Fahrt zum Supermarkt, auf der Sie nicht immer dieselben Ampelschaltungen und Fußgänger sehen. Ein guter Plan muss ständig angepasst werden, damit Sie Ihr Ziel stets sicher und effizient erreichen.

Ein bewährtes Motto der Trainer von Langestreckenläufern lautet »Plane den Lauf und dann laufe nach Plan.« Ein Scheitern im Rennen liegt meist an einem fehlenden Plan. Zudem: Ob Plan gut ist oder nicht, weiß man erst, wenn man nach ihm trainiert. Nicht nach dem Plan vorzugehen ist dasselbe, wie keinen Plan zu haben. Scheitern trotz Plan hat immerhin einen positiven Aspekt: Sie können daraus lernen und müssen daran arbeiten, den Plan zu verbessern.

Das Trainingsprogramm planen

Wenn er nie richtig benutzt wurde, wissen Sie nicht, woran Sie gescheitert sind, und es ist viel schwieriger, ans Ziel zu gelangen.

Wir wissen also: Es ist wichtig, ein Ziel zu haben. Wohin wollen Sie? Sobald Sie sich entschieden haben, müssen Sie einen guten Plan entwickeln. Welche Wege führen Sie am ehesten in die gewünschte Richtung? Anders gesagt: Welche Art des Trainings befähigt Sie, Ihr Ziel zu erreichen? Die folgenden Leitlinien sind von langfristig nach kurzfristig unterteilt. Das soll Sie dazu anregen, darüber nachzudenken, wohin Sie wollen und wie Sie am besten an Ihr Ziel gelangen.

Jahr

Ein Trainingsjahr zu planen kann sehr kompliziert oder ganz einfach sein. Es gilt dabei zwei wesentliche Punkte zu beachten:

1) Wann findet der Zielwettkampf statt (z. B. Olympische Spiele, Europameisterschaft, Landesmeisterschaft etc.)? Wann im Jahr müssen Sie also physisch, physiologisch und psychisch am fittesten sein?

2) Trainieren Sie, um in einem Finale (Saisonhöhepunkt) zu bestehen oder für den Erfolg während einer langen Saison, an deren Ende Sie das höchste Ziel erreichen wollen?

Sobald Sie sich entschieden haben, wann der goldene Pokal vergeben oder das höchste Ziel erreicht wird, rechnen Sie von dort aus zurück. Unterteilen Sie das Jahr am besten in drei oder vier Abschnitte. Der Teil, der damit im engen Zusammenhang zum Ziel führt und es enthält, ist die *Wettkampfperiode*. Der Abschnitt davor wird als *Vorwettkampfperiode* bezeichnet. Die Phase, die der Wettkampfperiode gegenübersteht, ist die *Vorbereitungsperiode*, und den Abschnitt, der sich unmittelbar an die Wettkampfperiode anschließt, nennt man *Übergangsperiode*. In jedem Abschnitt, jeder Trainingsperiode stehen andere Ziele im Vordergrund, aber alle sind aufeinander aufbauende Teile Ihres großen Plans. Sportler, die für eine Meisterschaft das ganze Jahr über auf die gleiche Weise trainieren, neigen zu chronischen Leistungs- und Gesundheitsdefiziten.

Saison

Nachdem Sie das Jahr unterteilt haben, können Sie die daraus entstandenen Segmente weiter in Trainingsphasen gliedern, die zum Plan passen. Zu jedem Abschnitt, egal wann im Jahr er stattfindet, gehören einige grundlegende Komponenten: eine vorbereitende Arbeitsphase, eine Phase maximaler Belastung, eine Phase der Umsetzung und Umwandlung in Leistung und eine Phase des Erhalts und der Bewertung.

Die *Vorbereitungsphase* dauert im Allgemeinen eine bis vier Wochen, abhängig von Ihrem Leistungsstand. Die Aufbauphasen in der Übergangs- und Vorbereitungsperiode dauern zwei Wochen; in der Vorwettkampf- und Wettkampfperiode sind sie kürzer.

Auf die Vorbereitung folgt eine *Phase maximaler Arbeit* mit maximalen Anstrengungen, Intensitäten und/oder Umfängen. Sie sollte nicht länger als vier Wochen dauern. Wenn diese Zeitspanne überdehnt wird, kann es zu Zusammenbrüchen und daraus resultierenden Problemen in der Zukunft kommen. Der verstorbene Bill Bowerman stellte einst als Trainer von Langstreckenläufern fest, dass mehr nicht besser ist und man Training in Zyklen von 14, 21 oder maximal 28 Tagen absolvieren sollte.

Nach der Phase maximaler Arbeit steht ein Abschnitt an, in dem Sie die aufgebaute Energie eher mit den Schwerpunkten Kraft und Schnelligkeit oder als Marathonläufer, Triathlet, Radsportler etc. mit dem Schwerpunkt Ausdauer umsetzen. Diese *Power-Umwandlungsphase* ist auf den funktionalen Schwerpunkt des Buches genauso abgestimmt wie auf die speziellen athletischen Anforderungen der jeweiligen Sportart. Auch diese Phase sollte nicht länger als vier Wochen dauern. Sie können zudem Maximalphasen und Power-Phasen alternierend einsetzen, falls sich eine Trainingsperiode in die Länge

Functional Training für Einsteiger

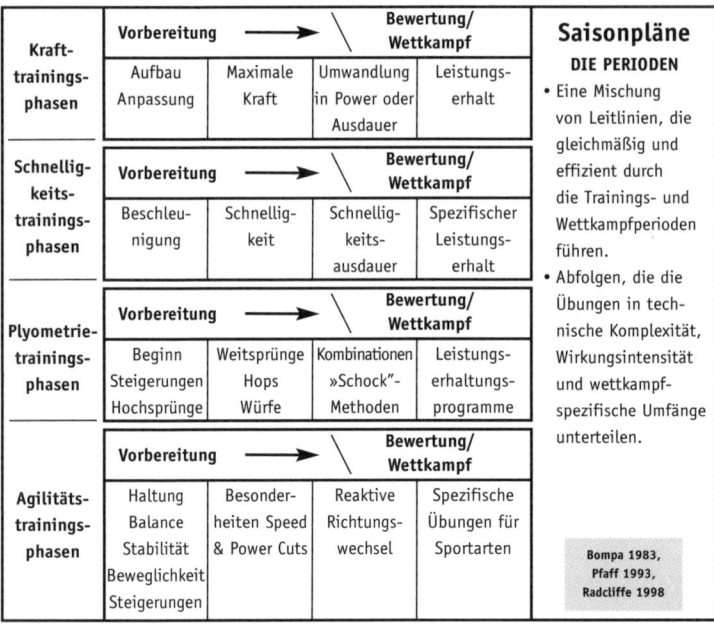

Abb. 7

zieht. Üblicherweise können ein oder zwei 21-bis-28-Tage-Zyklen den Großteil einer Trainingsperiode abdecken.

Beenden Sie die Periode einer Saison mit einer *Phase des Leistungserhalts* oder *Bewertung des Trainings und/oder des Wettkampfs*, je nach »Jahreszeit«. Während der Wettkampfperiode kann die Phase des Leistungserhalts mit Schwerpunkt auf wettkampfnahem Training und Wettkampf recht lange dauern, im Gegensatz zur Übergangs- oder Vorwettkampfphase, in denen es kaum solche Abschnitte gibt.

Monat

Jede Trainingsphase von zwei bis vier Wochen kann nun als Abfolge von abwechslungsreichen Trainingsmethoden betrachtet werden, die Sie durch jede Trainingsperiode führt. Die Leitlinien sind dazu da, um daraus spezifische Trainingsmethoden abzuleiten. In den sportartspezifischen Programmen gibt es spezifische Beispiele für unterschiedliche Sportarten. Ein Beispiel für spezifischere Ziele und Methoden einer Trainingsphase zeigt die Abb. 7. Das Hauptkonzept hinter den Trainingsphasen ist das beständige und abwechslungsreiche Voranschreiten mit dem Ziel eines übergreifenden und gesünderen Trainingsansatzes.

Woche

Während die monatlichen Trainingsphasen durch den Wechsel geprägt sind, legen die Trainingswochenzyklen ihren Schwerpunkt auf Beständigkeit. In jeder Trainingsphase kann es zwei bis drei Wochen (14- bis 21-Tage-Zyklen) geben, in denen Übungen und Methoden an der Reihe sind, die sich Woche für Woche gleichen. In jeder Woche kann man die Dosis erhöhen (Umfang und/oder Intensität). Der Erfolg dieser Steigerungen wird im Sinne effektiven Fortschritts überprüft. Die vierte Woche kann aus einer ausführlicheren Bewertung der Fortschritte der drei vorangegangenen Wochen bestehen.

Abb. 8 zeigt ein Beispiel für eine ansteigende Wochendosierung. Einfache Tests, die am Beginn jeder Woche oder umfangreich während Woche vier absolviert werden – darunter Vertikalsprung, Weitsprung aus dem Stand und/oder Medizinballwürfe –, tragen dazu bei, den

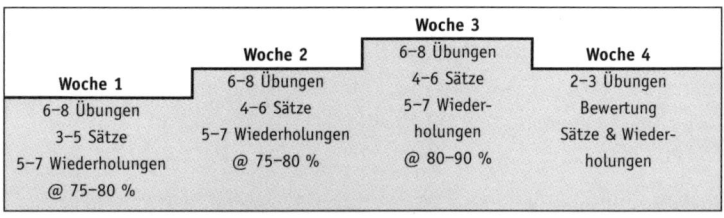

Abb. 8

Das Trainingsprogramm planen

Erfolg von Erholung und kontinuierlicher Power-Entwicklung zu bestimmen.

Tag
Der Schlüssel zum Erfolg liegt nicht nur darin, was man jeden Tag macht, sondern auch wann und warum. Der Tag sollte mit großer Stetigkeit beginnen und kann mit mehr Abwechslung enden. Das Aufwärmen beispielsweise muss mit zwei oder drei Routineprogrammen ein Standard sein. Je umfassender es ist, desto besser. Um aber die Beständigkeit zu erhalten, ist es sinnvoll, die Auswahl der Übungen zu minimieren. Den technischen Anteil am Übergang von der allgemeinen zur Core-Vorbereitung sollten Sie auf den Tagesschwerpunkt zuschneiden. Der Tagesschwerpunkt wiederum ist dann gut gewählt, wenn er den Zielen der Monatstrainingsphase entspricht. Der Übergangsabschnitt am Ende jeder Trainingseinheit/jedes Trainingstages kann sich öfter ändern, um die Wohlfühlbereiche des Athleten in Sachen Agilität und Beweglichkeit zu vergrößern.

Die folgende Tabelle ist ein Beispiel für Trainingseinheiten, die auf der Grundlage eines Ein-Stunden-Programms beruhen:

ZEIT	KRAFTRAUM	KONDITIONSTRAINING SPIELFELD
:00	**Vorbereitung** • Dynamisches Aufwärmen *Ziele:* Bauchmuskeln und unterer Rücken	**Vorbereitung** • Dynamisches Aufwärmen *Ziele:* Beugen/Strecken/Rotation
:11	**Technik** • Core-Details, haltungsbetontes Ziehen, Kniebeugen und Drücken mit leichter Hantelstange/Besenstiel	**Technik** • Gehschule, Skippings, Laufen, Tänzeln, Galoppieren (vorwärts, seitwärts, rückwärts)
:21	**Entwicklung** • Hauptteil Gewichtheben (Circuittraining, Stationstraining) allgemein, Maximalkraft-, Schnellkraft- und/oder Reaktivkrafttraining	**Entwicklung** • Hauptteil mit Plyometrie, Sprintwiderstand/Sprintunterstützung und oder Sprintausdauer
:46	**Beweglichkeit** • Spezifisches Training gegen Widerstände, Beinarbeit, Sprünge aus der Kniebeuge, Druckwürfe und Würfe mit dem Medizinball, Kurzhantelübungen, Slide Board etc.	**Beweglichkeit** • Übungen und Spiele mit Speed Cuts und Power Cuts, Starts aus unterschiedlichen Situationen, (zeitlich) angepassten Richtungswechseln etc.
:56	**Cool-down**	**Cool-down**
	• Barfußgehen • Beweglichkeit • Statisches, AIS- und PNF-Stretching	

Functional Training für Einsteiger

DYNAMISCHES AUFWÄRMEN – Alle Sportarten

Art *Alle Phasen

Kategorie	Seite	Übung	Wiederholungen
GEHEN	S. 60	Kopf hoch! – Kniehebegang	1 x 10–12
	S. 61	Kopf hoch! – Frosch	1 x 10–12
	S. 62	Kopf hoch! – Marsch	1 x 10–12
	S. 63	Fersengang	1 x 10–12
	S. 64	Zehengang	1 x 10–12
	S. 65	Zehen greifen	1 x 10–20
AUSFALLSCHRITT	S. 66	Ausfallschritt vorwärts	1 x 4–8
	S. 67	Ausfallschritt seitwärts	1 x 4–8
	S. 66	Ausfallschritt rückwärts	1 x 4–8
KRIECHEN	S. 68	Vierfüßlergang	1 x 10–12
	S. 68	Bergsteigen	1 x 10–12
SKIPPING	S. 69	Skippings mit Sprung	1 x 10–20
	S. 69	Kreuz-Skipping	1 x 10–20
SEITWÄRTS	S. 70	Shuffle	2 x 10–20
	S. 71	Skippings seitwärts	2 x 10–20
	S. 72	Carioca	2 x 10–20
RÜCKWÄRTS	S. 73	Rückwärtslauf	1 x 10–20
	S. 74	Rückwärtspedalieren	1 x 10–20
	S. 75	Skippings rückwärts	1 x 10–20
	S. 76	Shuffle rückwärts	1 x 10–20

*Phase 1 = Wochen 1–3   Phase 2 = Wochen 4–6   Phase 3 = Wochen 7–9   Phase 4 = Wochen 10–12

… Übungsübersicht

CORE-TRAINING – Alle Sportarten

Art		S.	Übung	*Alle Phasen
STÜTZBRÜCKE		S. 77	Unterarmstütz	1 x 10
		S. 78	Unterarmstütz rücklings	1 x 10
		S. 79	Unterarm-Seitstütz	1 x 10
		S. 80	Gerader Nacken	1
KNIEBEUGE/AUSFALLSCHRITT		S. 81	Kniebeuge Rücken an Rücken	1 x 3–6
		S. 82	Kniebeuge Zehen an Zehen	1 x 3–6
		S. 83	Ausfallschritt mit Drehung	1 x 6–12
		S. 84	Ball über Kopf	1 x 6–12
		S. 85	Entengang	1 x 6–12
		S. 85	Entengang rückwärts	1 x 6–12
		S. 86	Russischer (Kosaken-)Entengang	1 x 6–12
MEDIZINBALL		S. 87	Liegestütz einarmig mit Medizinball	1 x 6–12
		S. 87	Liegestütz mit Armwechsel	1 x 6–12
		S. 88	Liegestütz auf dem Medizinball	1 x 6–12
		S. 89	Ballübergabe oben und unten	1 x 10–20
		S. 90	Medizinball-Twist	1 x 10–20
		S. 90	Medizinball-Twist m. Gegendrehung	1 x 10–20
		S. 91	Balancierter Wurf	1 x 10–20
		S. 92	Bogengang rückwärts	1 x 3–6
		S. 93	Neigen, ziehen, drücken	1 x 3–6
		S. 94	Einbeinkniebeuge	1 x 3–6

KRAFTTRAINING – Alle Sportarten

Art		S.	Übung	Phase 1	Phase 2	Phase 3
ZIEHEN		S. 95	Good Morning	3 x 6–10	3 x 6–10	3 x 6–10
		S. 96	Kreuzheben	3 x 6–10	3 x 6–10	3 x 6–10
		S. 97	Kreuzheben russisch	3 x 6–10	3 x 6–10	3 x 6–10
		S. 98	Clean Pull	3 x 6–10	4 x 3–6	2 x 4–8
		S. 99	High Pull	3 x 3–6	4 x 3–5	5 x 2–4
KNIEBEUGE		S. 100	Overhead Squat	3 x 6–10	2 x 4–8	3 x 6–10
		S. 101	Overhead-Ausfallschritt	3 x 6–10	2 x 4–8	3 x 6–10
		S. 102	Front Squat	4 x 4–8	4 x 4–8	4 x 4–8
	nicht abgebildet	S. 102	Ausfallschritt vorwärts	4 x 4–8	2 x 4–8	2 x 4–8
	nicht abgebildet	S. 102	Back Squat	4 x 4–8	4 x 4–8	4 x 4–8
		S. 102	Ausfallschritt rückwärts	2 x 4–8	2 x 4–8	4 x 4–8
		S. 103	Step-up langsam	4 x 4	4 x 4	4 x 4
		S. 104	Step-up mit Abdrücken	3 x 6–8	3 x 6–8	3 x 6–8
		S. 105	Step-up mit Knieschwung	3 x 6–8	3 x 6–8	3 x 6–8
		S. 106	Step-up schnell	3 x 12	3 x 12	
		S. 107	Step-down	3 x 5	3 x 5	3 x 5
		S. 108	Einbeinkniebeuge	3 x 3–6	3 x 3–6	
DRÜCKEN		S. 109	Overhead Press	3 x 6–10	2 x 6–10	2 x 6–10
		S. 110	Push Press	3 x 4–8	2 x 4–6	4 x 4–8
		S. 111	Push Jerk	4 x 3–5	2 x 2–4	4 x 3–5
		S. 112	Split Jerk	4 x 2–4	4 x 2–4	

*__Phase 1__ = Wochen 1–3   __Phase 2__ = Wochen 4–6   __Phase 3__ = Wochen 7–9   __Phase 4__ = Wochen 10–12

Übungsübersicht

POWERTRAINING – Alle Sportarten

Art			Phase 1	Phase 2	Phase 3
OLYMP. GEWICHTHEBEN		S. 114/115 **Snatch**		5 x 2–4	5 x 2–4
		S. 116/117 **Clean**		5 x 2–4	3 x 2–4
		S. 118/119 **Clean & Jerk**		4 x 1–3	5 x 1–3
		S. 120 **Squat Jump m. Zusatzgewicht**		4 x 2–4	4 x 2–4

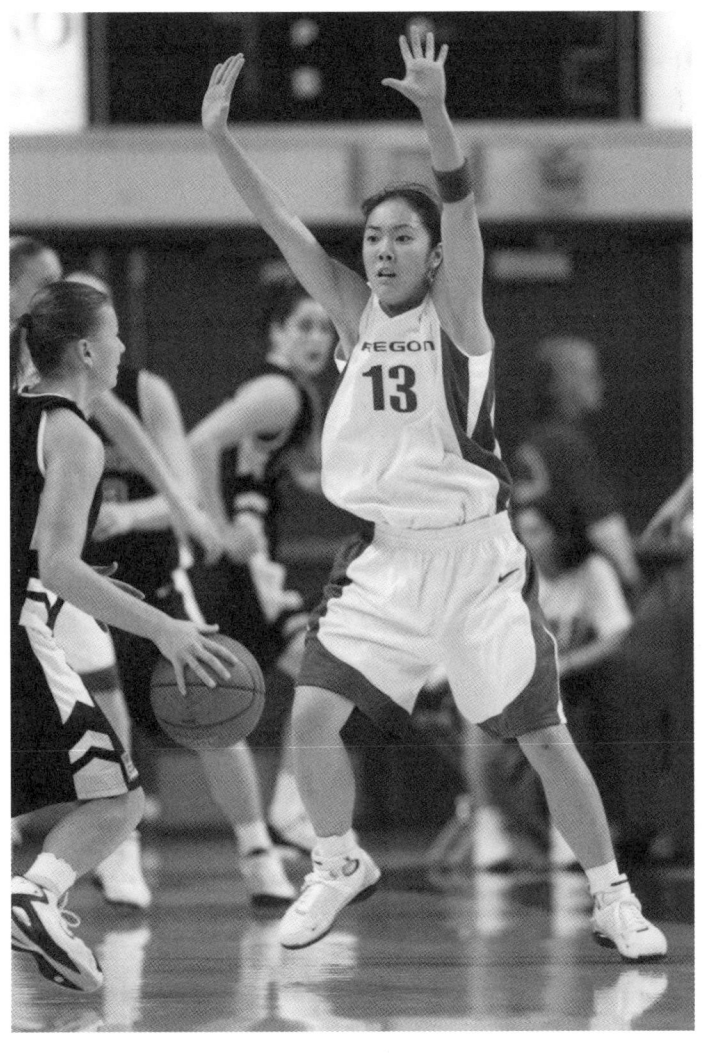

37

Functional Training für Einsteiger

ART	BASEBALL / SOFTBALL				ÜBUNG	BASKETBALL			
	*Phase 1	Phase 2	Phase 3	Phase 4		*Phase 1	Phase 2	Phase 3	Phase 4
(Hoch-)Sprünge	3x8-12	3x8-12			Pogo, S. 121	3x8-12	3x8-12	3x8-12	3x3-6
	3x3-6	3x3-6	3x3-6		Squat Jump, S. 122	3x3-6	3x3-6	3x3-6	3x3-6
	3x8-12	3x3-6	3x3-6		Hocksprung mit Anfersen, S. 123	3x8-12	3x3-6	3x3-6	3x3-6
		3x3-6	3x3-6	3x3-6	Hocksprung mit Knie-Touch, S. 124		3x3-6	3x3-6	3x3-6
		2x4-8	2x4-8	3x3-6	Split Jump, S. 125		2x4-8	2x4-8	2x4-8
	2x6-12	2x6-12	2x6-12	2x6-12	Scherensprung, S. 126	2x6-12	2x6-12	2x6-12	2x6-12
				1x4-6	Tiefsprung, S. 127				1x4-6
(Weit-)Sprünge	3x8-12	3x8-12	3x8-12	3x8-12	Wechselhüpfen, S. 128	3x8-12	3x8-12	3x8-12	3x3-6
	2x8-12	2x8-12	2x8-12	2x8-12	Galopp, S. 129	2x8-12	2x8-12	2x8-12	3x8-12
	3x8-12	3x8-12	3x3-6	3x3-6	Fast Skip, S. 130	3x8-12	3x8-12	3x3-6	2x8-12
		3x3-6	3x3-6	3x3-6	Power Skip, S. 130			3x3-6	3x4-8
		2x8-12	2x8-12	2x8-12	Sprunggelenks-Flip, S. 131		2x8-12	2x8-12	3x8-12
			2x8-12	2x8-12	Prellsprünge, S. 132			2x8-12	2x8-12
				2x8-12	Prellsprünge seitwärts, S. 133				2x8-12
Hops			3x3-6	3x3-6	Sprünge beidbeinig, S. 134		3x3-6	3x3-6	3x3-6
			3x3-6	3x3-6	Sprünge beidbeinig seitwärts, S. 135		3x3-6	3x3-6	3x4-8
			3x3-6	3x3-6	Pogo einbeinig, S. 136			3x3-6	3x4-8
				3x3-6	Hocksprung m. Anfersen einbeinig, S. 137				3x4-8
				3x3-6	Sprünge einbeinig, S. 138				3x4-8
				3x3-6	Diagonalsprünge einbeinig, S. 139				3x4-8
				3x3-6	Sprünge seitwärts einbeinig, S. 140				3x4-8
Schleudern/Werfen	2x5	2x5	2x5		Schaufeldruckwurf im Knien, S. 141	2x5	2x5	2x5	2x5
	2x5	2x5	2x5		Wurf mit Drehung, S. 142	2x5	2x5	2x5	2x5
	2x6	3x6	3x6	4x6	Schaufelwurf über Kopf, S. 143	2x6	2x6	2x6	2x6
			2x5	2x5	Diagonalwurf, S. 144			2x5	2x5
			2x6	2x6	Überkopfwurf im Kniestand, S. 146			2x6	2x6
	1x5	1x5	1x5	1x5	Überkopfwurf im Stehen, S. 147		1x5	1x5	1x5
	1x5	1x5	1x5	1x5	Überkopfwurf m. Schritt vorwärts, S. 148		1x5	1x5	1x5
Liegestütze	1x5	1x6	1x6	1x6	Liegestütz gegen die Wand, S. 149	2x8	2x8	2x8	2x8
	2x5	2x5	2x5	2x5	Liegestütz nach Fallbewegung, S. 150				
	2x5	2x5	2x5	2x5	Brustpass kniend, S. 151	2x5	2x5	2x8	2x8
					Brustpass, S. 152			2x5	2x5

PLYOMETRIE

Baseball, Softball / Basketball

	Übung	Baseball/Softball Phase 1	Phase 2	Phase 3	Phase 4	Basketball Phase 1	Phase 2	Phase 3	Phase 4
KOMPLEXE	Good Morning/Overhead Press, S. 95, 109, 100	3x5–8	3x5–8	3x5–8	3x5–8	3x5–8	3x5–8	3x5–8	3x5–8
	Front Squat/Jerk, S. 102, 118	5x2–4				5x2–4	5x2–4	5x2–4	
	Power Clean/Schaufelwurf, S. 117, 142	3x2–4	3x2–4	3x2–4	3x2–4	3x2–4	3x2–4	3x2–4	3x2–4
	Ausfallschritt/Split Jump, S. 66, 125	2x4–8	2x4–8			2x6–8	2x6–8	2x6–8	
KOMBOS	Clean & Jerk, S. 118	4x1–3	4x1–3	4x1–3	4x1–3	4x1–3	4x1–3	4x1–3	4x1–3
	Front Squat & Jerk, S. 102, 118	4x1–3	4x1–3	4x1–3	4x1–3	4x1–3	4x1–3	4x1–3	4x1–3
	Overhead Press/Overhead Squat, S. 109, 100	3x5–8	3x5–8	3x5–8	3x5–8	3x5–8	3x5–8	3x5–8	3x5–8
	Clean & Front Squat & Jerk, S. 116, 102, 118	4x1–3	4x1–3	4x1–3	4x1–3	4x1–3	4x1–3	4x1–3	4x1–3
SPRINT-TRAINING (Starts)	Squared Step, S. 153	2x/Bein	2x/Bein	2x/Bein	2x/Bein	2x/Bein	2x/Bein	2x/Bein	2x/Bein
	Staggered Step, S. 153	2x/Seite	2x/Seite	2x/Seite	2x/Seite	2x/Seite	2x/Seite	2x/Seite	2x/Seite
	Open Step, S. 154	2x/Seite	2x/Seite	2x/Seite	2x/Seite	2x/Seite	2x/Seite	2x/Seite	2x/Seite
	Crossover Step, S. 154	2x/Seite	2x/Seite	2x/Seite	2x/Seite	2x/Seite		2x/Seite	2x/Seite
	Drop Step, S. 155	2x/Seite	2x/Seite						
	Pivot Step, S. 155	2x/Seite	2x/Seite	2x/Seite			2x/Seite	2x/Seite	2x/Seite
	Balancierte Starts, S. 156								2x/Seite
	Starts gegen einen Widerstand, S. 157								2x/Seite
(Beschleunigung)	»A«-Gehen, S. 158	2x20 m	2x20 m	2x20 m	2x20 m	2x20 m	2x20 m	2x20 m	2x20 m
	»A«-Skipping, S. 158	2x20 m	2x20 m	2x20 m	2x20 m	2x20 m	2x20 m	2x20 m	2x20 m
	Wandübung, S. 160	2x6–10	2x6–10	2x6–10	2x6–10	2x6–10	2x6–10	2x6–10	2x6–10
	»A«-Laufen (Slide kick), S. 158	2x20 m	2x20 m	2x20 m	2x20 m	2x20 m	2x20 m	2x20 m	2x20 m
(Geschwindigkeit)	»B«-Gehen, S. 161			2x20 m	2x20 m			2x20 m	2x20 m
	»B«-Skipping, S. 161			2x20 m	2x20 m				2x20 m
	Rhythmus und schnelles Bein, S. 162			2x20 m	2x20 m				2x30 m
	Bremsübung, S. 163	1x6	1x6	1x6	1x6	1x6	1x6	1x6	
AGILITÄT	Hin und her, S. 164	1x6	1x6	1x6	1x6		1x6	1x6	
	Temposchlängeln, S. 166	4–6x	4–6x	4–6x	4–6x	4–6x	4–6x	4–6x	4–6x
	Shuttle-Lauf, S. 167	4–6x	4–6x	4–6x	4–6x		4–6x	4–6x	4–6x
	Zickzacklauf, S. 168	4–6x	4–6x	4–6x	4–6x		4–6x	4–6x	4–6x
	»L«-Lauf, S. 169	4–6x	4–6x	4–6x	4–6x		4–6x	5–7x	5–7x
	Richtungsübung, S. 170						4–6x	4–6x	4–6x

*Phase 1 = Wochen 1–3   Phase 2 = Wochen 4–6   Phase 3 = Wochen 7–9   Phase 4 = Wochen 10–12

Functional Training für Einsteiger

	FOOTBALL – Line-Positionen				ÜBUNG	FOOTBALL – Skill-Positionen			
ART / PLYOMETRIE	*Phase 1	Phase 2	Phase 3	Phase 4		*Phase 1	Phase 2	Phase 3	Phase 4
(Hoch-)Sprünge	3x8-12	3x8-12			Pogo, S. 121	3x8-12	3x8-12		
	3x3-6	3x3-6	3x3-6	3x3-6	Squat Jump, S. 122	3x3-6	3x3-6	3x3-6	3x3-6
		3x3-6	3x3-6	3x3-6	Hocksprung mit Anfersen, S. 123		3x3-6	3x3-6	3x3-6
		2x4-8	2x4-8	2x4-8	Hocksprung mit Knie-Touch, S. 124		2x4-8	2x4-8	2x4-8
		2x6-12	2x6-12	2x6-12	Split Jump, S. 125		2x6-12	2x6-12	2x6-12
					Scherensprung, S. 126				
					Tiefsprung, S. 127				1x4-6
(Weit-)Sprünge	3x8-12	3x8-12	3x8-12	3x8-12	Wechselhüpfen, S. 128	3x8-12	3x8-12	3x8-12	3x8-12
	2x8-12	2x8-12	2x8-12	2x8-12	Galopp, S. 129	2x8-12	2x8-12	2x8-12	2x8-12
	3x8-12	3x8-12	3x8-12	3x8-12	Fast Skip, S. 130	3x8-12	3x8-12	3x8-12	3x8-12
			3x3-6	3x3-6	Power Skip, S. 130			3x3-6	3x3-6
		2x8-12	3x8-12	3x8-12	Sprunggelenks-Flip, S. 131		2x8-12	3x8-12	3x8-12
			2x8-12	2x8-12	Prellsprünge, S. 132			2x8-12	2x8-12
	3x4-6	3x4-6	3x4-6		Prellsprünge seitwärts, S. 133				2x8-12
Hops		3x3-6	3x3-6	3x3-6	Sprünge beidbeinig, S. 134		3x3-6	3x3-6	3x3-6
		3x3-6	3x3-6	3x3-6	Sprünge beidbeinig seitwärts, S. 135		3x3-6	3x3-6	3x3-6
			3x3-6	3x3-6	Pogo einbeinig, S. 136			3x3-6	3x3-6
					Hocksprung m. Anfersen einbeinig., S. 137				3x3-6
					Sprünge einbeinig, S. 138				3x3-6
					Diagonalsprünge einbeinig, S. 139				3x3-6
					Sprünge seitwärts einbeinig, S. 140				3x3-6
Schleudern/Werfen	2x5	2x5	2x5		Schaufeldruckwurf im Knien, S. 141	2x5	2x5	2x5	2x5
	2x5	2x5	2x5		Schaufelwurf, S. 142	2x5	2x5	2x5	2x5
	2x6	2x6	2x6		Wurf mit Drehung, S. 143	2x6	2x6	2x6	2x6
		2x5	2x5	2x5	Schaufelwurf über Kopf, S. 144		2x5	2x5	2x5
			2x6	2x6	Diagonalwurf, S. 145			2x6	2x6
					Überkopfwurf im Kniestand, S. 146	nur für Quarterbacks	1x5	1x5	2x5
					Überkopfwurf im Stehen, S. 147		1x5	1x5	2x5
					Überkopfwurf m. Schritt vorwärts, S. 148		1x5	1x5	2x5
Liegestütze	2x5	2x5	2x5	2x5	Liegestütz gegen die Wand, S. 149	2x5	2x5	2x5	2x5
	2x5	2x5	2x5		Liegestütz nach Fallbewegung, S. 150				
					Brustpass kniend, S. 151				
		2x5	2x5		Brustpass, S. 152	2x5	2x5	2x5	2x5

Football

Kategorie	Übung	Phase 1	Phase 2	Phase 3	Phase 4
KOMPLEXE	Good Morning/Overhead Press/Overhead Squat, S. 95, 109, 100	3x5-8	3x5-8	3x5-8	3x5-8
	Front Squat/Jerk, S. 102, 118	5x2-4	5x2-4	5x2-4	5x2-4
	Power Clean/Schaufelwurf, S. 117, 142	3x2-4	3x2-4	3x2-4	3x2-4
	Ausfallschritt/Split Jump, S. 66, 125	2x4-8	2x6-8	2x8-12	2x4-8
	Clean & Jerk, S. 118			4x1-3	4x1-3
	Front Squat & Jerk, S. 102, 118			4x1-3	4x1-3
	Overhead Press/Overhead Squat, S. 109, 100	3x5-8	3x5-8	3x5-8	3x5-8
	Clean & Front Squat & Jerk, S. 116, 102, 118			4x1-3	4x1-3
KOMBOS	Squared Step, S. 153	2x/Bein	2x/Bein	2x/Bein	2x/Bein
	Staggered Step, S. 153	2x/Seite	2x/Seite	2x/Seite	2x/Seite
	Open Step, S. 154	2x/Seite	2x/Seite	2x/Seite	2x/Seite
	Crossover Step, S. 154	2x/Seite	2x/Seite	2x/Seite	
	Drop Step, S. 155	2x/Seite	2x/Seite		2x/Seite
	Pivot Step, S. 155	2x/Seite	2x/Seite	2x/Seite	2x/Seite
	Balancierte Starts, S. 156	2x/Seite	2x/Seite		2x/Seite
	Starts gegen einen Widerstand, S. 157	2x/Seite	2x/Seite		
SPRINT-TRAINING (Geschwindigkeit / Beschleunigung / Starts)	»A«-Gehen, S. 158	2x20 m	2x20 m	2x20 m	2x20 m
	»A«-Skipping, S. 158	2x20 m	2x20 m	2x20 m	2x20 m
	Wandübung, S. 160	2x6-10	2x6-10	2x6-10	2x6-10
	»A«-Laufen (Slide kick), S. 158	2x20 m	2x20 m	2x20 m	2x20 m
	»B«-Gehen, S. 161		2x20 m		2x20 m
	»B«-Skipping, S. 161		2x20 m		2x20 m
	Rhythmus und schnelles Bein, S. 162		2x30 m		2x30 m
	Bremsübung, S. 163	1x6	1x6	1x6	
AGILITÄT	Hin und her, S. 164	1x6	1x6	1x6	1x6
	Temposchlängeln, S. 166	4-6x	4-6x	4-6x	4-6x
	Shuttle-Lauf, S. 167	4-6x	4-6x	4-6x	4-6x
	Zickzacklauf, S. 168	4-6x	4-6x		4-6x
	»L«-Lauf, S. 169	4-6x	4-6x		4-6x
	Richtungsübung, S. 170	4-6x	4-6x		4-6x

*Phase 1 = Wochen 1-3   Phase 2 = Wochen 4-6   Phase 3 = Wochen 7-9   Phase 4 = Wochen 10-12

Functional Training für Einsteiger

ART	FUSSBALL Phase 1	Phase 2	Phase 3	Phase 4	ÜBUNG	GOLF Phase 1	Phase 2	Phase 3	Phase 4
(Hoch-)Sprünge	3x8-12	3x8-12			Pogo, S. 121	3x3-6			
	3x3-6	3x3-6	3x3-6	3x3-6	Squat Jump, S. 122				
	3x3-6	3x3-6	3x3-6	3x3-6	Hocksprung mit Anfersen, S. 123		3x3-6	3x3-6	
	3x3-6	3x3-6	3x3-6	3x3-6	Hocksprung mit Knie-Touch, S. 124		3x3-6	3x3-6	3x3-6
	2x4-8	2x4-8	2x4-8	2x4-8	Split Jump, S. 125				
	2x6-12	2x6-12	2x6-12	2x6-12	Scherensprung, S. 126				
				1x4-6	Tiefsprung, S. 127				
(Weit-)Sprünge	3x8-12	3x8-12	3x8-12	3x8-12	Wechselhüpfen, S. 128				
	2x8-12	2x8-12	2x8-12	2x8-12	Galopp, S. 129				3x3-6
	3x8-12	3x8-12	3x8-12	3x8-12	Fast Skip, S. 130				
			3x3-6	3x3-6	Power Skip, S. 130				
	2x8-12	2x8-12	3x8-12	3x8-12	Sprunggelenks-Flip, S. 131				
			2x8-12	2x8-12	Prellsprünge, S. 132				
Hops	3x4-6	3x4-6	3x4-6		Prellsprünge seitwärts, S. 133				
	3x3-6	3x3-6	3x3-6	3x3-6	Sprünge beidbeinig, S. 134				
	3x3-6	3x3-6	3x3-6	3x3-6	Sprünge beidbeinig seitwärts, S. 135				
			3x3-6	3x3-6	Pogo einbeinig, S. 136				
				3x3-6	Hocksprung m. Anfersen einbeinig, S. 137				
				3x3-6	Sprünge einbeinig, S. 138				
				3x3-6	Diagonalsprünge einbeinig, S. 139				
				2x3-6	Sprünge seitwärts einbeinig, S. 140				
Schleudern/Werfen	2x5	2x5	2x5		Schaufeldruckwurf im Knien, S. 141	2x5	2x5	2x5	2x5
	2x5	2x5	2x5		Schaufelwurf, S. 142	2x5	2x5	2x6	2x6
	2x6	2x6	2x6		Wurf mit Drehung, S. 143	2x6	2x6	2x6	2x6
	2x5	2x5	2x5	2x5	Schaufelwurf über Kopf, S. 144	2x5	2x5	2x6	2x6
	2x6	2x6	2x6	2x6	Diagonalwurf, S. 145	2x5	2x5	2x5	2x5
			1x5	1x5	Überkopfwurf im Kniestand, S. 146	2x5	2x5	2x5	2x5
	1x5	1x5	1x5	1x5	Überkopfwurf im Stehen, S. 147	2x5	2x5	2x5	2x5
	1x5	1x5	1x5	1x5	Überkopfwurf m. Schritt vorwärts, S. 148				
Liegestütze	2x5	2x5	2x5	2x5	Liegestütz gegen die Wand, S. 149	2x5		2x5	2x5
					Liegestütz nach Fallbewegung, S. 150				
	2x5	2x5	2x5	2x5	Brustpass kniend, S. 151				
	2x5	2x5	2x5	2x5	Brustpass, S. 152				

PLYOMETRIE

42

Fußball / Golf

	Übung	Phase 1	Phase 2	Phase 3	Phase 4
KOMPLEXE	Good Morning/Overhead Press, S. 95, 109, 100	2x4-6			
	Overhead Squat, S. 95, 109, 100	5x2-4			
	Front Squat/Jerk, S. 102, 118	3x2-4	3x4-6	3x5-8	3x5-8
	Power Clean/Schaufelwurf, S. 117, 142		3x2-4	5x2-4	5x2-4
	Ausfallschritt/Split Jump, S. 66, 125	2x4-8	2x4-8	2x4-8	3x2-4
KOMBOS	Clean & Jerk, S. 118	4x1-3	4x1-3	4x1-3	4x1-3
	Front Squat & Jerk, S. 102, 118		4x1-3	4x1-3	4x1-3
	Overhead Press/Overhead Squat, S. 109, 100	3x5-8	3x5-8	3x5-8	3x5-8
	Clean & Front Squat & Jerk, S. 116, 102, 118	4x1-3	4x1-3	4x1-3	4x1-3
SPRINT-TRAINING *Starts*	Squared Step, S. 153	2x/Bein	2x/Bein	2x/Bein	2x/Bein
	Staggered Step, S. 153	2x/Seite	2x/Seite		
	Open Step, S. 154	2x/Seite	2x/Seite		
	Crossover Step, S. 154	2x/Seite	2x/Seite		
	Drop Step, S. 155	2x/Seite			
	Pivot Step, S. 155	2x/Seite	2x/Seite		
	Balancierte Starts, S. 156	2x/Seite	2x/Seite	2x/Seite	2x/Seite
	Starts gegen einen Widerstand, S. 157	2x/Seite	2x/Seite		
Beschleunigung	»A«-Gehen, S. 158	2x20 m	2x20 m		
	»A«-Skipping, S. 158	2x20 m	2x20 m		
	Wandübung, S. 160	2x6-10	2x6-10		
	»A«-Laufen (Slide kick), S. 158	2x20 m	2x20 m		
Geschwindigkeit	»B«-Gehen, S. 161		2x20 m		
	»B«-Skipping, S. 161		2x20 m		
	Rhythmus und schnelles Bein, S. 162		2x20 m		
	Bremsübung, S. 163				
AGILITÄT	Hin und her, S. 164	1x6	1x6	1x6	1x6
	Temposchlängeln, S. 166	4-6x	4-6x		
	Shuttle-Lauf, S. 167	4-6x	4-6x	4-6x	4-6x
	Zickzacklauf, S. 168	4-6x	4-6x		
	»L«-Lauf, S. 169	4-6x	4-6x		
	Richtungsübung, S. 170	4-6x	4-6x	4-6x	4-6x

*Phase 1 = Wochen 1–3   Phase 2 = Wochen 4–6   Phase 3 = Wochen 7–9   Phase 4 = Wochen 10–12

Functional Training für Einsteiger

ART	ÜBUNG	HOCKEY / LACROSSE				LEICHTATHLETIK – Distanzen			
		*Phase 1	Phase 2	Phase 3	Phase 4	*Phase 1	Phase 2	Phase 3	Phase 4
(Hoch-)Sprünge	Pogo, S. 121	3x8-12	3x8-12			3x8-12	3x8-12		
	Squat Jump, S. 122	3x3-6	3x3-6	3x3-6	3x3-6	3x3-6	3x3-6		
	Hocksprung mit Anfersen, S. 123		3x3-6	3x3-6	3x3-6		3x3-6		
	Hocksprung mit Knie-Touch, S. 124	3x3-6	3x3-6	3x3-6	3x3-6		3x3-6	3x3-6	3x3-6
	Split Jump, S. 125	2x4-8	2x4-8	2x4-8	2x4-8		2x4-8	2x4-8	2x4-8
	Scherensprung, S. 126	2x6-12	2x6-12	2x6-12	2x6-12			2x6-12	2x6-12
	Tiefsprung, S. 127			2x4-5	2x4-5				
(Weit-)Sprünge	Wechselhüpfen, S. 128	3x8-12	3x8-12	3x8-12	3x8-12	3x8-12	3x8-12	3x8-12	3x8-12
	Galopp, S. 129	2x8-12	2x8-12	2x8-12	2x8-12	2x8-12	2x8-12	2x8-12	2x8-12
	Fast Skip, S. 130	2x8-12	3x8-12	3x8-12		2x8-12	3x8-12	3x8-12	3x8-12
	Power Skip, S. 130	3x3-6	3x3-6	3x3-6	3x3-6		3x3-6	3x3-6	3x3-6
	Sprunggelenks-Flip, S. 131								3x8-12
	Prellsprünge, S. 132			2x8-12	3x8-12		2x8-12	3x8-12	3x8-12
	Prellsprünge seitwärts, S. 133				2x8-12				2x8-12
Hops	Sprünge beidbeinig, S. 134	3x3-6	3x3-6	3x3-6	3x3-6		3x3-6	3x3-6	3x3-6
	Sprünge beidbeinig seitwärts, S. 135	3x3-6	3x3-6	3x3-6	3x3-6		3x3-6	3x3-6	3x3-6
	Pogo einbeinig, S. 136		3x3-6		3x3-6				3x3-6
	Hocksprung m. Anfersen einbeinig, S. 137			3x3-6	3x3-6				3x3-6
	Sprünge einbeinig, S. 138			3x3-6	3x3-6				3x3-6
	Diagonalsprünge einbeinig, S. 139			3x3-6	3x3-6				3x3-6
	Sprünge seitwärts einbeinig, S. 140			2x3-6	2x3-6				3x3-6
Schleudern/Werfen	Schaufeldruckwurf im Knien, S. 141	2x5	2x5	2x5	2x5				
	Schaufelwurf, S. 142	2x5	2x5	2x5	2x5				
	Wurf mit Drehung, S. 143	2x6	2x6	2x6	2x6				
	Schaufelwurf über Kopf, S. 144	2x5	2x5	2x5	2x5		1x5	1x5	1x5
	Diagonalwurf, S. 145	2x6	2x5	2x6	2x6				
	Überkopfwurf im Kniestand, S. 146	1x5	1x5	1x5	1x5			1x5	1x5
	Überkopfwurf im Stehen, S. 147	1x5	1x5	1x5	1x5				1x5
	Überkopfwurf m. Schritt vorwärts, S. 148	1x5	1x5	1x5	1x5			1x5	1x5
Liegestütze	Liegestütz gegen die Wand, S. 149	2x5	2x5	2x5	2x5	2x5	2x5	2x5	2x5
	Liegestütz nach Fallbewegung, S. 150	2x5	2x5	2x5	2x5				
	Brustpass kniend, S. 151								
	Brustpass, S. 152								

PLYOMETRIE

Hockey, Lacrosse / Leichtathletik

Kategorie	Übung	Phase 1*	Phase 2	Phase 3	Phase 4
KOMPLEXE	Good Morning/Overhead Press/Overhead Squat, S. 95, 109, 100	3x5-8	3x5-8	3x5-8	3x5-8
	Front Squat/Jerk, S. 102, 118	5x2-4	5x2-4	5x2-4	5x2-4
	Power Clean/Schaufelwurf, S. 117, 142	3x2-4	3x2-4	3x2-4	3x2-4
	Ausfallschritt/Split Jump, S. 66, 125	2x4-8	2x4-8	2x4-8	2x4-8
KOMBOS	Clean & Jerk, S. 118	4x1-3	4x1-3	4x1-3	4x1-3
	Front Squat & Jerk, S. 102, 118	4x1-3	4x1-3	4x1-3	4x1-3
	Overhead Press/Overhead Squat, S. 109, 100	3x5-8	3x5-8	3x5-8	3x5-8
	Clean & Front Squat & Jerk, S. 116, 102, 118	4x1-3	4x1-3	4x1-3	4x1-3
SPRINT-TRAINING — Starts	Squared Step, S. 153	2x/Bein	2x/Bein	2x/Seite	2x/Seite
	Staggered Step, S. 153	2x/Seite	2x/Seite	2x/Seite	2x/Seite
	Open Step, S. 154	2x/Seite	2x/Seite		
	Crossover Step, S. 154	2x/Seite	2x/Seite		
	Drop Step, S. 155	2x/Seite	2x/Seite		
	Pivot Step, S. 155		2x/Seite		
	Balancierte Starts, S. 156	2x/Seite	2x/Seite		
	Starts gegen einen Widerstand, S. 157	2x/Seite	2x/Seite	2x/Seite	2x/Seite
SPRINT-TRAINING — Beschleunigung	»A«-Gehen, S. 158	2x20 m	2x20 m	2x20 m	2x20 m
	»A«-Skipping, S. 158	2x20 m	2x20 m	2x20 m	2x20 m
	Wandübung, S. 160	2x6-10	2x6-10	2x6-10	2x6-10
	»A«-Laufen (Slide kick), S. 158	2x20 m	2x20 m	2x20 m	2x20 m
	»B«-Gehen, S. 161		2x20 m	2x20 m	2x20 m
	»B«-Skipping, S. 161		2x20 m	2x20 m	2x20 m
	Rhythmus und schnelles Bein, S. 162		2x20 m	2x20 m	2x20 m
	Bremsübung, S. 163			2x30 m	2x30 m
SPRINT-TRAINING — Geschwindigkeit	Hin und her, S. 164	1x6	1x6	1x6	1x6
	Temposchlängeln, S. 166	1x6	1x6	1x6	1x6
AGILITÄT	Shuttle-Lauf, S. 167	4-6x	4-6x	4-6x	4-6x
	Zickzacklauf, S. 168	4-6x	4-6x	4-6x	4-6x
	»L«-Lauf, S. 169	4-6x	4-6x	4-6x	4-6x
	Richtungsübung, S. 170	4-6x	4-6x	4-6x	4-6x

*Phase 1 = Wochen 1-3   Phase 2 = Wochen 4-6   Phase 3 = Wochen 7-9   Phase 4 = Wochen 10-12

Functional Training für Einsteiger

ART	LEICHTATHLETIK – Sprints/Sprünge				ÜBUNG	LEICHTATHLETIK – Würfe			
	*Phase 1	Phase 2	Phase 3	Phase 4		*Phase 1	Phase 2	Phase 3	Phase 4
(Hoch-)Sprünge	3x8-12	3x8-12			Pogo, S. 121	3x8-12	3x8-12		
	3x3-6	3x3-6	3x3-6		Squat Jump, S. 122	3x3-6	3x3-6	3x3-6	3x3-6
	3x3-6	3x3-6	3x3-6		Hocksprung mit Anfersen, S. 123		3x3-6	3x3-6	3x3-6
		3x3-6	3x3-6	3x3-6	Hocksprung mit Knie-Touch, S. 124			3x3-6	3x3-6
		2x4-8	2x4-8	2x4-8	Split Jump, S. 125			2x4-8	2x4-8
		2x6-12	2x6-12	2x6-12	Scherensprung, S. 126			2x6-12	2x6-12
				1x4-6	Tiefsprung, S. 127				
(Weit-)Sprünge	3x8-12	3x8-12	3x8-12	3x3-6	Wechselhüpfen, S. 128				
	2x8-12	3x8-12	3x8-12	2x8-12	Galopp, S. 129				
	3x8-12	3x8-12	3x8-12	3x8-12	Fast Skip, S. 130				
		3x3-6	3x3-6	3x3-6	Power Skip, S. 130				
	3x3-6	3x8-12	3x8-12	3x8-12	Sprunggelenks-Flip, S. 131	3x3-6	3x3-6	3x3-6	3x3-6
	2x8-12	2x8-12	2x8-12	2x8-12	Prellsprünge, S. 132				
			3x3-6	3x4-6	Prellsprünge seitwärts, S. 133	3x4-6	3x4-6	3x4-6	3x4-6
Hops			3x3-6	3x3-6	Sprünge beidbeinig, S. 134		3x3-6	3x3-6	3x3-6
	3x3-6	3x3-6	3x3-6	3x3-6	Sprünge beidbeinig seitwärts, S. 135			3x3-6	3x3-6
	3x3-6	3x3-6	3x3-6	3x3-6	Pogo einbeinig, S. 136				
	3x3-6	3x3-6	3x3-6	3x3-6	Hocksprung m. Anfersen einbeinig, S. 137				
	3x3-6	3x3-6	3x3-6	3x3-6	Sprünge einbeinig, S. 138				
		3x3-6	3x3-6	3x3-6	Diagonalsprünge einbeinig, S. 139				
			3x3-6	3x3-6	Sprünge seitwärts einbeinig, S. 140				
Schleudern/Werfen	2x5	2x5	2x5	2x5	Schaufeldruckwurf im Knien, S. 141	2x5	3x6-8	3x6-8	3x6-8
	2x5	2x5	2x5	2x5	Schaufelwurf, S. 142	2x5	3x6-8	3x6-8	3x6-8
	2x6	2x6	2x6	2x6	Wurf mit Drehung, S. 143	2x5	3x6-8	3x6-8	3x6-8
		2x6	2x6		Schaufelwurf über Kopf, S. 144	2x5	3x6-8	3x6-8	3x6-8
	1x5	1x5	1x5	2x5	Diagonalwurf, S. 145	2x5	3x6-8	3x6-8	3x6-8
	1x5	1x5	1x5	2x5	Überkopfwurf im Kniestand, S. 146	2x5	3x6-8	3x6-8	3x6-8
					Überkopfwurf im Stehen, S. 147	2x5	3x6-8	3x6-8	3x6-8
					Überkopfwurf m. Schritt vorwärts, S. 148	2x5	3x6-8	3x6-8	3x6-8
Liegestütze	2x5	2x5	2x5	2x5	Liegestütz gegen die Wand, S. 149				
	2x5	2x5	2x5	2x5	Liegestütz nach Fallbewegung, S. 150				
					Brustpass kniend, S. 151	2x5	2x5	2x5	2x5
					Brustpass, S. 152				

PLYOMETRIE

nur für Speer-werfen

Leichtathletik

Kategorie	Übung	Phase 1	Phase 2	Phase 3	Phase 4
KOMPLEXE	Good Morning/Overhead Press/Overhead Squat, S. 95, 109, 100	3x5-8	3x5-8	3x5-8	3x5-8
	Front Squat/Jerk, S. 102, 118	5x2-4	5x2-4	5x2-4	
	Power Clean/Schaufelwurf, S. 117, 142	3x2-4	3x2-4	3x2-4	3x2-4
	Ausfallschritt/Split Jump, S. 66, 125	2x4-8	2x4-8	2x4-8	
KOMBOS	Clean & Jerk, S. 118	4x1-3	4x1-3	4x1-3	4x1-3
	Front Squat & Jerk, S. 102, 118	4x1-3	4x1-3	4x1-3	4x1-3
	Overhead Press/Overhead Squat, S. 109, 100	3x5-8	3x5-8	3x5-8	3x5-8
	Clean & Front Squat & Jerk, S. 116, 102, 118	4x1-3	4x1-3	4x1-3	4x1-3
SPRINT-TRAINING — Starts	Squared Step, S. 153	2x/Bein	2x/Bein	2x/Bein	2x/Bein
	Staggered Step, S. 153	2x/Seite	2x/Seite	2x/Seite	2x/Seite
	Open Step, S. 154	2x/Seite	2x/Seite	2x/Seite	2x/Seite
	Crossover Step, S. 154		2x/Seite		
	Drop Step, S. 155			2x/Seite	2x/Seite
	Pivot Step, S. 155	2x/Seite	2x/Seite	2x/Seite	2x/Seite
	Balancierte Starts, S. 156	2x/Seite	2x/Seite	2x/Seite	2x/Seite
	Starts gegen einen Widerstand, S. 157				
SPRINT-TRAINING — Beschleunigung	»A«-Gehen, S. 158	2x20 m	2x20 m	2x20 m	2x20 m
	»A«-Skipping, S. 158	2x20 m	2x20 m	2x20 m	2x20 m
	Wandübung, S. 160	2x6-10	2x6-10	2x6-10	2x6-10
	»A«-Laufen (Slide kick), S. 158	2x20 m	2x20 m	2x20 m	2x20 m
	»B«-Gehen, S. 161	2x20 m	2x20 m		
	»B«-Skipping, S. 161	2x20 m	2x20 m		
	Rhythmus und schnelles Bein, S. 162	2x30 m	2x30 m		
	Bremsübung, S. 153				
AGILITÄT — Geschwindigkeit	Hin und her, S. 164	1x6	1x6	1x6	1x6
	Temposchlängeln, S. 166	4-6x	4-6x	4-6x	4-6x
	Shuttle-Lauf, S. 167				
	Zickzacklauf, S. 168				
	»L«-Lauf, S. 169				
	Richtungsübung, S. 170				4-6x

*Phase 1 = Wochen 1–3   Phase 2 = Wochen 4–6   Phase 3 = Wochen 7–9   Phase 4 = Wochen 10–12

Functional Training für Einsteiger

ART	RADSPORT *Phase 1	Phase 2	Phase 3	Phase 4	ÜBUNG	RINGEN *Phase 1	Phase 2	Phase 3	Phase 4
(Hoch-)Sprünge	3x8-12	3x8-12			Pogo, S. 121	3x8-12	3x8-12		
	3x3-6	3x3-6			Squat Jump, S. 122	3x3-6	3x3-6		
	3x3-6	3x3-6	3x3-6	3x3-6	Hocksprung mit Anfersen, S. 123		3x3-6	3x3-6	3x3-6
	3x3-6	3x3-6	3x3-6	3x3-6	Hocksprung mit Knie-Touch, S. 124		3x3-6	3x3-6	3x3-6
	2x4-8	2x4-8	2x4-8	2x5-8	Split Jump, S. 125		2x4-8	2x4-8	2x4-8
	2x6-12	2x6-12	2x6-12	2x6-12	Scherensprung, S. 126		2x6-12	2x6-12	2x6-12
					Tiefsprung, S. 127				
(Weit-)Sprünge	3x8-12	3x8-12	3x8-12	3x8-12	Wechselhüpfen, S. 128	3x8-12	3x8-12	3x8-12	3x8-12
	2x8-12	2x8-12	2x8-12	2x8-12	Galopp, S. 129	2x8-12	2x8-12	2x8-12	2x8-12
	3x8-12	3x8-12	3x8-12		Fast Skip, S. 130	3x8-12	3x3-6	3x3-6	3x3-6
		3x3-6	3x3-6	3x3-6	Power Skip, S. 130			3x8-12	3x3-6
		2x8-12	3x8-12	3x8-12	Sprunggelenks-Flip, S. 131		2x8-12	3x8-12	3x8-12
				2x8-12	Prellsprünge, S. 132			2x8-12	2x8-12
				3x4-6	Prellsprünge seitwärts, S. 133	3x4-6	3x4-6	3x4-6	2x3-6
Hops		3x3-6	3x3-6	3x3-6	Sprünge beidbeinig, S. 134		3x3-6	3x3-6	3x3-6
		3x3-6	3x3-6	3x3-6	Sprünge beidbeinig seitwärts, S. 135		3x3-6	3x3-6	3x3-6
		3x3-6	3x3-6	3x3-6	Pogo einbeinig, S. 136			3x3-6	3x3-6
				3x3-6	Hocksprung m. Anfersen einbeinig, S. 137				3x3-6
				3x3-6	Sprünge einbeinig, S. 138				3x3-6
				3x3-6	Diagonalsprünge einbeinig, S. 139				3x3-6
				2x3-6	Sprünge seitwärts einbeinig, S. 140				2x3-6
Schleudern/Werfen	2x5	2x5	2x5		Schaufeldruckwurf im Knien, S. 141	2x5	2x5	2x5	2x5
	2x5	2x5	2x5		Schaufelwurf, S. 142	2x5	2x5	2x5	2x5
	2x6	2x6	2x6	2x5	Wurf mit Drehung, S. 143	2x6	2x6	2x6	2x6
	2x5	2x5	2x5	2x6	Schaufelwurf über Kopf, S. 144		2x5	2x6	
		2x6	2x6		Diagonalwurf, S. 145		2x6	2x6	
		1x5	1x5	1x5	Überkopfwurf im Kniestand, S. 146		1x5	1x5	1x5
				1x5	Überkopfwurf im Stehen, S. 147		1x5	1x5	1x5
					Überkopfwurf m. Schritt vorwärts, S. 148				
Liegestütze	2x5	2x5	2x5	2x5	Liegestütz gegen die Wand, S. 149	2x5	2x5	2x5	2x5
	2x5	2x5	2x5		Liegestütz nach Fallbewegung, S. 150				
	2x5	2x5			Brustpass kniend, S. 151	2x5	2x5	2x5	2x5
					Brustpass, S. 152				2x5

PLYOMETRIE

Radsport / Ringen

Kategorie	Übung	Phase 1	Phase 2	Phase 3	Phase 4
KOMPLEXE	Good Morning/Overhead Press, S. 95, 109, 100	3x5-8	3x5-8	3x5-8	3x5-8
	Front Squat/Jerk, S. 102, 118	5x2-4	5x2-4	5x2-4	
	Power Clean/Schaufelwurf, S. 117, 142	3x2-4	3x2-4	3x2-4	3x2-4
	Ausfallschritt/Split Jump, S. 66, 125	2x4-8	2x4-8	2x4-8	
KOMBOS	Clean & Jerk, S. 118	4x1-3	4x1-3	4x1-3	4x1-3
	Front Squat & Jerk, S. 102, 118			4x1-3	4x1-3
	Overhead Press/Overhead Squat, S. 109, 100	3x5-8	3x5-8	3x5-8	3x5-8
	Clean & Front Squat & Jerk, S. 116, 102, 118	4x1-3	4x1-3	4x1-3	4x1-3
SPRINT-TRAINING – Starts	Squared Step, S. 153	2x/Bein	2x/Bein	2x/Bein	2x/Bein
	Staggered Step, S. 153	2x/Seite	2x/Seite	2x/Seite	2x/Seite
	Open Step, S. 154			2x/Seite	2x/Seite
	Crossover Step, S. 154			2x/Seite	2x/Seite
	Drop Step, S. 155		2x/Seite	2x/Seite	2x/Seite
	Pivot Step, S. 155		2x/Seite	2x/Seite	2x/Seite
	Balancierte Starts, S. 156	2x/Seite	2x/Seite	2x/Seite	2x/Seite
	Starts gegen einen Widerstand, S. 157	2x/Seite	2x/Seite	2x/Seite	2x/Seite
SPRINT-TRAINING – Beschleunigung	»A«-Gehen, S. 158	2x20 m	2x20 m	2x20 m	2x20 m
	»A«-Skipping, S. 158	2x20 m	2x20 m	2x20 m	2x20 m
	Wandübung, S. 160	2x6-10	2x6-10	2x6-10	2x6-10
	»A«-Laufen (Slide kick), S. 158	2x20 m	2x20 m	2x20 m	2x20 m
	»B«-Gehen, S. 161	2x20 m	2x20 m		
	»B«-Skipping, S. 161	2x20 m	2x20 m		
	Rhythmus und schnelles Bein, S. 162	2x20 m	2x20 m		
SPRINT-TRAINING – Geschwindigkeit	Bremsübung, S. 163				
AGILITÄT	Hin und her, S. 164		1x6	1x6	1x6
	Temposchlängeln, S. 166	4-6x	4-6x	4-6x	4-6x
	Shuttle-Lauf, S. 167		4-6x	4-6x	4-6x
	Zickzacklauf, S. 168		4-6x	4-6x	4-6x
	»L«-Lauf, S. 169		4-6x	4-6x	4-6x
	Richtungsübung, S. 170		4-6x	4-6x	4-6x

*Phase 1 = Wochen 1–3   Phase 2 = Wochen 4–6   Phase 3 = Wochen 7–9   Phase 4 = Wochen 10–12

Functional Training für Einsteiger

ART	PLYOMETRIE	Übung	RUGBY Phase 1	RUGBY Phase 2	RUGBY Phase 3	RUGBY Phase 4	SCHLÄGERSPIELE *Phase 1	SCHLÄGERSPIELE Phase 2	SCHLÄGERSPIELE Phase 3	SCHLÄGERSPIELE Phase 4
(Hoch-)Sprünge		Pogo, S. 121	3x8-12	3x8-12			3x8-12	3x8-12	3x8-12	
		Squat Jump, S. 122	3x3-6	3x3-6			3x3-6	3x3-6	3x3-6	3x3-6
		Hocksprung mit Anfersen, S. 123		3x3-6	3x3-6	3x3-6		3x3-6	3x3-6	3x3-6
		Hocksprung mit Knie-Touch, S. 124		2x4-8	2x4-8	2x4-8		2x4-8	2x4-8	2x4-8
		Split Jump, S. 125		2x6-12	2x6-12	2x6-12		2x6-12	2x6-12	2x6-12
		Scherensprung, S. 126								3x3-6
		Tiefsprung, S. 127			1x4-6	1x4-6				1x4-6
(Weit-)Sprünge		Wechselhüpfen, S. 128	3x8-12	3x8-12	3x8-12	3x8-12	3x8-12	3x8-12	3x8-12	3x8-12
		Galopp, S. 129	2x8-12	2x8-12	2x8-12	2x8-12	2x8-12	2x8-12	2x8-12	2x8-12
		Fast Skip, S. 130	3x8-12	3x8-12	3x8-12	3x8-12	3x8-12	3x8-12	3x8-12	3x8-12
		Power Skip, S. 130			3x3-6	3x3-6		3x3-6	3x3-6	3x3-6
		Sprunggelenks-Flip, S. 131			3x8-12	3x8-12		2x8-12	3x8-12	3x8-12
		Prellsprünge, S. 132	2x8-12	2x8-12	2x8-12	2x8-12		2x8-12	2x8-12	2x8-12
		Prellsprünge seitwärts, S. 133				2x8-12			2x8-12	2x8-12
Hops		Sprünge beidbeinig, S. 134	3x3-6	3x3-6	3x3-6	3x3-6	3x3-6	3x3-6	3x3-6	3x3-6
		Sprünge beidbeinig seitwärts, S. 135	3x3-6	3x3-6	3x3-6	3x3-6		3x3-6	3x3-6	3x3-6
		Pogo einbeinig, S. 136	3x3-6	3x3-6	3x3-6	3x3-6		3x3-6	3x3-6	3x3-6
		Hocksprung m. Anfersen einbeinig, S. 137								3x3-6
		Sprünge einbeinig, S. 138				3x3-6				3x3-6
		Diagonalsprünge einbeinig, S. 139				3x3-6				3x3-6
		Sprünge seitwärts einbeinig, S. 140				3x3-6				3x3-6
Schleudern/Werfen		Schaufeldruckwurf im Knien, S. 141	2x5	2x5			2x5	2x5		
		Schaufelwurf, S. 142	2x5	2x5	2x5		2x5	2x5	2x5	
		Wurf mit Drehung, S. 143	2x6	2x6	2x6		2x6	2x6	2x6	
		Schaufelwurf über Kopf, S. 144			2x5	2x5			2x5	2x5
		Diagonalwurf, S. 145			2x6	2x6			2x6	2x6
		Überkopfwurf im Kniestand, S. 146	1x5	1x5	1x5	1x5	1x5	1x5	1x5	1x5
		Überkopfwurf im Stehen, S. 147	1x5	1x5	1x5	1x5	1x5	1x5	1x5	1x5
		Überkopfwurf m. Schritt vorwärts, S. 148	1x5	1x5	1x5	1x5	1x5	1x5	1x5	1x5
Liegestütze		Liegestütz gegen die Wand, S. 149	2x5	2x5			2x5			
		Liegestütz nach Fallbewegung, S. 150	2x5	2x5	2x5	2x5		2x5	2x5	2x5
		Brustpass kniend, S. 151	2x5	2x5	2x5	2x5				
		Brustpass, S. 152								

50

Rugby / Schlägerspiele

Kategorie	Übung	Phase 1 (Wochen 1–3)	Phase 2 (Wochen 4–6)	Phase 3 (Wochen 7–9)	Phase 4 (Wochen 10–12)
KOMPLEXE	Good Morning/Overhead Press, S. 95, 109, 100	3x5-8	3x5-8	3x5-8	3x5-8
	Overhead Squat, S. 102, 118	5x2-4	5x2-4	5x2-4	5x2-4
	Front Squat/Jerk, S. 102, 118	3x2-4	3x2-4	3x2-4	3x2-4
	Power Clean/Schaufelwurf, S. 117, 142		2x4-8	2x4-8	2x4-8
	Ausfallschritt/Split Jump, S. 66, 125	4x1-3	4x1-3	4x1-3	4x1-3
KOMBOS	Clean & Jerk, S. 118		4x1-3	4x1-3	4x1-3
	Front Squat & Jerk, S. 102, 118	3x5-8	3x5-8	3x5-8	3x5-8
	Overhead Press/Overhead Squat, S. 109, 100	4x1-3	4x1-3	4x1-3	4x1-3
	Clean & Front Squat & Jerk, S. 116, 102, 118				
SPRINT-TRAINING (Starts)	Squared Step, S. 153	2x/Bein	2x/Bein	2x/Bein	2x/Bein
	Staggered Step, S. 153	2x/Seite	2x/Seite	2x/Seite	2x/Seite
	Open Step, S. 154	2x/Seite	2x/Seite	2x/Seite	2x/Seite
	Crossover Step, S. 154		2x/Seite	2x/Seite	2x/Seite
	Drop Step, S. 155	2x/Seite	2x/Seite	2x/Seite	2x/Seite
	Pivot Step, S. 155	2x/Seite	2x/Seite	2x/Seite	2x/Seite
	Balancierte Starts, S. 156	2x/Seite	2x/Seite		2x/Seite
	Starts gegen einen Widerstand, S. 157			2x/Seite	2x/Seite
(Beschleunigung)	»A«-Gehen, S. 158	2x20 m	2x20 m	2x20 m	2x20 m
	»A«-Skipping, S. 158	2x20 m	2x20 m	2x20 m	2x20 m
	Wandübung, S. 160	2x6-10	2x6-10	2x6-10	2x6-10
	»A«-Laufen (Slide kick), S. 158	2x20 m	2x20 m	2x20 m	2x20 m
	»B«-Gehen, S. 161		2x20 m		
	»B«-Skipping, S. 161		2x20 m		
(Geschwindigkeit)	Rhythmus und schnelles Bein, S. 162		2x30 m		
AGILITÄT	Bremsübung, S. 163	1x6	1x6	1x6	
	Hin und her, S. 164	1x6	1x6	1x6	
	Temposchlängeln, S. 166	4-6x	4-6x	4-6x	4-6x
	Shuttle-Lauf, S. 167	4-6x	4-6x	4-6x	4-6x
	Zickzacklauf, S. 168	4-6x	4-6x		
	»L«-Lauf, S. 169	4-6x	4-6x		4-6x
	Richtungsübung, S. 170	4-6x	4-6x		4-6x

*Phase 1 = Wochen 1–3   Phase 2 = Wochen 4–6   Phase 3 = Wochen 7–9   Phase 4 = Wochen 10–12

Functional Training für Einsteiger

ART	SCHWIMMEN *Phase 1	Phase 2	Phase 3	Phase 4	ÜBUNG	SKI – alpin *Phase 1	Phase 2	Phase 3	Phase 4
(Hoch-)Sprünge	3x8-12	3x8-12			Pogo, S. 121	3x8-12	3x8-12		
	3x3-6	3x3-6			Squat Jump, S. 122	3x3-6	3x3-6		
		3x3-6	3x3-6	3x3-6	Hocksprung mit Anfersen, S. 123		3x3-6	3x3-6	3x3-6
		2x4-8	2x4-8	2x4-8	Hocksprung mit Knie-Touch, S. 124			3x3-6	3x3-6
		2x6-12	2x6-12	2x6-12	Split Jump, S. 125		2x3-6	3x3-6	3x3-6
				1x4-6	Scherensprung, S. 126		1x2-4	2x2-4	1x4-6
					Tiefsprung, S. 127				
(Weit-)Sprünge		2x6-10	2x6-10		Wechselhüpfen, S. 128	3x8-12	3x8-12	3x8-12	3x8-12
					Galopp, S. 129	2x8-12	2x8-12	2x8-12	2x8-12
	3x3-6	3x3-6	3x3-6	3x3-6	Fast Skip, S. 130		3x3-6	3x3-6	
					Power Skip, S. 131		3x3-6	3x3-6	
	3x3-6	3x3-6	3x3-6	3x3-6	Sprunggelenks-Flip, S. 131		2x8-12	3x8-12	3x8-12
					Prellsprünge, S. 132		2x8-12	2x8-12	2x8-12
					Prellsprünge seitwärts, S. 133				
Hops					Sprünge beidbeinig, S. 134		3x3-6	3x3-6	3x3-6
					Sprünge beidbeinig seitwärts, S. 135		3x3-6	3x3-6	3x3-6
	3x3-6	3x3-6	3x3-6	3x3-6	Pogo einbeinig, S. 136		3x3-6	3x3-6	3x3-6
	3x3-6	3x3-6	3x3-6	3x3-6	Hocksprung m. Anfersen einbeinig, S. 137			3x3-6	3x3-6
					Sprünge einbeinig, S. 138				3x3-6
					Diagonalsprünge einbeinig, S. 139				3x3-6
					Sprünge seitwärts einbeinig, S. 140				2x3-6
Schleudern/Werfen	2x5	2x5	2x5	2x5	Schaufeldruckwurf im Knien, S. 141	2x5	2x5		
	2x5	2x5	2x5	2x5	Schaufelwurf, S. 142	2x5	2x5		
	2x6	2x6	2x6	2x6	Wurf mit Drehung, S. 143	2x6	2x6		
	2x5	2x5	2x5	2x5	Schaufelwurf über Kopf, S. 144			2x5	2x5
	2x6	2x6	2x6	2x6	Diagonalwurf, S. 145			2x6	2x6
	1x5	1x5	1x5	1x5	Überkopfwurf im Kniestand, S. 146			1x5	1x5
	1x5	1x5	1x5	1x5	Überkopfwurf im Stehen, S. 147			1x5	1x5
	1x5	1x5	1x5	1x5	Überkopfwurf m. Schritt vorwärts, S. 148			1x5	1x5
Liegestütze					Liegestütz gegen die Wand, S. 149				
				1x5	Liegestütz nach Fallbewegung, S. 150				
					Brustpass kniend, S. 151				
					Brustpass, S. 152				

PLYOMETRIE

Schwimmen / Ski – alpin

		Übung	Phase 1	Phase 2	Phase 3	Phase 4
KOMPLEXE		Good Morning/Overhead Press, S. 95, 109, 100	2x4–6	3x5–8 / 3x6–8	3x5–8 / 3x5–8	3x5–8 / 3x5–8
		Overhead Squat, S. 95, 109, 100	5x2–4		5x2–4	
		Front Squat/Jerk, S. 102, 118	3x2–4	3x2–4	3x2–4	3x2–4 / 3x2–4
		Power Clean/Schaufelwurf, S. 117, 142	2x4–8	2x4–8	2x4–8	
KOMBOS		Ausfallschritt/Split Jump, S. 66, 125				
		Clean & Jerk, S. 118	4x1–3	4x1–3	4x1–3	4x1–3 / 4x1–3
		Front Squat & Jerk, S. 102, 118	4x1–3		4x1–3	4x1–3 / 4x1–3
		Overhead Press/Overhead Squat, S. 109, 100	3x5–8	3x5–8	3x5–8	3x5–8 / 3x5–8
		Clean & Front Squat & Jerk, S. 116, 102, 118	4x1–3		4x1–3	4x1–3 / 4x1–3
SPRINT-TRAINING	Starts	Squared Step, S. 153	2x/Bein	2x/Bein	2x/Bein	2x/Bein
		Staggered Step, S. 153	2x/Seite	2x/Seite	2x/Seite	2x/Seite
		Open Step, S. 154				
		Crossover Step, S. 154				
		Drop Step, S. 155				2x/Seite
		Pivot Step, S. 155	2x/Seite		2x/Seite	2x/Seite
		Balancierte Starts, S. 156		2x/Seite	2x/Seite	2x/Seite
		Starts gegen einen Widerstand, S. 157				
	Beschleunigung	»A«-Gehen, S. 158	2x20 m	2x20 m	2x20 m	2x20 m
		»A«-Skipping, S. 158	2x20 m	2x20 m	2x20 m	2x20 m
		Wandübung, S. 160	2x6–10	2x6–10	2x6–10	2x6–10
		»A«-Laufen (Slide kick), S. 158	2x20 m	2x20 m	2x20 m	2x20 m
	Geschwindigkeit	»B«-Gehen, S. 161				
		»B«-Skipping, S. 161				
		Rhythmus und schnelles Bein, S. 162				
		Bremsübung, S. 163	1x6	1x6	1x6	
AGILITÄT		Hin und her, S. 164	1x6	1x6	1x6	1x6
		Temposchlängeln, S. 166	4–6x	4–6x	4–6x	4–6x
		Shuttle-Lauf, S. 167	4–6x	4–6x	4–6x	4–6x
		Zickzacklauf, S. 168		4–6x	4–6x	4–6x
		»L«-Lauf, S. 169		4–6x	4–6x	4–6x
		Richtungsübung, S. 170		4–6x	4–6x	4–6x

*Phase 1 = Wochen 1–3   Phase 2 = Wochen 4–6   Phase 3 = Wochen 7–9   Phase 4 = Wochen 10–12

Functional Training für Einsteiger

PLYOMETRIE

ART	ÜBUNG	SKI – nordisch				TURNEN			
		*Phase 1	Phase 2	Phase 3	Phase 4	*Phase 1	Phase 2	Phase 3	Phase 4
(Hoch-)Sprünge	Pogo, S. 121	3x8-12	3x8-12			3x8-12	3x8-12		
	Squat Jump, S. 122	3x3-6	3x3-6			3x3-6	3x3-6		
	Hocksprung mit Anfersen, S. 123		3x3-6	3x3-6	3x3-6		3x3-6	3x3-6	3x3-6
	Hocksprung mit Knie-Touch, S. 124		2x4-8	2x4-8	2x4-8		2x4-8	2x4-8	2x4-8
	Split Jump, S. 125		2x6-12	2x6-12	2x6-12		2x6-12	2x6-12	2x6-12
	Scherensprung, S. 126							2x4-5	2x4-5
	Tiefsprung, S. 127				1x4-6				
(Weit-)Sprünge	Wechselhüpfen, S. 128	3x8-12	3x8-12	3x8-12		3x8-12	3x8-12	3x8-12	3x8-12
	Galopp, S. 129	2x8-12	2x8-12	2x8-12				2x8-12	2x8-12
	Fast Skip, S. 130	3x8-12	3x8-12	3x3-6			3x3-6	3x3-6	3x3-6
	Power Skip, S. 130	3x3-6	3x3-6					2x8-12	3x8-12
	Sprunggelenks-Flip, S. 131		2x8-12	3x8-12	3x8-12		2x8-12	2x8-12	2x8-12
	Prellsprünge, S. 132	2x8-12		2x8-12	2x8-12				
	Prellsprünge seitwärts, S. 133								
Hops	Sprünge beidbeinig, S. 134	3x4-6	3x4-6	3x4-6			3x3-6	3x3-6	3x3-6
	Sprünge beidbeinig seitwärts, S. 135								
	Pogo einbeinig, S. 136					3x3-6	3x3-6	3x3-6	3x3-6
	Hocksprung m. Anfersen einbeinig, S. 137							3x3-6	3x3-6
	Sprünge einbeinig, S. 138								3x3-6
	Diagonalsprünge einbeinig, S. 139								3x3-6
	Sprünge seitwärts einbeinig, S. 140								2x3-6
Schleudern/Werfen	Schaufeldruckwurf im Knien, S. 141	2x5	2x5			2x5	2x5		
	Schaufelwurf, S. 142	2x5	2x5			2x5	2x5	2x5	
	Wurf mit Drehung, S. 143	2x6	2x6			2x6	2x6	2x6	2x6
	Schaufelwurf über Kopf, S. 144	2x5	2x5	2x5	2x5			2x5	2x5
	Diagonalwurf, S. 145			2x6	2x6				2x6
	Überkopfwurf im Kniestand, S. 146	1x5	1x5	1x5	1x5		1x5	1x5	1x5
	Überkopfwurf im Stehen, S. 147	1x5	1x5	1x5	1x5		1x5	1x5	1x5
	Überkopfwurf m. Schritt vorwärts, S. 148				1x5				
Liegestütze	Liegestütz gegen die Wand, S. 149					2x5	2x5		
	Liegestütz nach Fallbewegung, S. 150							2x5	2x5
	Brustpass kniend, S. 151	2x5	2x5			2x5	2x5		
	Brustpass, S. 152	2x5	2x5					2x5	2x5

Ski – nordisch / Turnen

	Phase 1*	Phase 2	Übung	Phase 3	Phase 4
KOMPLEXE	3x5-8	3x5-8	Good Morning/Overhead Press/Overhead Squat, S. 95, 109, 100	3x5-8	3x5-8
	5x2-4		Front Squat/Jerk, S. 102, 118	5x2-4	
	3x2-4	3x2-4	Power Clean/Schaufelwurf, S. 117, 142	3x2-4	3x2-4
	2x4-8	2x4-8	Ausfallschritt/Split Jump, S. 66, 125	2x4-8	
KOMBOS	4x1-3	4x1-3	Clean & Jerk, S. 118	4x1-3	4x1-3
		4x1-3	Front Squat & Jerk, S. 102, 118		4x1-3
			Overhead Press/Overhead Squat, S. 109, 100	3x5-8	3x5-8
	4x1-3	4x1-3	Clean & Front Squat & Jerk, S. 116, 102, 118	4x1-3	4x1-3
SPRINT-TRAINING (Starts)	2x/Bein	2x/Bein	Squared Step, S. 153		
	2x/Seite	2x/Seite	Staggered Step, S. 153		
	2x/Seite	2x/Seite	Open Step, S. 154	2x/Seite	2x/Seite
			Crossover Step, S. 154		
			Drop Step, S. 155		
	2x/Seite	2x/Seite	Pivot Step, S. 155		
	2x/Seite	2x/Seite	Balancierte Starts, S. 156		
	2x/Seite	2x/Seite	Starts gegen einen Widerstand, S. 157	2x/Seite	2x/Seite
(Beschleunigung)	2x20 m	2x20 m	»A«-Gehen, S. 158	2x20 m	2x20 m
	2x20 m	2x20 m	»A«-Skipping, S. 158	2x20 m	2x20 m
			Wandübung, S. 160		
	2x6-10	2x6-10	»A«-Laufen (Slide kick), S. 158	2x6-10	2x6-10
	2x20 m	2x20 m	»B«-Gehen, S. 161	2x20 m	2x20 m
			»B«-Skipping, S. 161		
(Geschwindigkeit)			Rhythmus und schnelles Bein, S. 162		
			Bremsübung, S. 163		
AGILITÄT	1x6	1x6	Hin und her, S. 164		
	4-6x	4-6x	Temposchlängeln, S. 166		
	4-6x	4-6x	Shuttle-Lauf, S. 167		
	4-6x	4-6x	Zickzacklauf, S. 168		
	4-6x	4-6x	»L«-Lauf, S. 169		
			Richtungsübung, S. 170		

*Phase 1 = Wochen 1–3   Phase 2 = Wochen 4–6   Phase 3 = Wochen 7–9   Phase 4 = Wochen 10–12

Functional Training für Einsteiger

VOLLEYBALL

ART	*Phase 1	Phase 2	Phase 3	Phase 4	ÜBUNG
Sprünge (Hoch-)	3x8-12	3x8-12	3x8-12		Pogo, S. 121
	3x3-6	3x3-6	3x3-6		Squat Jump, S. 122
		3x3-6	3x3-6		Hocksprung mit Anfersen, S. 123
		3x3-6	3x3-6	3x3-6	Hocksprung mit Knie-Touch, S. 124
		2x4-8	2x4-8	2x4-8	Split Jump, S. 125
			2x6-12	2x6-12	Scherensprung, S. 126
				1x4-6	Tiefsprung, S. 127
Sprünge (Weit-)	3x8-12	3x8-12	3x8-12		Wechselhüpfen, S. 128
	2x8-12	2x8-12	2x8-12		Galopp, S. 129
	3x8-12	3x8-12	3x8-12		Fast Skip, S. 130
		3x3-6	3x3-6	3x3-6	Power Skip, S. 130
		2x8-12	3x8-12	3x8-12	Sprunggelenks-Flip, S. 131
					Prellsprünge, S. 132
					Prellsprünge seitwärts, S. 133
Hops	3x4-6	3x4-6	3x4-6	3x4-6	Sprünge beidbeinig, S. 134
		3x3-6	3x3-6	3x3-6	Sprünge beidbeinig seitwärts, S. 135
		3x3-6	3x3-6	3x3-6	Pogo einbeinig, S. 136
		3x3-6	3x3-6	3x3-6	Hocksprung m. Anfersen einbeinig, S. 137
					Sprünge einbeinig, S. 138
					Diagonalsprünge einbeinig, S. 139
				3x4-6	Sprünge seitwärts einbeinig, S. 140
Schleudern/Werfen	2x5	2x5	2x5		Schaufeldruckwurf im Knien, S. 141
	2x5	2x5	2x5	2x5	Schaufelwurf, S. 142
	2x6	2x6	2x6	2x6	Wurf mit Drehung, S. 143
	2x5	2x5	2x5	2x6	Schaufelwurf über Kopf, S. 144
					Diagonalwurf, S. 145
	2x5	2x5	2x5	2x5	Überkopfwurf im Kniestand, S. 146
	2x5	2x5	2x5	2x5	Überkopfwurf im Stehen, S. 147
	2x5	2x5	2x5	2x5	Überkopfwurf m. Schritt vorwärts, S. 148
Liegestütze	2x5	2x5			Liegestütz gegen die Wand, S. 149
			2x5	2x5	Liegestütz nach Fallbewegung, S. 150
	2x5	2x5	2x5	2x5	Brustpass kniend, S. 151
					Brustpass, S. 152

PLYOMETRIE

Volleyball

	Übung	Phase 1	Phase 2	Phase 3	Phase 4
KOMPLEXE	Good Morning/Overhead Press/Overhead Squat, S. 95, 109, 100	3x5–8	3x5–8	3x5–8	3x5–8
	Front Squat/Jerk, S. 102, 118	5x2–4			
	Power Clean/Schaufelwurf, S. 117, 142	3x2–4	3x2–4	3x2–4	3x2–4
	Ausfallschritt/Split Jump, S. 66, 125	2x4–8	2x4–8		
KOMBOS	Clean & Jerk, S. 118	4x1–3	4x1–3	4x1–3	4x1–3
	Front Squat & Jerk, S. 102, 118		4x1–3	4x1–3	4x1–3
	Overhead Press/Overhead Squat, S. 109, 100	3x5–8	3x5–8	3x5–8	3x5–8
	Clean & Front Squat & Jerk, S. 116, 102, 118		4x1–3	4x1–3	4x1–3
SPRINT-TRAINING – Starts	Squared Step, S. 153	2x/Bein	2x/Bein	2x/Bein	
	Staggered Step, S. 153	2x/Seite	2x/Seite	2x/Seite	
	Open Step, S. 154	2x/Seite	2x/Seite	2x/Seite	
	Crossover Step, S. 154	2x/Seite	2x/Seite	2x/Seite	
	Drop Step, S. 155		2x/Seite	2x/Seite	
	Pivot Step, S. 155		2x/Seite	2x/Seite	
	Balancierte Starts, S. 156	2x/Seite	2x/Seite	2x/Seite	
	Starts gegen einen Widerstand, S. 157				
SPRINT-TRAINING – Beschleunigung	»A«-Gehen, S. 158	2x20 m	2x20 m	2x20 m	
	»A«-Skipping, S. 158	2x20 m	2x20 m	2x20 m	
	Wandübung, S. 160	2x6–10	2x6–10	2x6–10	
	»A«-Laufen (Slide kick), S. 158	2x20 m	2x20 m	2x20 m	
SPRINT-TRAINING – Geschwindigkeit	»B«-Gehen, S. 161				
	»B«-Skipping, S. 161				
	Rhythmus und schnelles Bein, S. 162	1x6			
	Bremsübung, S. 163				
AGILITÄT	Hin und her, S. 164	1x6	1x6	1x6	
	Temposchlängeln, S. 166	4–6x	4–6x		
	Shuttle-Lauf, S. 167			4–6x	4–6x
	Zickzacklauf, S. 168	4–6x	4–6x		
	»L«-Lauf, S. 169			4–6x	4–6x
	Richtungsübung, S. 170			4–6x	4–6x

*Phase 1 = Wochen 1–3   Phase 2 = Wochen 4–6   Phase 3 = Wochen 7–9   Phase 4 = Wochen 10–12

Teil 3:
Übungen

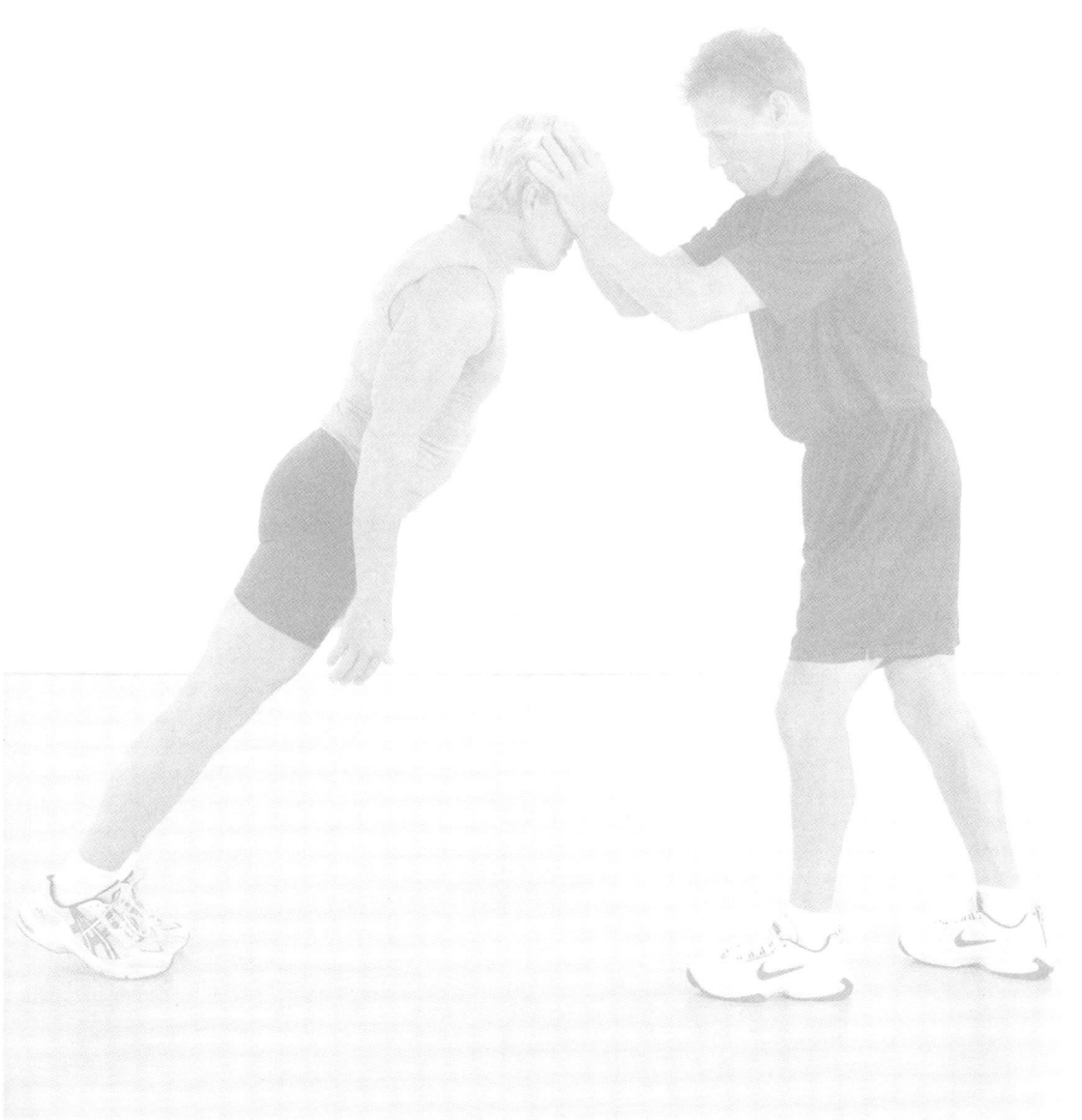

Functional Training für Einsteiger

Dynamisches Aufwärmen
Kopf hoch! – Kniehebegang

ZIEL *Verbessert die Körperstreckung und die Hüftbeugung beim Gehen.*

AUSGANGSSTELLUNG: Aufrechter Stand mit guter Haltung, die gewährleistet, dass Ihr Körper während der Übung nicht durchhängt.

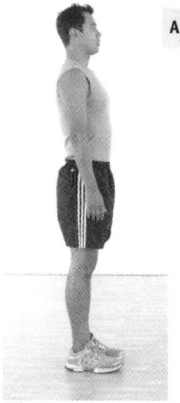
Ausgangsstellung

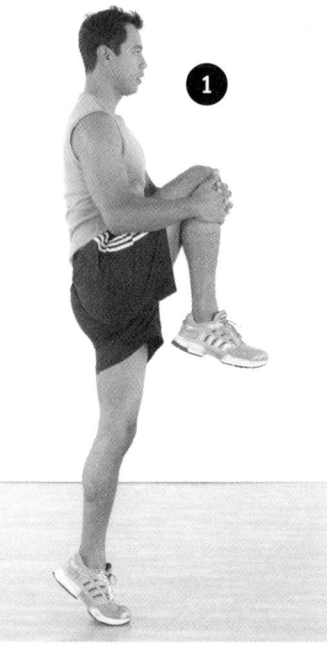

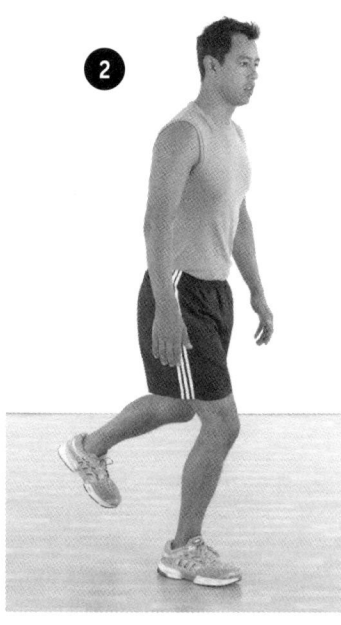

1 Machen Sie einen Schritt mit dem linken Bein nach vorne, heben Sie das rechte Knie, fassen Sie es, und ziehen Sie es dicht an den Brustkorb heran. Gleichzeitig strecken Sie das Standbein und stellen sich auf die Zehenspitzen, ohne dass Sie den Kontakt zum Boden verlieren. Führen Sie den Kopf so weit wie möglich nach oben.

2 Lassen Sie das Knie los, und landen Sie auf der ganzen Fußsohle, das Gewicht ist etwas nach vorne verlagert. Ihr Schienbein befindet sich eher über dem Fußrücken als über der Ferse.

Anschließend folgt der Schritt nach vorne mit dem anderen Bein. Führen Sie den Beinwechsel fort.

Dynamisches Aufwärmen

Kopf hoch! – Frosch

ZIEL *Verbessert die Körperstreckung und die seitliche Hüftbeugung.*

AUSGANGSSTELLUNG: Aufrechter Stand mit guter Haltung; fassen Sie die Hände vor dem Körper.

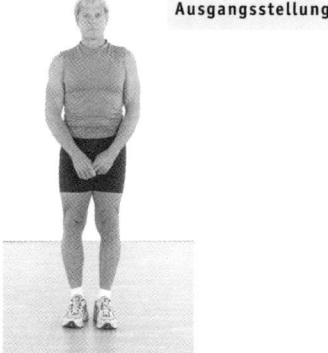

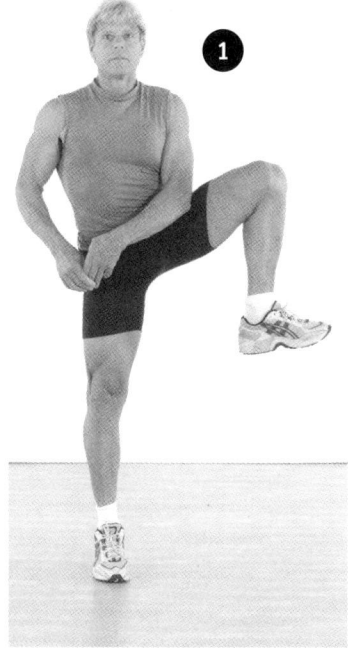

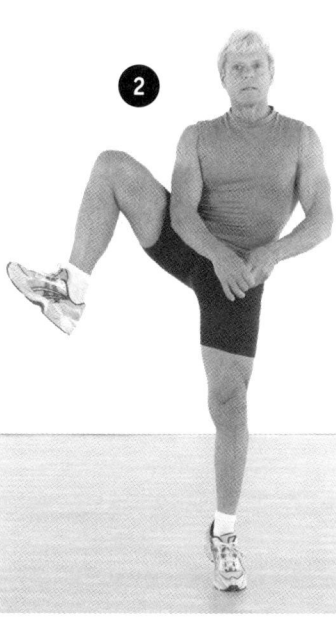

1 Stellen Sie den rechten Fuß nach vorne, und führen Sie das linke Knie über Taillenniveau seitlich nach oben. Gleichzeitig stellen Sie sich mit dem rechten Fuß auf die Zehenspitzen, ohne dass Sie den Kontakt zum Boden verlieren, und führen den Kopf so weit wie möglich nach oben.

2 Schwingen Sie das linke Knie vor der Brust wieder nach unten, als würden Sie über einen großen Baumstamm steigen.

Wiederholen Sie die Abfolge mit dem anderen Bein.

Functional Training für Einsteiger

Dynamisches Aufwärmen
Kopf hoch! – Marsch

ZIEL *Verbessert die Körperstreckung und die Hüftbeugung.*

AUSGANGSSTELLUNG: Aufrechter Stand mit guter Haltung, die gewährleistet, dass Ihr Körper während der Übung nicht durchhängt. Strecken Sie die Arme auf Augenhöhe nach vorne.

Ausgangsstellung

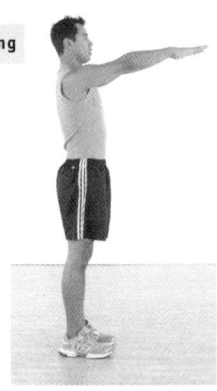

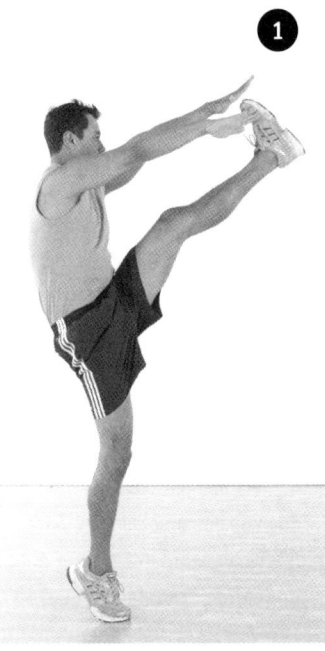

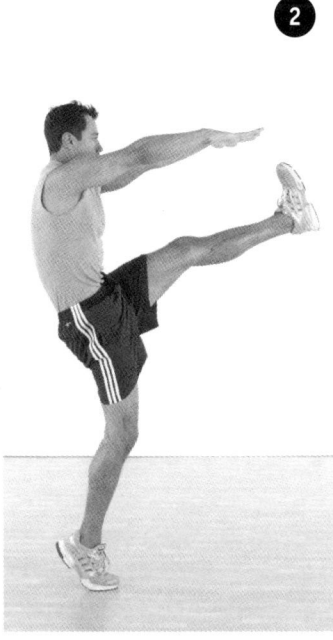

1 Stellen Sie den rechten Fuß nach vorne, schwingen Sie den Fuß des linken Beines zur linken Hand, und stellen Sie sich gleichzeitig mit dem rechten Fuß auf die Zehenspitzen. Führen Sie Ihren Kopf so weit wie möglich nach oben.

2 Während Sie den linken Fuß wieder nach unten absenken, zeigen die Zehenspitzen nach oben. Stellen Sie den Fuß auf dem Boden ab, und verlagern Sie Ihr Körpergewicht darauf.

Wiederholen Sie die Übung mit dem anderen Bein.

Dynamisches Aufwärmen

Fersengang

ZIEL *Verbessert die Hüftbeweglichkeit und die Dorsalflexion des Fußes, dehnt die Wade und beugt dem Schienbeinkantensyndrom vor.*

AUSGANGSSTELLUNG: Aufrechter Stand wie zum Gehen.

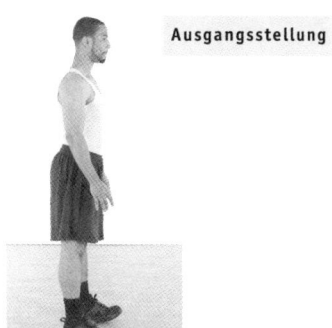
Ausgangsstellung

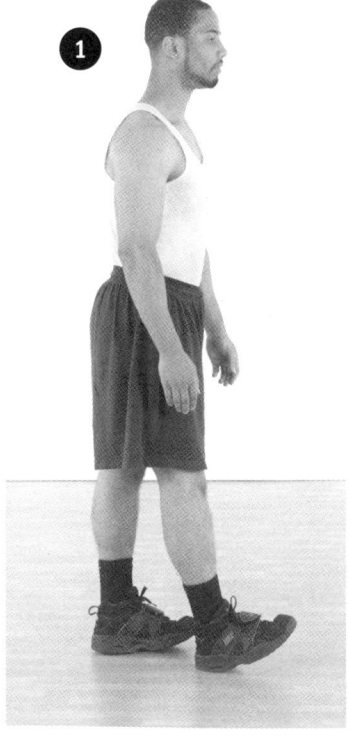

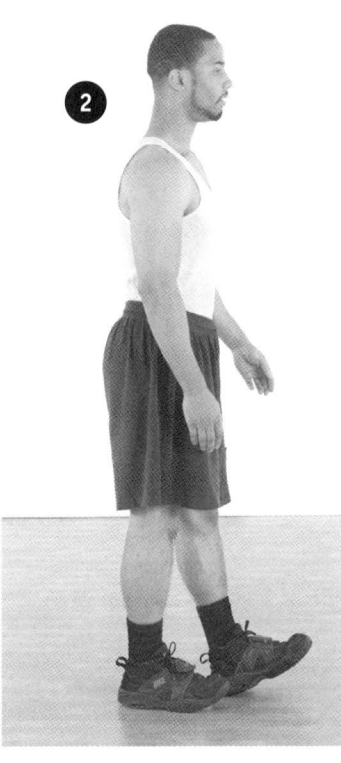

1 Strecken Sie die Knie, und gehen Sie mit dem rechten Fuß einen Schritt nach vorne. Beugen Sie die Sprunggelenke so, dass nur die Fersen Kontakt mit dem Boden haben.

2 Führen Sie nun den linken Fuß nach vorne, und gehen Sie etwa 30 Meter auf den Fersen.

Steigern Sie die Wegstrecke Woche für Woche auf bis zu 150 m.

Functional Training für Einsteiger

Dynamisches Aufwärmen
Zehengang

ZIEL *Verbessert die Hüftbeweglichkeit, dehnt die Schienbeinmuskulatur und kräftigt die Sprunggelenks- sowie die Wadenmuskeln.*

AUSGANGSSTELLUNG: Aufrechter Stand wie zum Gehen.

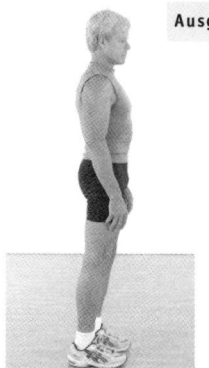

Ausgangsstellung

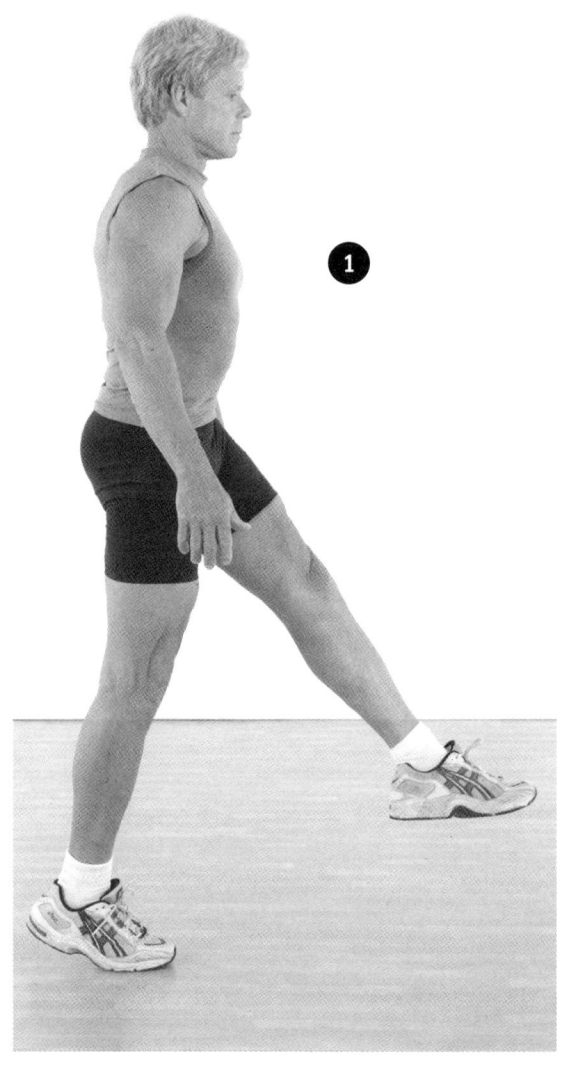

1 Strecken Sie die Knie, und gehen Sie mit dem linken Fuß einen Schritt nach vorne. Strecken Sie die Sprunggelenke so, dass nur die Zehen und der Fußballen Kontakt mit dem Boden haben.

Wiederholen Sie die Abfolge mit dem anderen Bein, und gehen Sie auf diese Art weiter.

Dynamisches Aufwärmen

Zehen greifen

ZIEL *Verbessert die Hüftbeugung, dehnt die Rückseite der Beine und den unteren Rücken.*

AUSGANGSSTELLUNG: Aufrechter Stand wie zum Gehen.

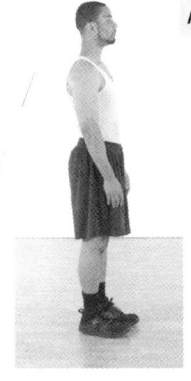

Ausgangsstellung

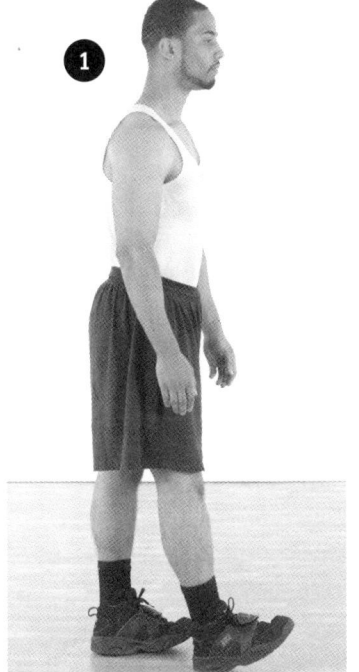

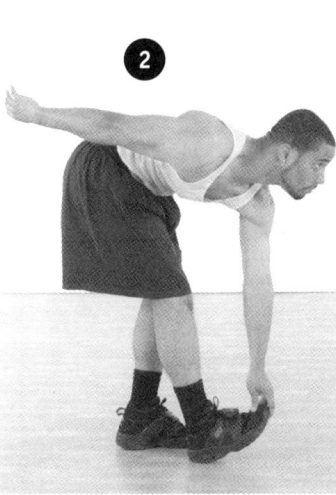

1 Ziehen Sie mit gestreckten Beinen die Fußspitzen an, und stellen Sie den rechten Fuß nach vorne.

2 Beugen Sie sich in der Hüfte, und fassen Sie den rechten Fuß mit der linken Hand.

Beim nächsten Schritt stellen Sie den linken Fuß nach vorne und ergreifen die Zehen mit der rechten Hand. Gehen Sie einige Schritte auf diese Art.

Functional Training für Einsteiger

Dynamisches Aufwärmen
Ausfallschritt vorwärts

ZIEL *Verbessert die Hüftbeweglichkeit, dehnt die Gesäßmuskulatur, die Oberschenkelrückseite und die Hüftstrecker, verbessert die Haltung und kräftigt die Körpermitte.*

AUSGANGSSTELLUNG: Aufrechter Stand wie zum Gehen.

Ausgangsstellung

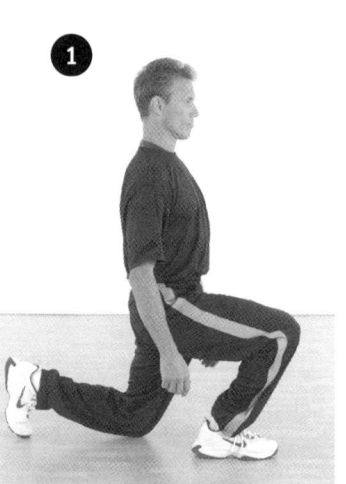

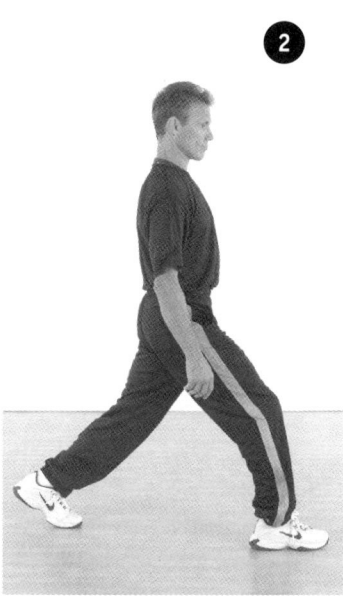

1 Stellen Sie den rechten Fuß nach vorne, und beugen Sie beide Beine, bis das hintere Knie direkt unter der Hüfte sanft den Boden berührt. Ihre Schultern befinden sich über Hüfte und hinterem Knie.

2 Drücken Sie sich mit dem hinteren Bein ab, stellen Sie es nach vorne, und wiederholen Sie den Ausfallschritt mit diesem Bein.

Reihen Sie mehrere Ausfallschritte aneinander.

AUSFALLSCHRITT RÜCKWÄRTS

Anstatt das rechte Bein nach vorne zu stellen, führen Sie das linke nach hinten und beugen beide Knie, bis das hintere direkt unter der Hüfte sanft den Boden berührt. Diese Variante fordert mehr Gleichgewicht.

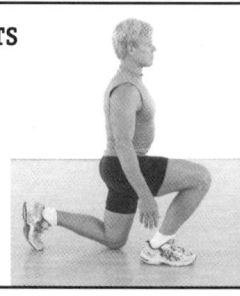

Dynamisches Aufwärmen

Ausfallschritt seitwärts

ZIEL Verbessert die Hüftbeweglichkeit, dehnt die Gesäßmuskulatur, die Oberschenkelrückseite und die Leiste, verbessert die Haltung und kräftigt die Körpermitte.

AUSGANGSSTELLUNG: Aufrechter Stand wie zum Gehen.

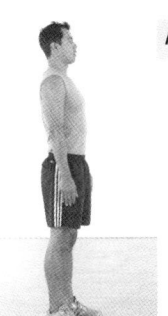
Ausgangsstellung

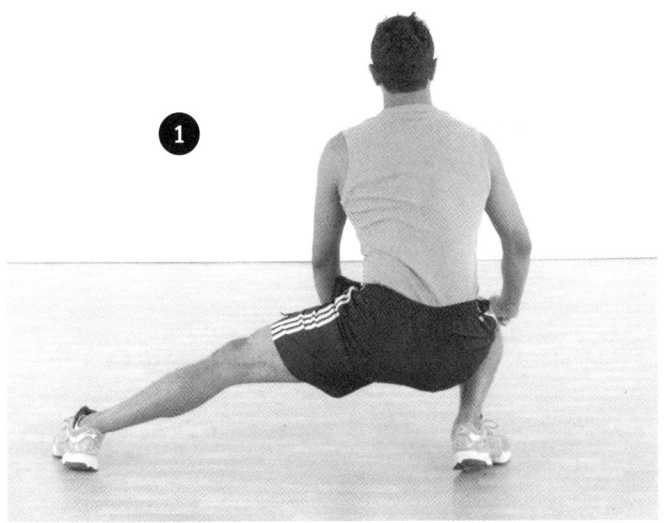

1 Drücken Sie sich leicht vom linken Bein ab, und stellen Sie den rechten Fuß zur rechten Seite. Während Sie das rechte Bein beugen, steht der linke Fuß mit der ganzen Sohle auf dem Boden. Halten Sie den Brustkorb offen und die Schultern über der Hüfte.

2 Wiederholen Sie die Bewegung zur anderen Seite, indem Sie sich mit dem rechten Fuß abdrücken und das linke Bein zur Seite stellen und beugen.

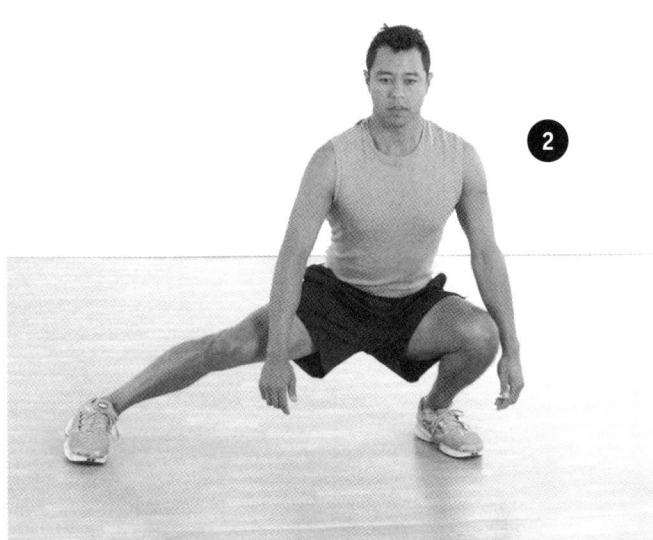

Functional Training für Einsteiger

Dynamisches Aufwärmen
Vierfüßlergang

ZIEL *Verbessert die Hüftbeweglichkeit, dehnt die Muskeln der Beine, des unteren Rückens und der Schultern. Kräftigt die Körpermitte.*

AUSGANGSSTELLUNG: Aufrechter Stand wie zum Gehen.

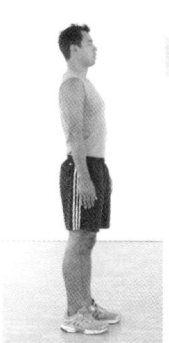

Ausgangsstellung

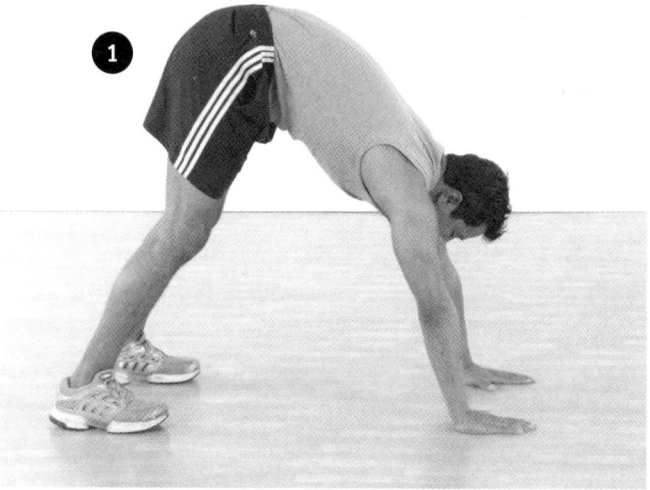

1 Beugen Sie sich in der Hüfte, bis Ihre Handflächen den Boden berühren; die Fersen bleiben auf dem Boden.

2 Halten Sie, während Sie mit dem linken Bein nach vorne gehen, die Hüfte oben, die Beine gestreckt und die Hände auf dem Boden.

Kriechen Sie weiter vorwärts.

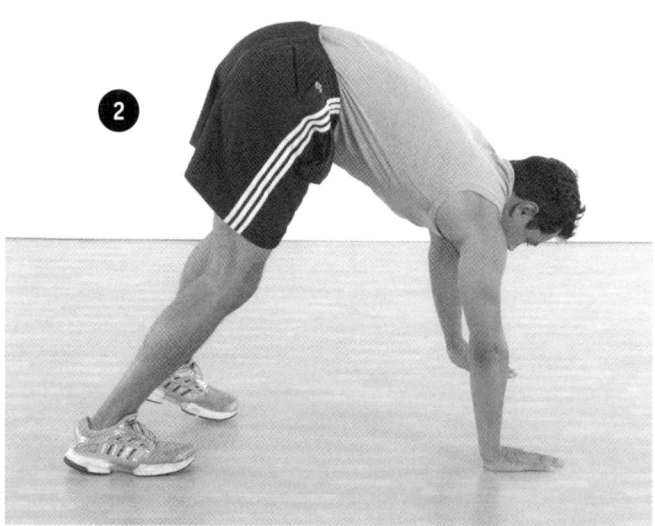

VARIANTE BERGSTEIGEN

Um in Schritt 2 Hüftbeuger und Hüftstrecker noch mehr zu kräftigen, beugen Sie Hüfte und Knie und stellen den rechten Fuß vor die rechte Hand.

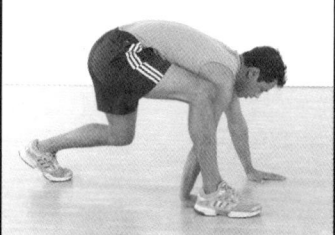

Dynamisches Aufwärmen

Skippings mit Sprung

ZIEL Verbessert die Hüftbeweglichkeit, dehnt die Muskeln der Beine, des unteren Rückens und der Schultern. Steigert das Tempo der Bewegungsfortschritte.

In dieser Übung kommt ein Step-Hop-Step-Hop-Rhythmus zum Einsatz. Die Steps sind ausladend und die Hops sehr schnell.

AUSGANGSSTELLUNG: Aufrechter Stand wie zum Gehen.

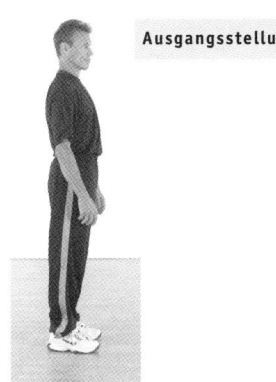
Ausgangsstellung

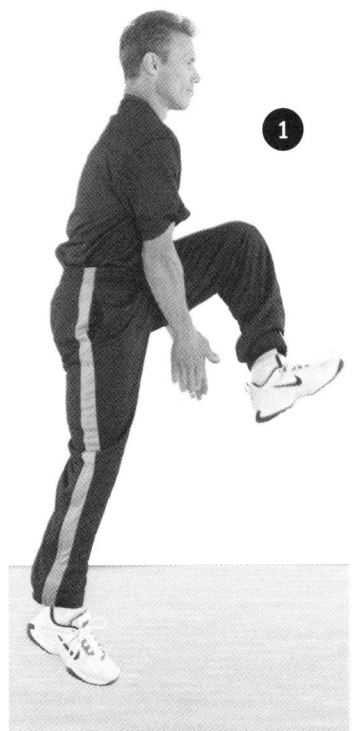

1 Drücken Sie sich mit dem rechten Fuß ab, und schwingen Sie das linke Knie über Hüfthöhe. Klatschen Sie unter dem angehobenen Oberschenkel in die Hände.

Führen Sie die Skippings mit wechselnden Beinen fort, und klatschen Sie jedes Mal in die Hände.

VARIANTE MIT ARMSCHWUNG: Nehmen Sie Armschwünge nach hinten und oben dazu, um den Oberkörper noch mehr zu mobilisieren.

VARIANTE DIAGONALSKIPPING: Führen Sie das Knie des Schwungbeines nach innen Richtung Körpermittellinie.

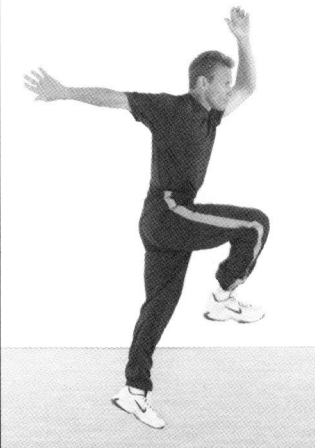
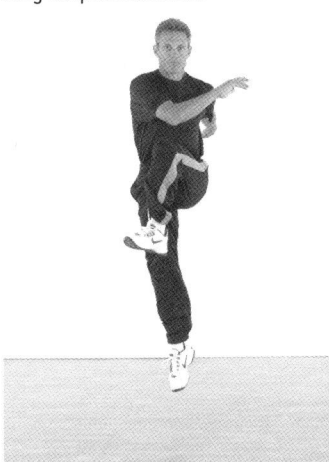

Functional Training für Einsteiger

Dynamisches Aufwärmen
Shuffle

ZIEL *Verbessert die Hüft-, Knie- und Sprunggelenksbeweglichkeit, dehnt die Leiste und die Oberschenkelrückseite.*

AUSGANGSSTELLUNG: Hüftbreiter Stand, die Knie sind leicht gebeugt, und die Fußspitzen zeigen exakt nach vorne. Die Hüfte bleibt während der Übung auf gleicher Höhe.

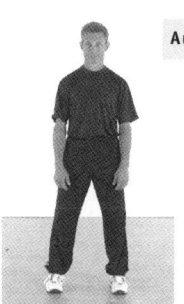

Ausgangsstellung

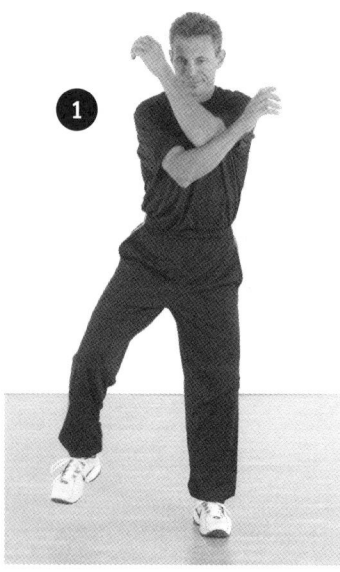

1 Drücken Sie sich mit dem linken Fuß ab, und führen Sie das rechte Knie und die Hüfte nach rechts.

2 Landen Sie auf dem rechten Fuß, und ziehen Sie das linke Bein sofort unter die Hüfte nach, um den Ablauf zu wiederholen. Während der Seitstellschritte bleibt die Hüfte auf einer Höhe.

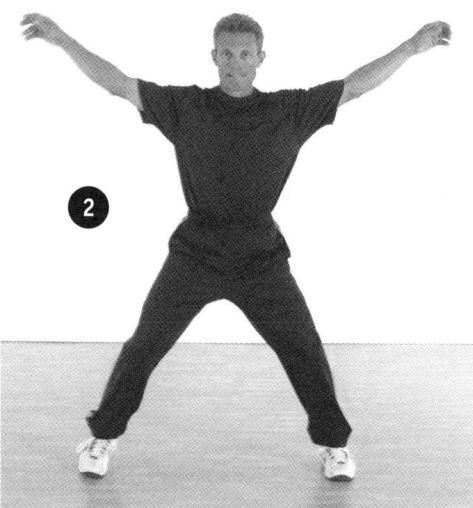

VARIANTE: Schwingen Sie die Arme gleichzeitig im Rhythmus der Bewegung.

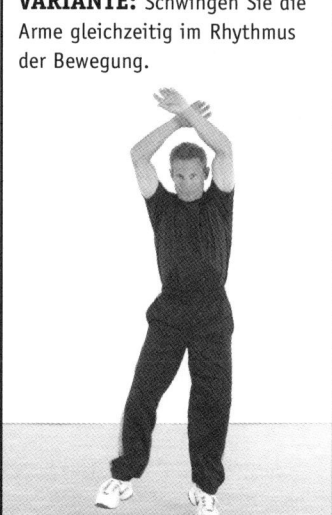

Dynamisches Aufwärmen

Skippings seitwärts

ZIEL *Verbessert die Hüft-, Knie- und Sprunggelenksbeweglichkeit, dehnt die Leiste und die Oberschenkelrückseite, verbessert die Mechanik des Seitwärtsdrückens und des Hüfttransports.*

AUSGANGSSTELLUNG: Hüftbreiter Stand, die Knie sind leicht gebeugt, und die Fußspitzen zeigen exakt nach vorne. Die Hüfte bleibt während der Übung auf gleicher Höhe.

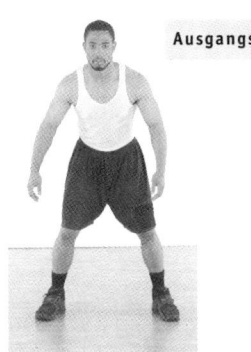
Ausgangsstellung

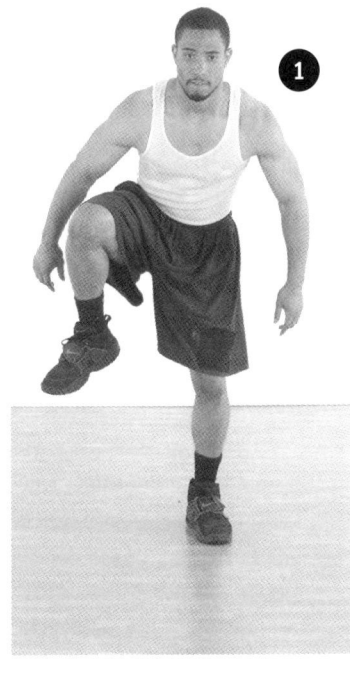

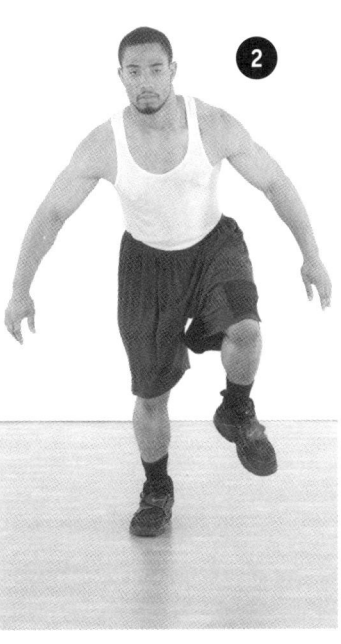

1 Drücken Sie sich mit dem linken Fuß ab, und transportieren Sie die Hüfte nach rechts. Landen Sie wieder auf links, und drücken Sie die Hüfte noch einmal nach rechts.

2 Landen Sie nach dem Skipping auf dem rechten Fuß.

Absolvieren Sie diese Hop-mit-links-Schritt-mit-rechts-Bewegung (links-links-rechts, links-links-rechts) entlang der vorgeschriebenen Distanz. Dann wiederholen Sie die Abfolge in die entgegengesetzte Richtung mit einer Hop-mit-rechts-Schritt-mit-links-Bewegung (rechts-rechts-links, rechts-rechts-links). Die Schritte sind ausladend und die Hops sehr schnell.

Functional Training für Einsteiger

Dynamisches Aufwärmen
Carioca

ZIEL *Steigert die Beweglichkeit im Sinne der rotatorischen Fähigkeiten der Hüfte, Knie und Sprunggelenke, dehnt die Leiste sowie die Oberschenkelrückseite und die Rumpfmuskulatur.*

AUSGANGSSTELLUNG: Hüftbreiter Stand, die Knie sind leicht gebeugt. Halten Sie den Körperschwerpunkt während der Übung relativ tief und die Hüfte locker.

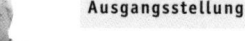

Ausgangsstellung

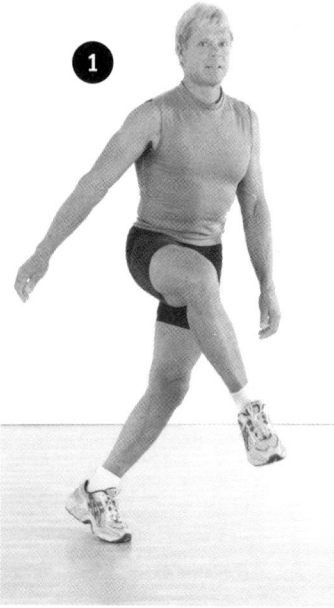

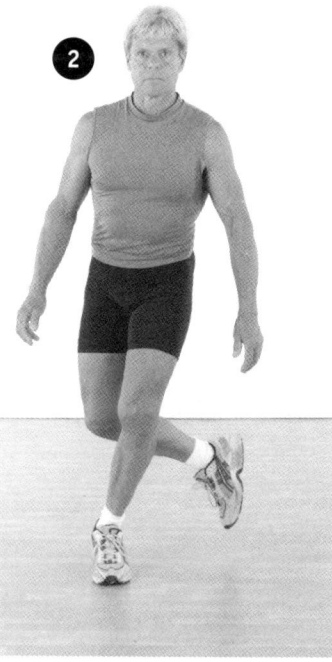

1 Führen Sie das rechte Bein gebeugt vor dem linken vorbei. Landen Sie auf dem rechten Fuß, und führen Sie das linke Bein am rechten vorbei in den breiten Stand.

2 Führen Sie unmittelbar danach das rechte Bein hinter dem linken vorbei.

Setzen Sie diese Kreuzschritt-vorne-Kreuzschritt-hinten-Bewegung entlang der vorgeschriebenen Distanz fort, und wechseln Sie dann die Richtung.

VARIANTE: Heben Sie in aufrechter Haltung die Knie vor dem Körper über Taillenhöhe.

Dynamisches Aufwärmen

Rückwärtslauf

ZIEL Verbessert die Beweglichkeit der Hüfte und des unteren Rückens, dehnt die Hüftbeuger und den Quadrizeps, entwickelt antagonistisch wirkende Muskeln und balanciert die Laufaktivität aus.

Wenn man diese Bewegung filmen würde, sähe es aus, als würde jemand Vorwärtslaufen umkehren. Diese Übung kommt zudem oft im Abwärmen zur Anwendung.

AUSGANGSSTELLUNG: Aufrechter Stand wie zum Gehen.

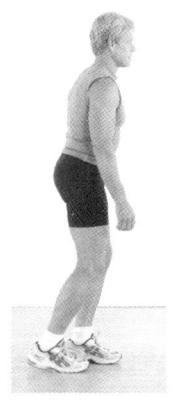

Ausgangsstellung

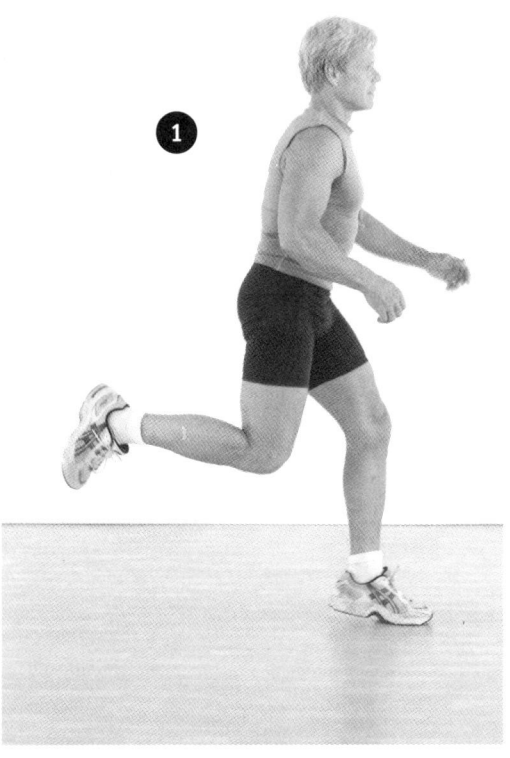

1 Halten Sie den Oberkörper exakt so, als würden Sie vorwärts laufen. Führen Sie die Bewegung mit den Beinen, schieben Sie die Fersen nach hinten, und versuchen Sie mit jedem Schritt, so viel Raum wie möglich zu gewinnen.

Functional Training für Einsteiger

Dynamisches Aufwärmen
Rückwärtspedalieren

ZIEL *Verbessert die Beweglichkeit der Hüfte und des unteren Rückens, dehnt den Quadrizeps und die Oberschenkelrückseite, entwickelt die Fähigkeit, sich in tiefer Hüftposition mit den Füßen unterhalb des Körperschwerpunkts zu bewegen.*

AUSGANGSSTELLUNG: Stand mit gebeugter Hüfte und gebeugten Knien, die Schultern befinden sich über den Knien. Behalten Sie diese Stellung während der Übung bei. Der Rücken ist gerade, nicht rund.

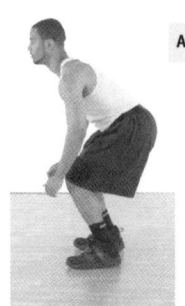

Ausgangsstellung

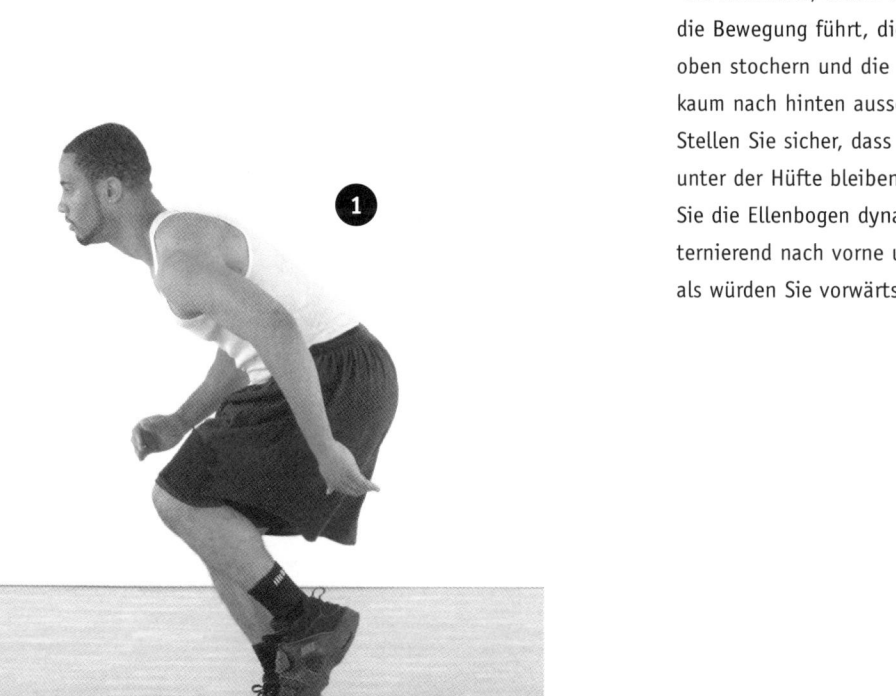

1 Bewegen Sie sich langsam rückwärts, indem die Hüfte die Bewegung führt, die Knie nach oben stochern und die Fersen kaum nach hinten ausschreiten. Stellen Sie sicher, dass die Füße unter der Hüfte bleiben. Bewegen Sie die Ellenbogen dynamisch alternierend nach vorne und hinten, als würden Sie vorwärts laufen.

Dynamisches Aufwärmen

Skippings rückwärts

ZIEL Verbessert die Beweglichkeit der Hüfte und des unteren Rückens, dehnt den Quadrizeps, die Gesäßmuskeln und die Oberschenkelrückseite. Steigert die Fähigkeit, sich schnell mit Abdrücken nach hinten zu bewegen, während sich die Füße unterhalb des Körperschwerpunkts befinden.

AUSGANGSSTELLUNG: Stand mit gebeugter Hüfte und gebeugten Knien, die Schultern befinden sich über den Knien. Der Rücken ist gerade.

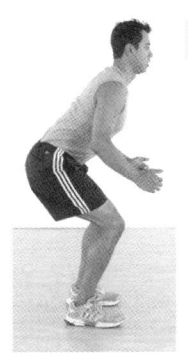
Ausgangsstellung

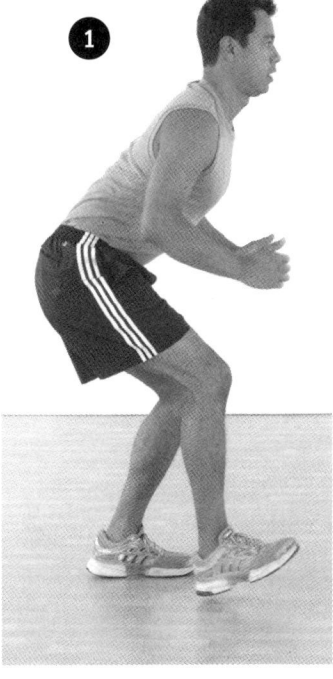

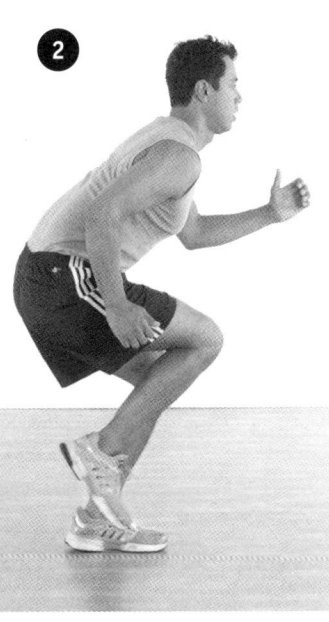

1 Halten Sie den Rumpf oben, stellen Sie den rechten Fuß zurück, und vollziehen Sie darauf einen Hop; die Arme bewegen sich natürlich alternierend.

2 Stellen Sie den linken Fuß zurück, und vollziehen Sie darauf einen Hop.

Setzen Sie den Rechts-rechts-links-links-Rhythmus fort.

Functional Training für Einsteiger

Dynamisches Aufwärmen
Shuffle rückwärts

ZIEL *Verbessert die Beweglichkeit der Hüfte, Knie und Sprunggelenke, dehnt die Gesäßmuskeln, die Leiste und die Oberschenkelrückseite.*

Diese Übung enthält Rotationsbewegungen in der Hüfte, um eine Bewegungsrichtung auch rückwärts linear beizubehalten.

AUSGANGSSTELLUNG: Stellen Sie sich vor, entlang einer Strecke von 10 bis 15 Metern liegt ein ausreichend breites Brett. Nehmen Sie auf dem imaginären Brett einen hüftbreiten Stand ein, und konzentrieren Sie sich auf den Start.

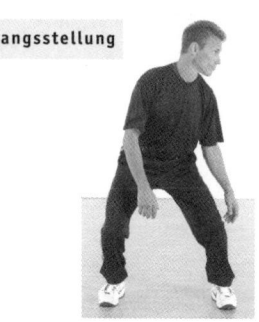
Ausgangsstellung

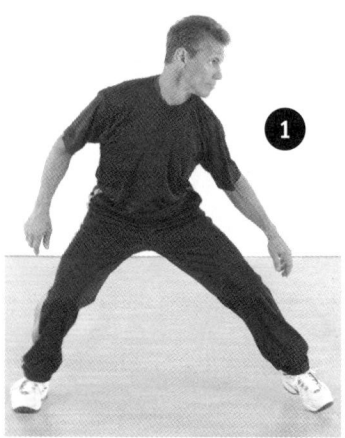

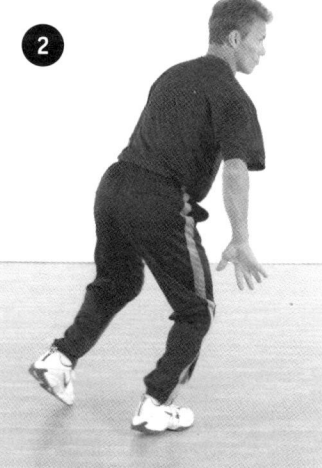

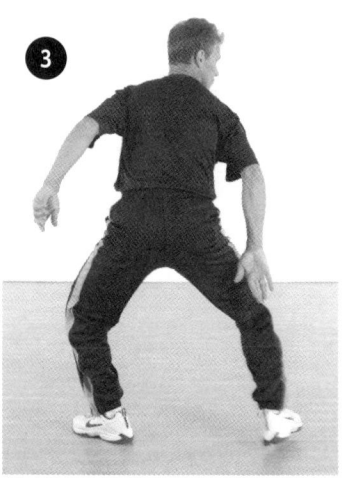

1 Vollziehen Sie zwei Shuffle-Schritte nach rechts, weg vom Start, entlang des imaginären Bretts.

2–3 Mit dem Vervollständigen des zweiten Shuffles setzen Sie den Fuß auf und drehen sich darauf um 180 Grad.

Nun vollziehen Sie auf Ihrem Weg entlang des imaginären Bretts zwei Shuffle-Schritte nach links weg vom Start, ohne ihn aus den Augen zu verlieren.

Core-Training
Unterarmstütz

ZIEL *Schafft im ganzen Oberkörper eine solide und stabile Grundlage, streckt das Hüftgelenk in bester Qualität.*

AUSGANGSSTELLUNG: Stützen Sie sich mit dem Gesicht nach unten auf Unterarme und Zehenspitzen. Spannen Sie die Muskeln so an, dass Ihr Körper von den Schultern bis zu den Sprunggelenken eine Linie bildet.

Ausgangsstellung

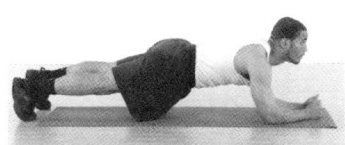

1 Ausgehend von der Hüfte heben Sie das linke Bein so hoch wie möglich. Strecken Sie das Bein, und behalten Sie die Stützbrücke bei.

Vollziehen Sie die vorgeschriebenen Wiederholungen, dann wechseln Sie die Beine.

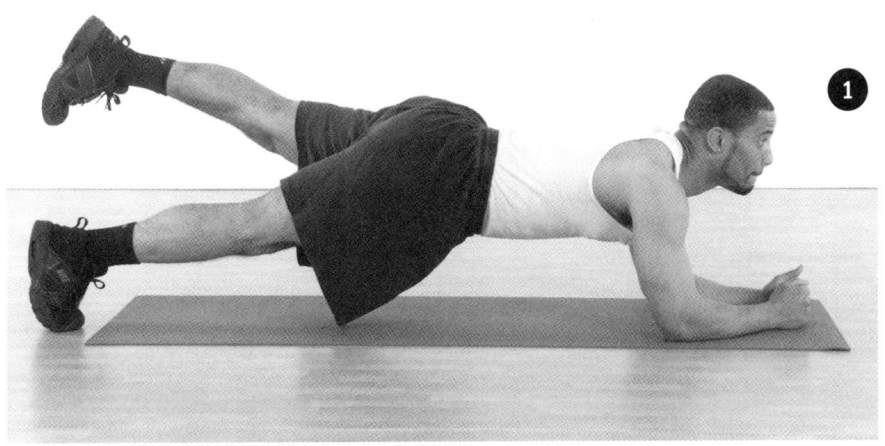

Functional Training für Einsteiger

Core-Training
Unterarmstütz rücklings

ZIEL Schafft im ganzen Oberkörper eine solide und stabile Grundlage, beugt das Hüftgelenk in bester Qualität.

AUSGANGSSTELLUNG: Stützen Sie sich mit dem Gesäß nach unten auf Unterarme und Fersen. Spannen Sie die Muskeln so an, dass Ihr Körper von den Schultern bis zu den Sprunggelenken eine Linie bildet.

Ausgangsstellung

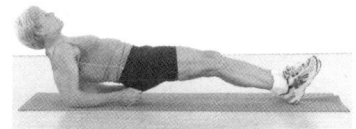

1 Heben Sie durch Beugen in der Hüfte das linke Bein so hoch wie möglich. Strecken Sie es, und behalten Sie die Stützbrücke bei.

Vollziehen Sie die vorgeschriebenen Wiederholungen, dann wechseln Sie die Beine.

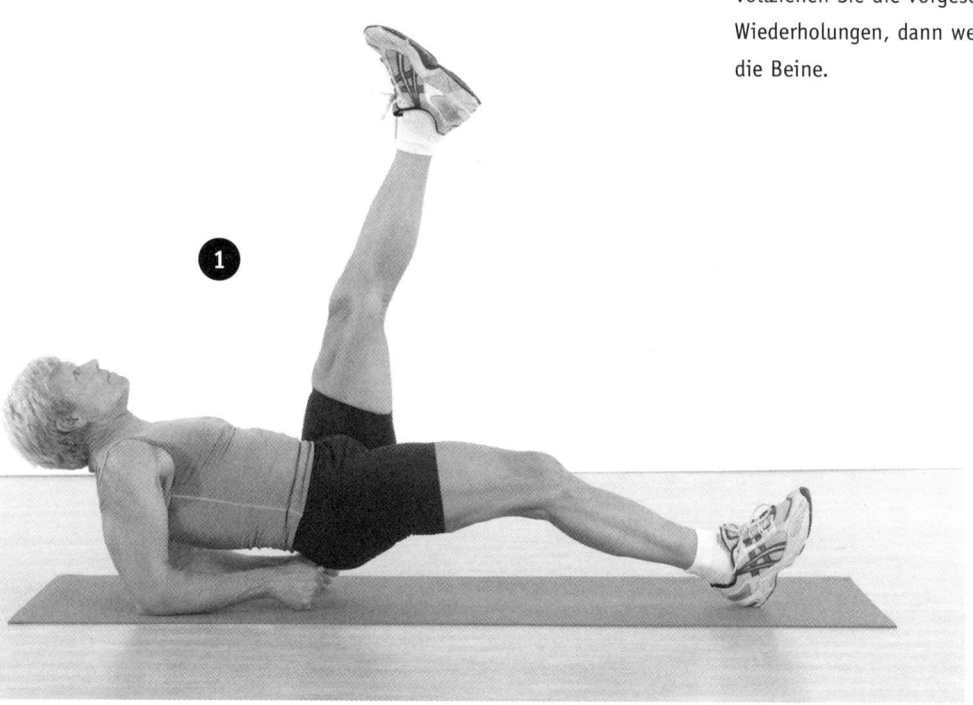

Core-Training
Unterarm-Seitstütz

ZIEL *Schafft im ganzen Oberkörper eine solide und stabile Grundlage, abduziert das Bein im Hüftgelenk in bester Qualität.*

AUSGANGSSTELLUNG: Stützen Sie sich mit einer Körperseite nach unten auf den Unterarm und die Außenkante des Fußes. Spannen Sie die Muskeln so an, dass Ihr Körper von den Schultern bis zum Sprunggelenk eine Linie bildet. Der linke Ellenbogen befindet sich exakt unterhalb der Schulter, der obere Arm ruht auf der Körperseite.

Ausgangsstellung

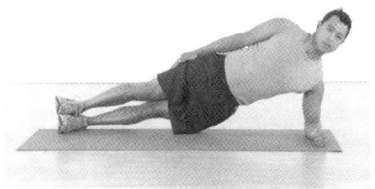

1 Heben Sie das obere Bein exakt seitlich so hoch wie möglich, die Hüfte bleibt vorne.

Vollziehen Sie die vorgeschriebenen Wiederholungen, dann wechseln Sie die Seite.

> **VARIANTE:** Wenn Sie Unterstützung brauchen, können Sie die freie Hand auf dem Boden platzieren.

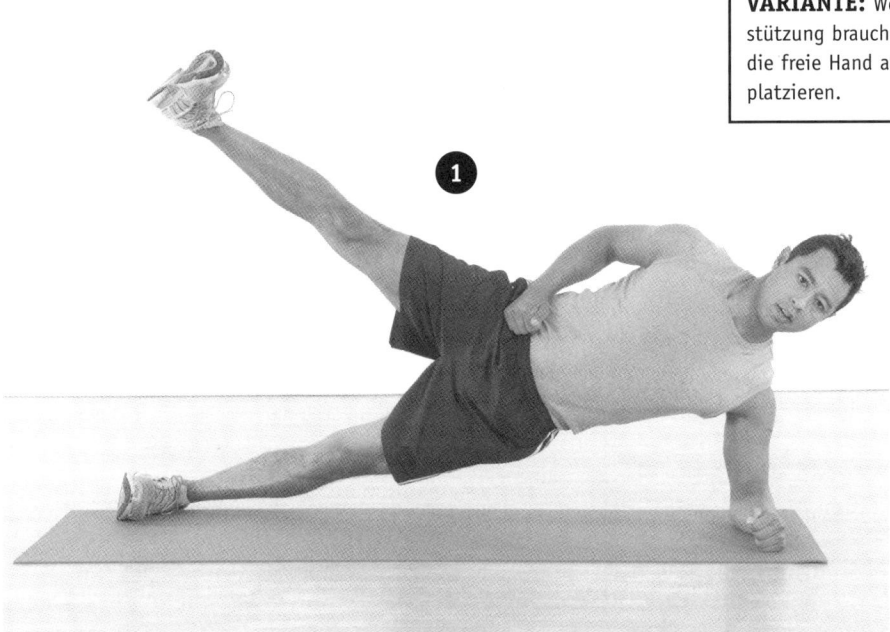

Functional Training für Einsteiger

Core-Training
Gerader Nacken

ZIEL *Schafft im ganzen Oberkörper eine solide und stabile Grundlage, kräftigt die Muskeln entlang des Nackens und der Schultern.*

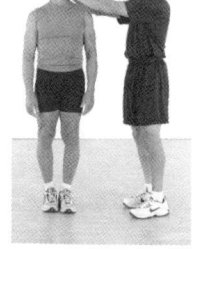
Ausgangsstellung

AUSGANGSSTELLUNG: Halten Sie die Körperspannung im aufrechten Stand so fest wie möglich, die Füße sind geschlossen, die Arme angelegt. Ihr Partner steht an Ihrer linken Seite und legt seine Hände um Ihr linkes Ohr.

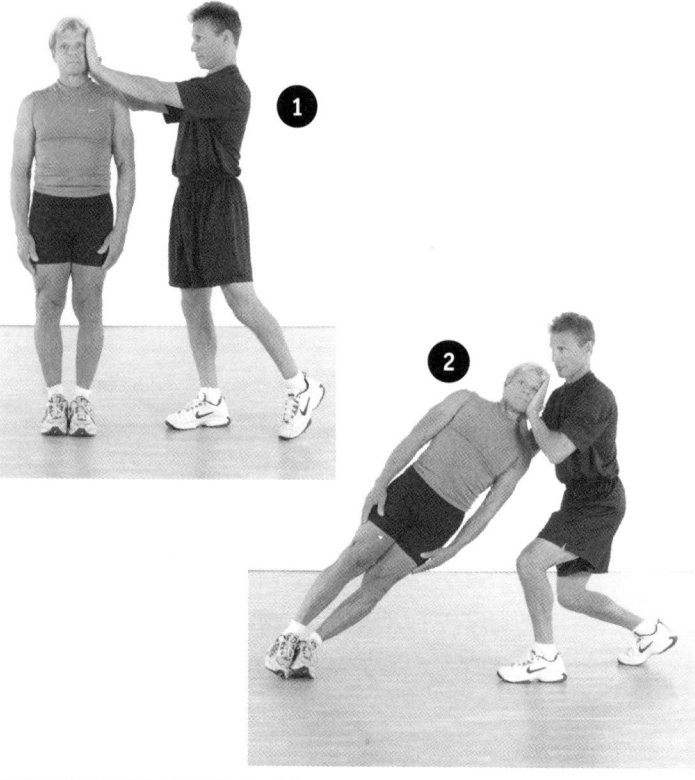

1 Während Sie sich mit gestrecktem Körper zur linken Seite fallen lassen, vollzieht Ihr Partner einen Schritt nach hinten und stützt Ihr Körpergewicht mit den Händen. Behalten Sie die Körperspannung bei.

2 Solange Sie Ihre Körperspannung und das Gleichgewicht halten, kann Ihr Partner noch weiter zurückgehen und Sie sogar sanft auf dem Boden ablegen.

Falls Sie einen für Sie unangenehmen Punkt erreichen, tritt Ihr Partner wieder an Sie heran und hebt Sie zurück in die Ausgangsstellung. Wechseln Sie die Seiten.

VARIANTE: Dieser Ablauf kann auch nach vorne und hinten vollzogen werden, indem Ihr Partner Sie an der Stirn oder am Hinterkopf unterstützt.

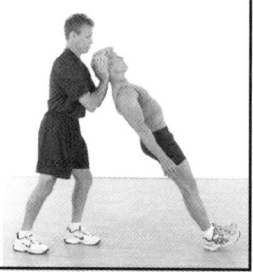

Core-Training

Kniebeuge Rücken an Rücken

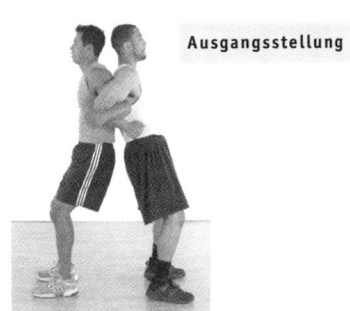
Ausgangsstellung

ZIEL *Schafft im ganzen Oberkörper eine stabile, aber dennoch bewegliche Grundlage, kräftigt die Muskeln entlang des Nackens und der Schultern, beugt und streckt Hüfte, Knie und Sprunggelenke in bester Qualität.*

Zwar kann diese Übung auch alleine gegen eine Wand ausgeführt werden, mit einem Partner aber verbessern Sie Ihre Haltung und Balance noch mehr.

AUSGANGSSTELLUNG: Stellen Sie sich mit Ihrem Partner Rücken an Rücken, und haken Sie die Arme ein. Die Füße stehen während der ganzen Übung mit der ganzen Sohle auf dem Boden.

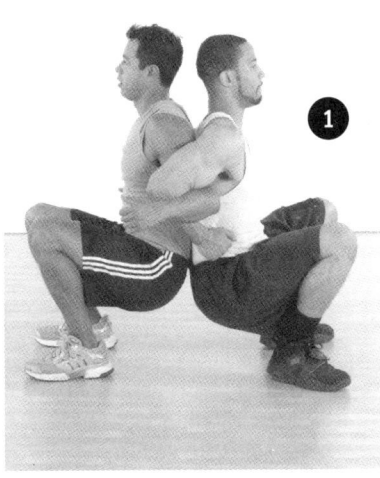

1 Behalten Sie den Rückenkontakt bei, und beugen Sie die Knie, bis sich die Hüften unterhalb der Knie befinden.

2 Strecken Sie die Knie, drücken Sie sich gegen den Partner, und kehren Sie zurück in die Ausgangsstellung.

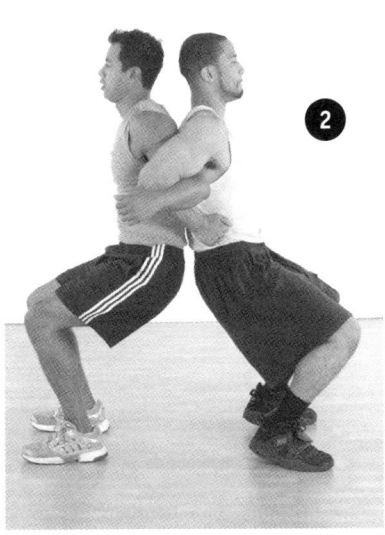

Functional Training für Einsteiger

Core-Training
Kniebeuge Zehen an Zehen

ZIEL *Schafft im ganzen Oberkörper eine stabile, aber dennoch bewegliche Grundlage, beugt und streckt Hüfte, Knie und Sprunggelenke in bester Qualität.*

Zwar kann diese Übung auch alleine an einer Wandhalterung ausgeführt werden, mit einem Partner aber verbessern Sie Ihre Haltung und Balance noch mehr.

AUSGANGSSTELLUNG: Stellen Sie sich mit Ihrem Partner Zehen an Zehen, und fassen Sie mit Ihrer rechten Hand seine linke Hand oder sein Handgelenk und mit Ihrer linken Hand seine rechte Hand oder sein Handgelenk. Die Füße stehen während der ganzen Übung mit der ganzen Sohle auf dem Boden, und die Arme sind gestreckt.

Ausgangsstellung

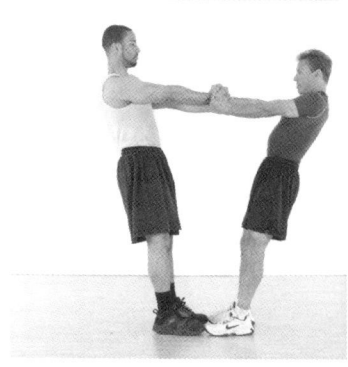

1 Beugen Sie die Knie, bis sich die Hüften unterhalb der Knie befinden.

2 Strecken Sie die Knie, ziehen Sie gegen den Partner, und kehren Sie zurück in die Ausgangsstellung.

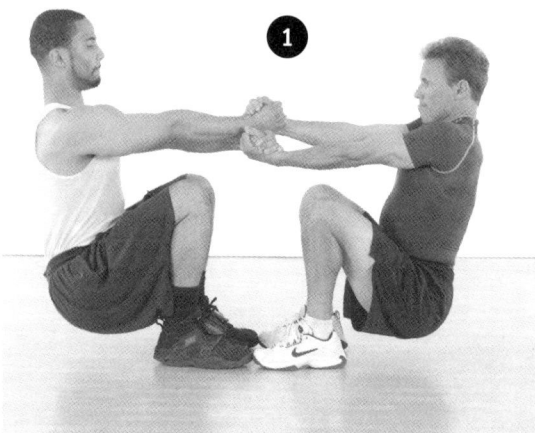

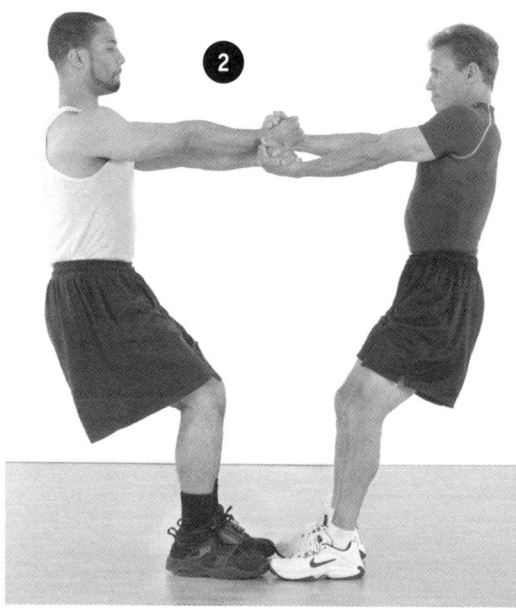

Core-Training
Ausfallschritt mit Drehung

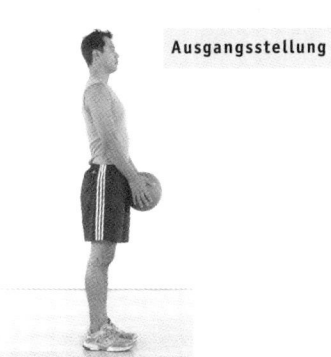
Ausgangsstellung

ZIEL *Schafft im ganzen Oberkörper eine stabile Grundlage, beugt, streckt und dreht den Körper in Koordination mit der Vorwärtsbewegung.*

AUSGANGSSTELLUNG: Aufrechter Stand, halten Sie einen Medizinball in Händen, die Ellenbogen befinden sich an den Körperseiten.

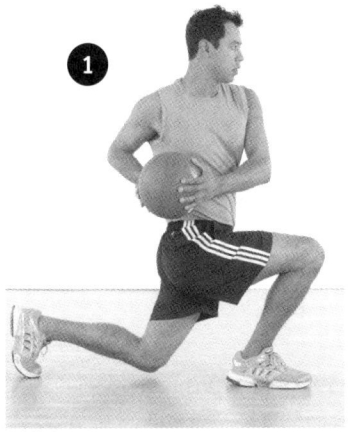

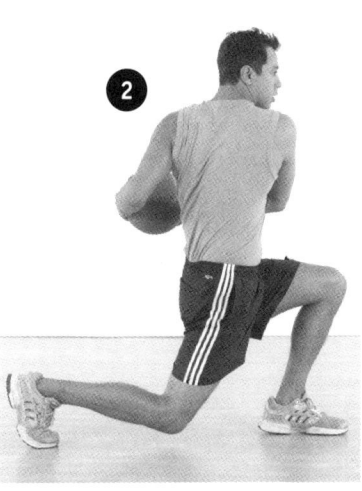

1 Während Sie mit dem rechten Bein einen Ausfallschritt vollziehen, bis das hintere Knie unterhalb der Hüfte und Schultern sanft den Boden berührt, schwenken Sie den Ball nach rechts. Die Schultern drehen sich mit dem Ball.

2 Strecken Sie sich, und stellen Sie ohne Pause das hintere Bein zur nächsten Wiederholung nach vorne.

Wechseln Sie die Seiten so oft wie vorgeschrieben.

VARIANTE: Um die Schwierigkeit zu steigern, halten Sie den Ball während der Drehung weiter weg vom Körper.

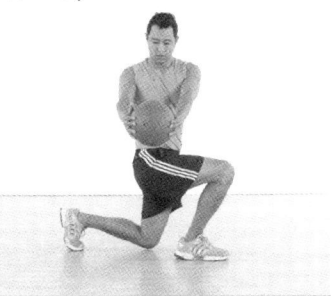

VARIANTE AUSFALLSCHRITT RÜCKWÄRTS: Anstatt nach vorne stellen Sie den rechten Fuß für einen Ausfallschritt nach hinten, bis das Knie unterhalb der Hüfte und Schultern sanft den Boden berührt, und drehen sich nach links. Das schult das Beugen, Strecken und Drehen des Körpers in Koordination mit einer Rückwärtsbewegung.

Functional Training für Einsteiger

Core-Training
Ball über Kopf

ZIEL *Schafft im ganzen Oberkörper eine stabile Grundlage, beugt, streckt und dreht den Körper in Koordination mit einer übertriebenen Schrittbewegung.*

AUSGANGSSTELLUNG: Aufrechter Stand, halten Sie einen Medizinball mit gestreckten Armen über dem Kopf.

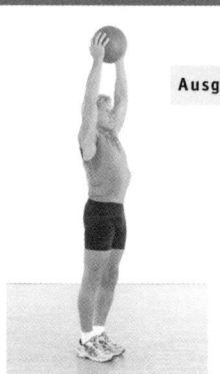

Ausgangsstellung

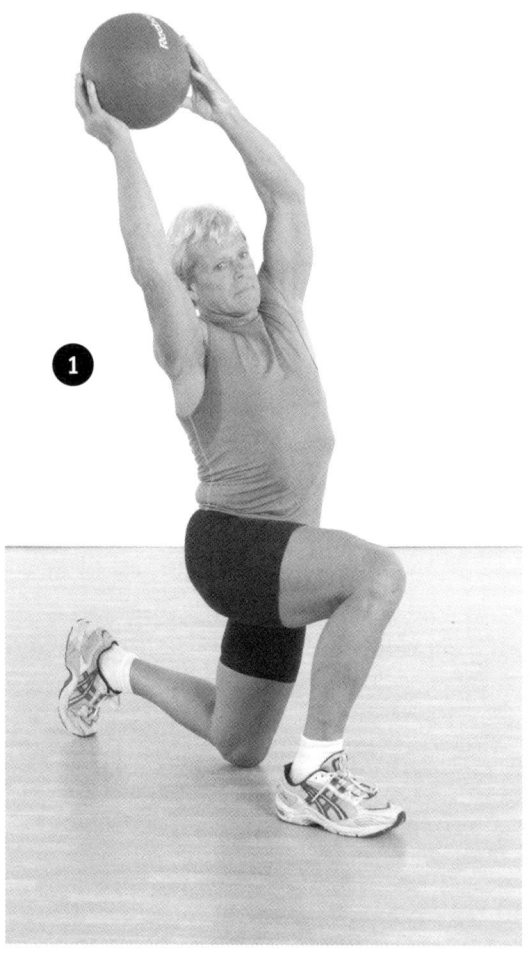

1 Während Sie mit dem rechten Bein einen Ausfallschritt vollziehen, bis das hintere Knie unterhalb der Hüfte und Schultern sanft den Boden berührt, neigen Sie sich nach rechts. Halten Sie die Arme gestreckt.

Strecken Sie sich, und stellen Sie ohne Pause das hintere Bein zur nächsten Wiederholung nach vorne. Neigen Sie sich nach links.

Wechseln Sie die Seiten so oft wie vorgeschrieben.

VARIANTE: Anstatt sich mit dem Ball nur zu je einer Seite zu neigen, können Sie ihn in Koordination mit der Schrittfolge auch kreisen lassen: Während des Schritts mit dem linken Bein kreisen Sie den Ball vorne von rechts nach links, und während des Schritts mit dem rechten Bein vollenden Sie den Kreis nach hinten und wieder nach rechts.

Core-Training
Entengang

ZIEL *Schafft eine stabile Grundlage in der Hüfte und im unteren Rücken.*

AUSGANGSSTELLUNG: Im hüftbreiten Stand beugen Sie die Knie und senken die Hüfte ab, als wollten Sie sich auf einen Stuhl setzen. Halten Sie den Oberkörper gestreckt und die Schultern hinten.

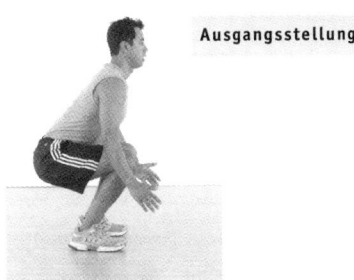

Ausgangsstellung

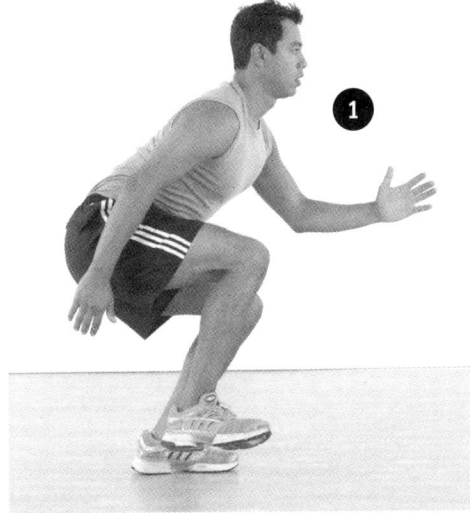

1 Behalten Sie die Kniebeuge bei, und stellen Sie den rechten Fuß einen kleinen Schritt nach vorne. Die ganze Fußsohle hebt ab und landet wieder und befindet sich stets unter dem Rumpf.

2 Ohne Pause vollziehen Sie den nächsten Schritt mit links und heben die ganze Fußsohle ab.

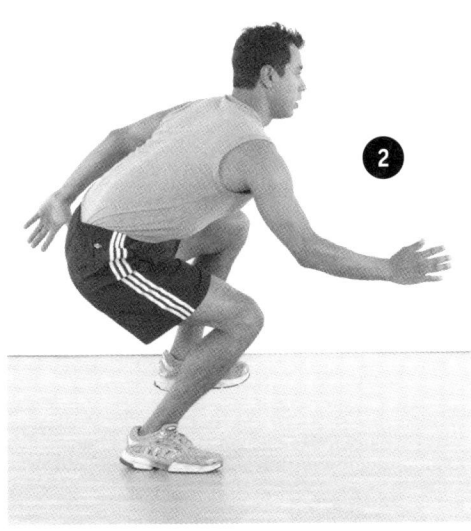

VARIANTE ENTENGANG RÜCKWÄRTS: Anstatt einer Vorwärtsbewegung machen Sie kleine Schritte nach hinten. Diese sind sogar noch etwas kürzer.

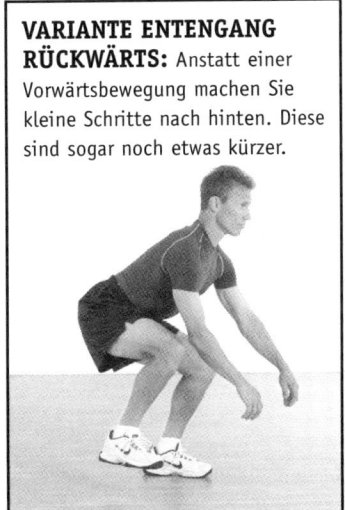

Functional Training für Einsteiger

Core-Training
Russischer (Kosaken-)Entengang

ZIEL *Schafft eine stabile und bewegliche Grundlage in der Hüfte und dem unteren Rücken. Verbessert sowohl die Kraft als auch die Beweglichkeit der hinteren Oberschenkelmuskulatur.*

AUSGANGSSTELLUNG: Im hüftbreiten Stand beugen Sie die Knie und senken die Hüfte ab, als wollten Sie sich auf einen Stuhl setzen. Halten Sie den Oberkörper gestreckt und die Schultern hinten. Strecken Sie die Arme auf Augenhöhe nach vorne.

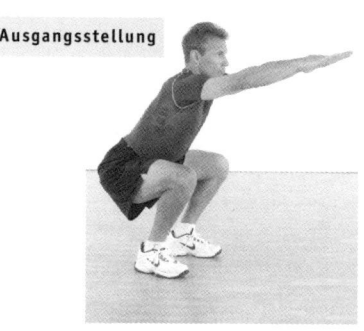
Ausgangsstellung

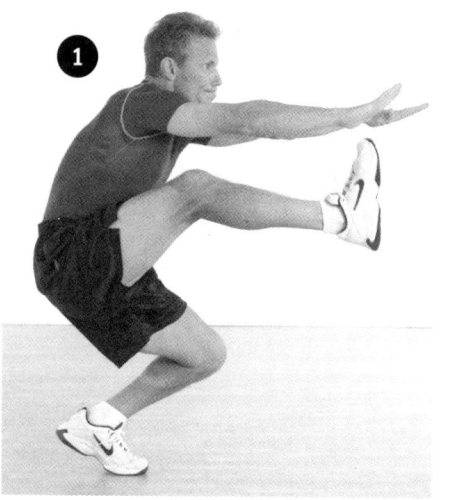

1 Behalten Sie die tiefe Kniebeuge bei, und schwingen Sie den rechten Fuß mit der Spitze zur rechten Hand. Stellen Sie den Fuß wieder unter dem Rumpf ab.

2 Wechseln Sie ohne Pause die Seite, und schwingen Sie den linken Fuß zur linken Hand.

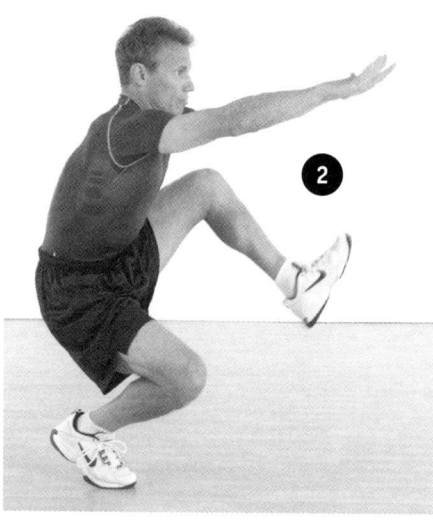

Core-Training

Liegestütz einarmig mit Medizinball

ZIEL Fordert und fördert die volle Körperstabilisation aus dem Zentrum (Rumpf) heraus. Verbessert Kraft und Beweglichkeit der Schultern sowie dynamisches Drücken.

AUSGANGSSTELLUNG: Legen Sie eine Hand auf einen Medizinball, und gehen Sie in den Liegestütz. Vom Scheitel bis zu den Sprunggelenken bildet Ihr Körper eine Linie.

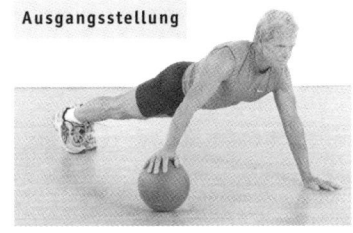
Ausgangsstellung

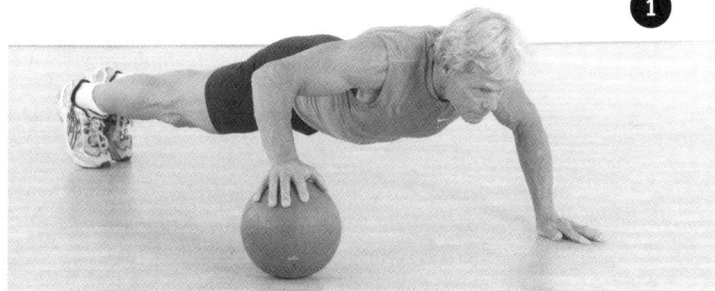

1 Senken Sie den Brustkorb bis zum Boden ab.

2 Behalten Sie die Stützbrücke bei, und drücken Sie sich zurück in die Ausgangsstellung, bis beide Arme vollständig gestreckt sind.

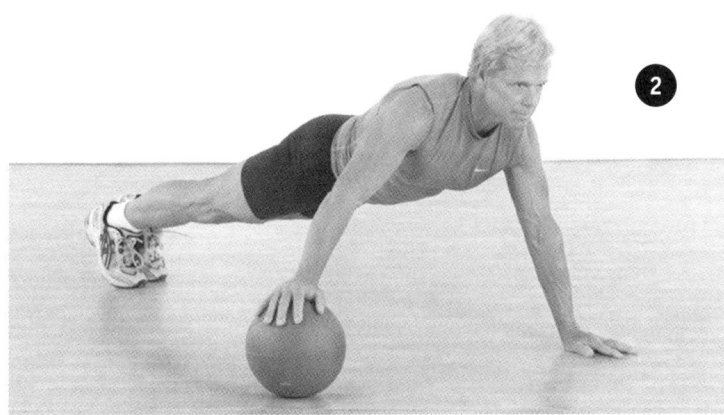

VARIANTE: Um die Schwierigkeit zu steigern, rollen Sie, wenn die Arme gestreckt sind, den Ball zur anderen Seite und vollziehen anschließend die nächste Wiederholung. Je besser Sie werden, desto schneller sollte der Armwechsel erfolgen, bis der Ball schließlich nur noch in der Mitte liegt und Sie über ihm rasch die Arme wechseln.

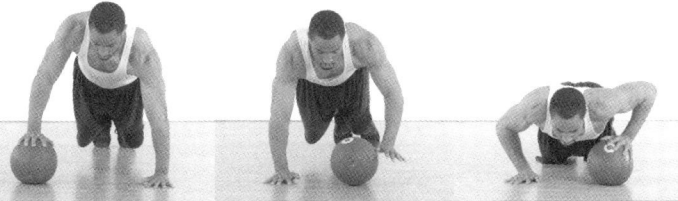

Functional Training für Einsteiger

Core-Training
Liegestütz auf dem Medizinball

ZIEL Fordert und fördert die volle Körperstabilisation aus dem Zentrum (Rumpf) heraus. Verbessert Kraft und Beweglichkeit der Schultern sowie dynamisches Drücken.

AUSGANGSSTELLUNG: Legen Sie beide Hände auf einen Medizinball, und gehen Sie in den Liegestütz. Vom Scheitel bis zu den Sprunggelenken bildet Ihr Körper eine Linie.

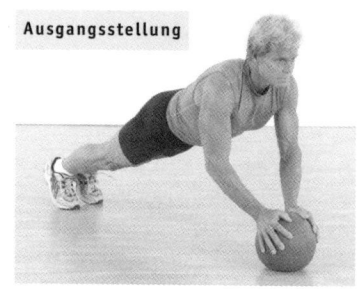
Ausgangsstellung

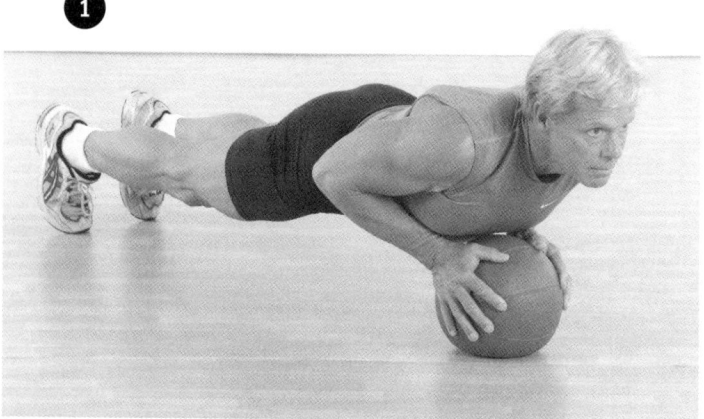

1 Senken Sie den Brustkorb bis zum Ball.

2 Behalten Sie die Stützbrücke bei, und drücken Sie sich zurück in die Ausgangsstellung, bis beide Arme vollständig gestreckt sind.

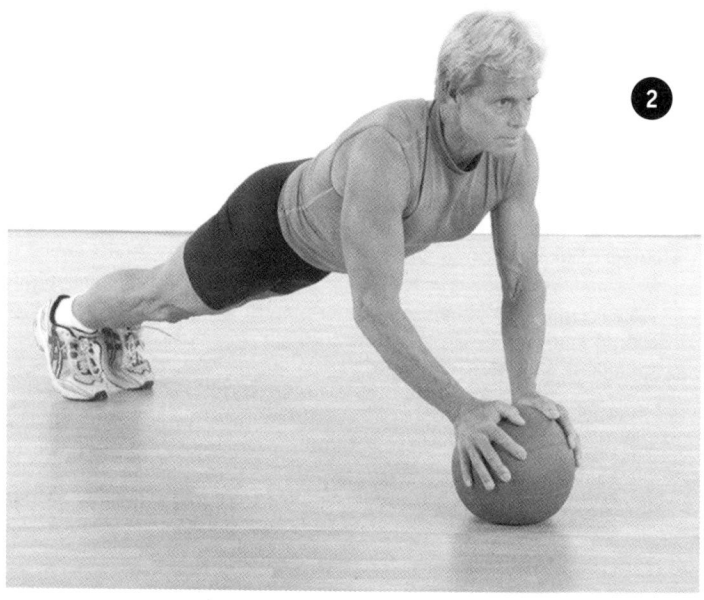

VARIANTE: Um die Schwierigkeit zu steigern, stellen Sie die Füße enger zusammen, oder legen Sie ein Sprunggelenk über das andere.

Core-Training
Ballübergabe oben und unten

ZIEL Verbessert Gleichgewicht und Stabilität über das vollständige Beugen und Strecken des Körpers.

AUSGANGSSTELLUNG: Hüftbreiter Stand, die Knie sind leicht gebeugt. Halten Sie einen Medizinball mit beiden Händen vor dem Körper. Ihr Partner steht hinter Ihnen.

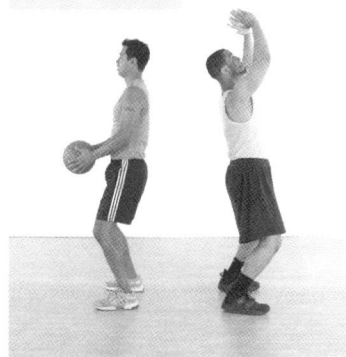
Ausgangsstellung

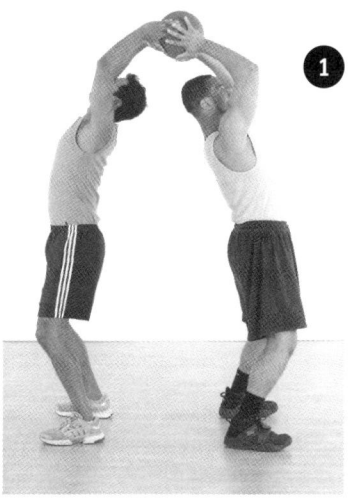

1 Heben Sie den Ball über Kopf nach hinten, und geben Sie ihn an Ihren Partner weiter.

2–3 Beugen Sie sich nach unten, greifen Sie durch die Beine, und fassen Sie den Ball, den Ihr Partner Ihnen übergibt. Die Füße stehen stets mit der ganzen Sohle auf dem Boden.

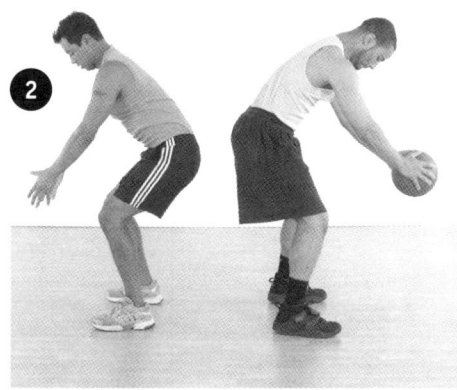

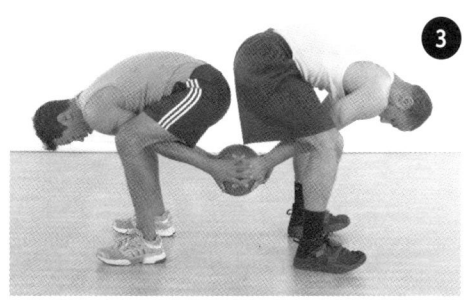

Functional Training für Einsteiger

Core-Training
Medizinball-Twist

ZIEL Verbessert das Gleichgewicht und die Stabilität während der Drehung des Rumpfes.

AUSGANGSSTELLUNG: Im hüftbreiten Stand mit leicht gebeugten Beinen halten Sie einen Medizinball vor dem Körper. Ihr Partner steht etwa einen halben Meter entfernt mit dem Rücken zu Ihnen.

Ausgangsstellung

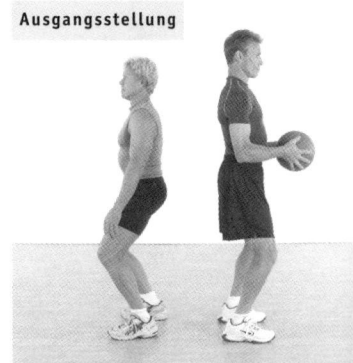

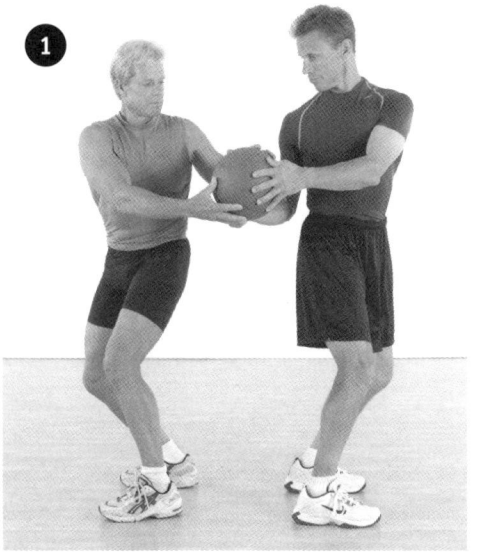

1 Mit gebeugten Beinen – die Füße stehen mit der ganzen Sohle auf dem Boden – drehen Sie sich nach rechts und übergeben den Ball an Ihren Partner, der sich nach links gedreht hat.

2 Drehen Sie sich zur anderen Seite, um den Ball erneut in Empfang zu nehmen.

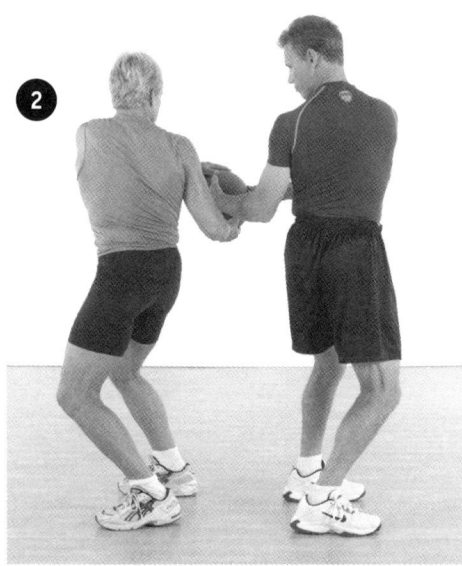

VARIANTE: Um die Schwierigkeit zu steigern und eine vollständigere Rotation zu erreichen, drehen sich beide Partner gleichzeitig nach links oder rechts.

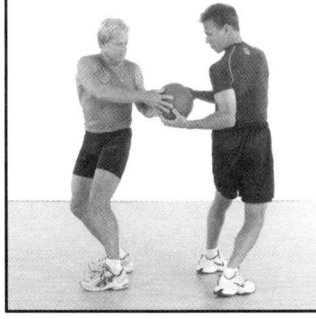

Core-Training

Balancierter Wurf

ZIEL Verbessert das Gleichgewicht und die Stabilität durch Fangen und Werfen.

Der Ball kann auch gegen eine Wand geworfen werden.

AUSGANGSSTELLUNG: Sie stehen Ihrem Partner gegenüber und halten einen Ball in den Händen. Beide heben das linke Knie bis in Hüfthöhe, die Ferse befindet sich vor dem rechten Knie, die Fußspitzen sind angezogen.

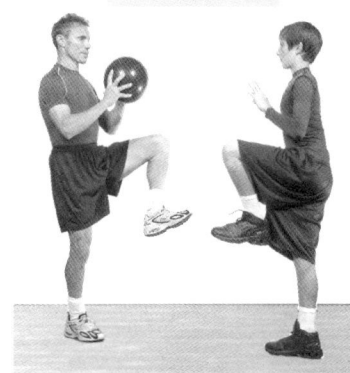

Ausgangsstellung

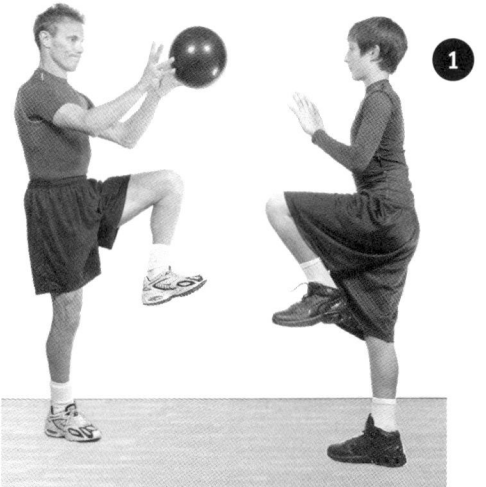

1 Werfen Sie Ihrem Partner den Ball zu.

2 Fangen Sie den Ball, den Ihr Partner Ihnen zuwirft, und werfen Sie ihn wieder zurück, stets auf einem Bein stehend.

Ihr Partner wirft den Ball aus verschiedenen Winkeln zurück.

Absolvieren Sie die vorgeschriebene Anzahl an Würfen, dann wechseln Sie das Standbein.

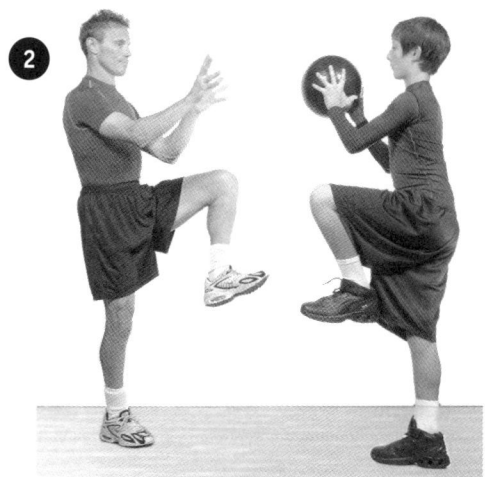

VARIANTE: Drehen Sie Ihrem Partner oder der Wand auch einmal die eine Seite und dann die andere zu. In der Folge sind auch rückwärtige Wurf- und Fangpositionen an der Reihe.

Functional Training für Einsteiger

Core-Training
Bogengang rückwärts

ZIEL Verbessert die Kraft und die Beweglichkeit des Rumpfes.

Sie können die Übung auch gegen ein Geländer oder eine Wand ausführen.

AUSGANGSSTELLUNG: Stellen Sie sich mit dem Rücken zu einem stabilen Stuhl.

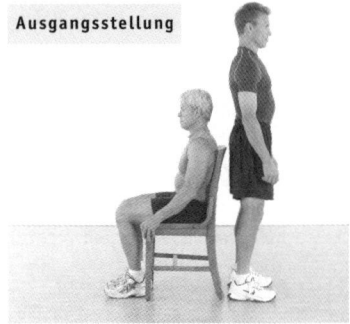

Ausgangsstellung

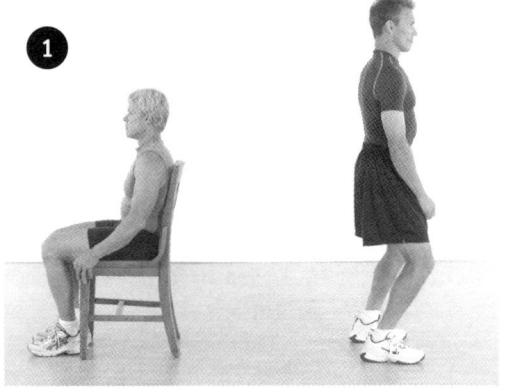

1 Vollziehen Sie zwei große Schritte nach vorne. Die Fußspitzen befinden sich auf einer Höhe, die Knie über den Zehen. Neigen Sie sich nach hinten.

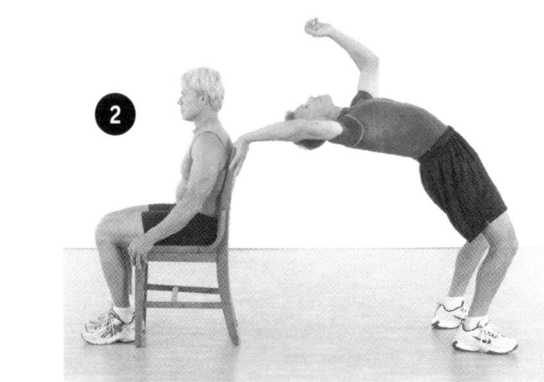

2 Drücken Sie mit den Händen gegen die Stuhllehne. Die Fingerspitzen zeigen nach unten, die Fußsohlen stehen vollständig auf dem Boden.

3 Wandern Sie mit den Händen den Stuhl abwärts, bis Ihr Kopf den Boden berührt. Ihr Rücken ist umfassend überstreckt. Kehren Sie anschließend zurück in die Ausgangsstellung.

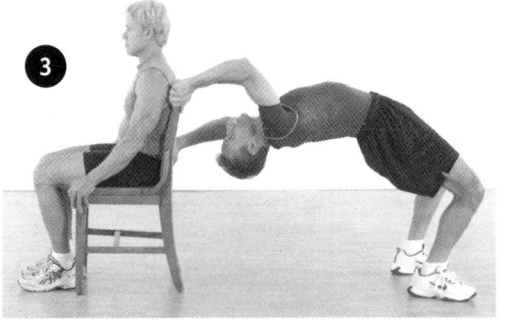

Core-Training
Neigen, ziehen, drücken

ZIEL Verbessert die Kraft und die Beweglichkeit des Rumpfes. Sie können die Übung auch gegen ein Geländer oder eine Wand ausführen.

AUSGANGSSTELLUNG: Fassen Sie die Rückenlehne eines stabilen Stuhls etwa in Schulterhöhe des Partners. Gehen Sie mit den Füßen rückwärts, bis die Arme hängen, Sie komplett überstreckt sind und nur Ihre Fußspitzen den Boden berühren

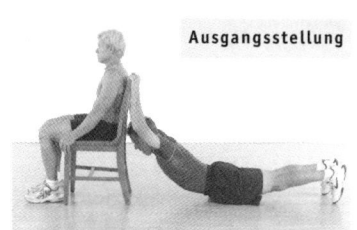
Ausgangsstellung

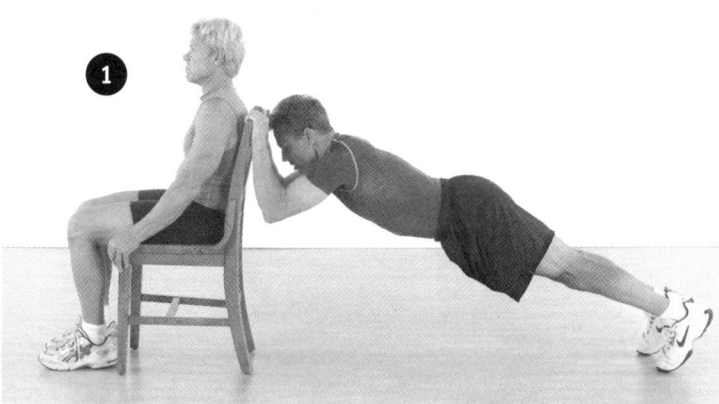

1–2 Ziehen Sie sich aus dem Hang nach oben, und drücken Sie sich anschließend vom Stuhl weg.

Während der ersten Versuche kann es sich anfühlen, als brächen Sie in der Mitte entzwei. Aber bald sollten Sie in der Lage sein, sich mit genügend Kraft zurück in den Stand zu drücken.

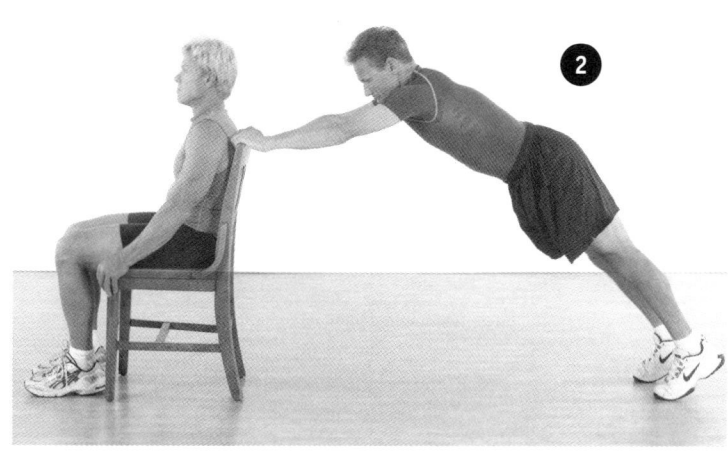

Functional Training für Einsteiger

Core-Training
Einbeinkniebeuge

ZIEL Verbessert die Kraft und die Beweglichkeit des Rumpfes. Fördert die Haltung, Balance und Beweglichkeit in Sprunggelenk, Knie und Hüfte, die vor allem für reaktive Schnellkraft notwendig sind.

AUSGANGSSTELLUNG: Beugen Sie im aufrechten Stand das rechte Knie, und heben Sie den Fuß über Kniehöhe.

Ausgangsstellung

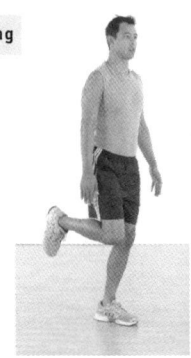

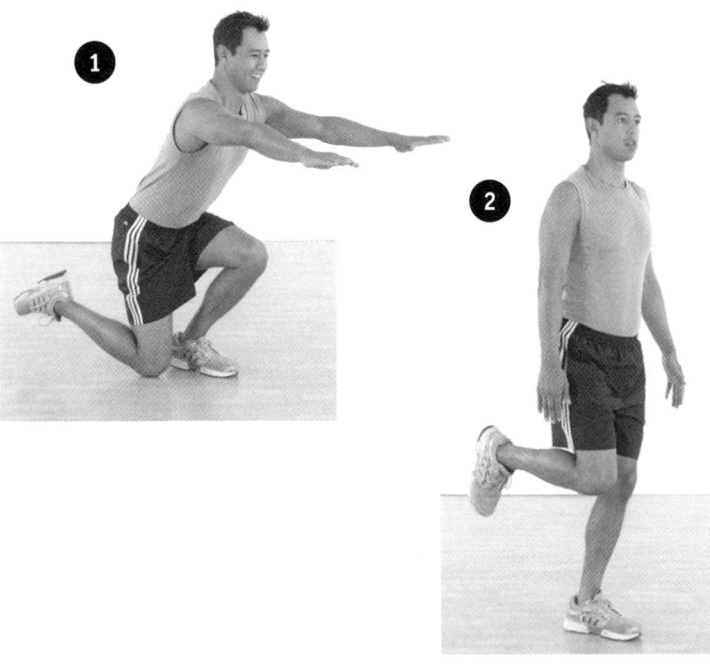

1 Behalten Sie die aufrechte Haltung bei – der linke Fuß steht mit der ganzen Sohle auf dem Boden. Beugen Sie das linke Bein, und senken Sie die Hüfte ab, bis das rechte Knie sanft den Boden berührt. Die Ferse des Standbeinfußes bleibt stets am Boden.

2 Kehren Sie langsam in die Ausgangsstellung zurück.

Vollziehen Sie die vorgeschriebene Anzahl an Wiederholungen, dann wechseln Sie die Seite.

VARIANTE: Ein Bein nach vorne ausstrecken. Beginnen Sie, indem Sie sich an einem Stuhl abstützen. So lernen Sie am besten die richtige Technik.

VARIANTE: Sobald Sie die freistehende Version beherrschen, probieren Sie diese Form aus, bei der Sie die Zehen ergreifen und die Beugung stärker in der Hüfte erfolgt.

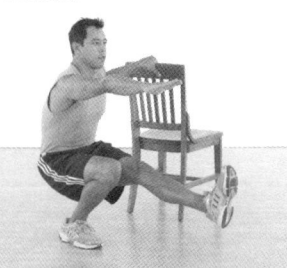
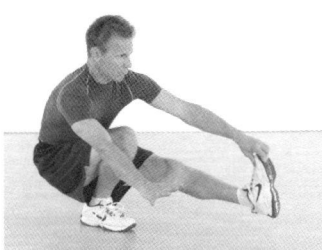

Krafttraining

Good Morning

ZIEL Fördert die Hüftbewegung, kräftigt die Muskeln des unteren Rückens und der Oberschenkelrückseite zum Starten, Springen und Sprinten.

AUSGANGSSTELLUNG: Legen Sie im Stand eine Langhantel mit mäßig schwerem Gewicht auf Ihre Schultern. Die Knie sind leicht gebeugt, die Füße stehen etwas enger als hüftbreit auseinander.

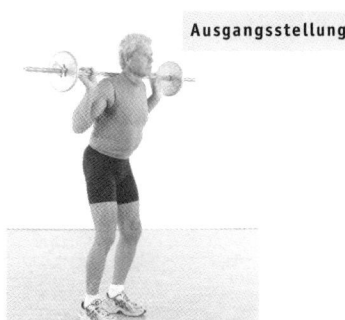
Ausgangsstellung

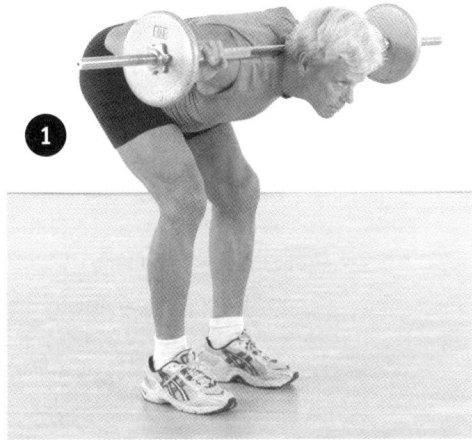

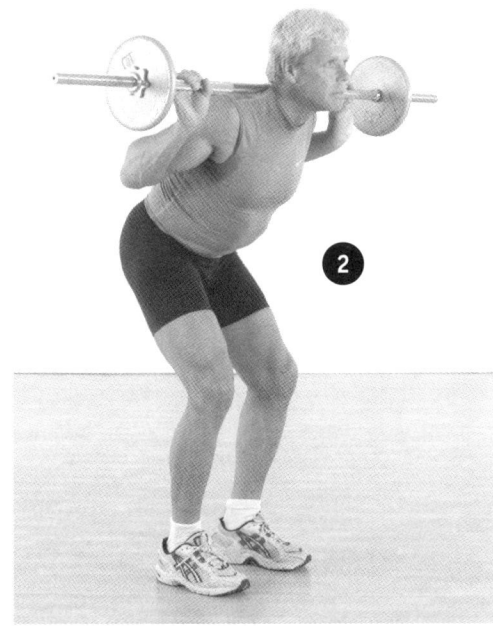

1 Stellen Sie sich einen Tisch vor, den Sie mit der Mitte Ihrer Oberschenkel berühren. Halten Sie den Rücken gerade, beugen Sie sich in der Hüfte nach vorne, und »legen« Sie Ihren Brustkorb auf den imaginären Tisch. Achten Sie darauf, dass sich Ihr Körperschwerpunkt über der Mitte Ihrer Füße befindet und sie von der Ferse bis zur Spitze Kontakt mit dem Boden halten. Die richtige Haltung vermittelt Ihnen das Gefühl, als könnten Sie während jeder Phase der Bewegung abspringen.

2 Kehren Sie in die Ausgangsstellung zurück, indem Sie die Muskeln des unteren Rückens und der Oberschenkelrückseite anspannen und den Oberkörper wieder aufrichten.

Functional Training für Einsteiger

Krafttraining
Kreuzheben

ZIEL *Fördert die Hüftbewegung, kräftigt die Muskeln des unteren Rückens und der Oberschenkelrückseite zum Starten, Springen und Sprinten.*

AUSGANGSSTELLUNG: Im Stand sind Ihre Knie leicht gebeugt, die Füße stehen etwas enger als hüftbreit auseinander. Halten Sie eine Langhantel mit mäßig schwerem Gewicht vor den Oberschenkeln.

Ausgangsstellung

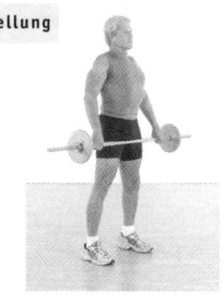

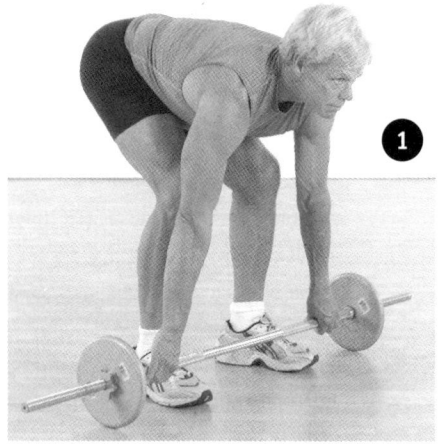

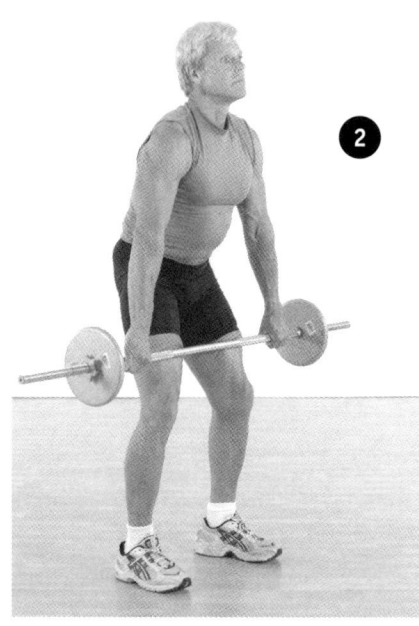

1 Stellen Sie sich einen Tisch vor, den Sie mit der Mitte Ihrer Oberschenkel berühren. Halten Sie den Rücken gerade, beugen Sie sich in der Hüfte nach vorne, und »legen« Sie Ihren Brustkorb auf den imaginären Tisch. Achten Sie darauf, dass Sie die Hantel nahe entlang Ihrer Beine führen und sie sich in der Endstellung direkt über den Schnürsenkeln befindet. Beide Füße stehen mit der ganzen Sohle fest auf dem Boden. Die richtige Haltung vermittelt Ihnen das Gefühl, als könnten Sie während jeder Phase der Bewegung abspringen.

2 Kehren Sie in die Ausgangsstellung zurück, indem Sie die Muskeln des unteren Rückens und der Oberschenkelrückseite anspannen und den Oberkörper aufrichten.

Krafttraining

Kreuzheben russisch

ZIEL Fördert die Kraftentwicklung entlang des Rumpfes, kräftigt die Muskeln des unteren Rückens und der Oberschenkelrückseite, steigert die Beugung zur maximalen Streckung, wie zum Starten, Springen, Sprinten und Gewichtheben benötigt.

Darf nicht mit rumänischem Kreuzheben verwechselt werden.

AUSGANGSSTELLUNG: Im Stand sind Ihre Knie leicht gebeugt, die Füße stehen hüftbreit auseinander. Platzieren Sie eine Langhantel dicht vor den Schienbeinen auf dem Boden. Beugen Sie sich in der Hüfte, halten Sie den Rücken gerade, und fassen Sie die Hantel, die sich über den Schnürsenkeln befindet.

Ausgangsstellung

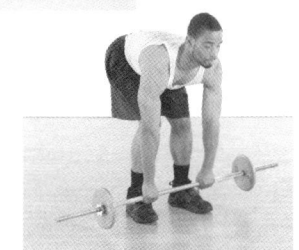

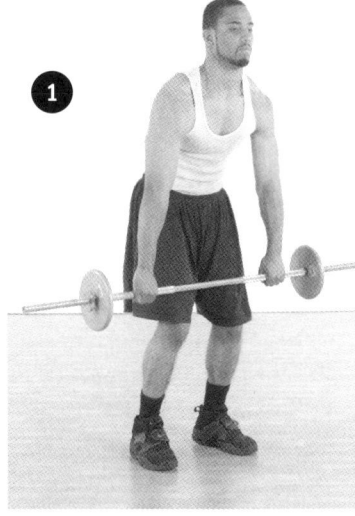

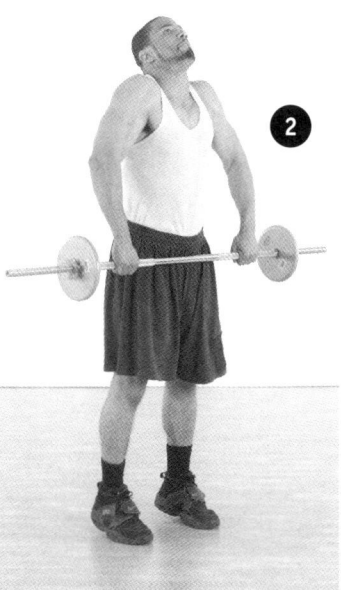

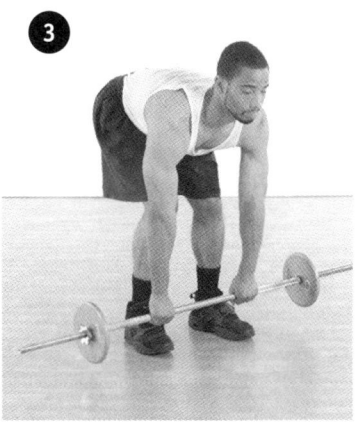

1 Greifen Sie die Hantel. Die Arme sind entspannt, die Handgelenke zeigen nach vorne und die Ellenbogen nach außen. Strecken Sie den Körper, und führen Sie die Hantel nahe an den Beinen entlang, bis sie in Höhe der Oberschenkel angekommen ist.

2 Richten Sie den Körper mit einem »Zucken« auf. Denken Sie »Schultern an die Ohren, Hüfte hoch und auf die Zehenspitzen!«, während die Hantel sich dicht am Körper nach oben bewegt.

3 Kehren Sie mit derselben Haltung langsam in die Ausgangsstellung zurück.

Functional Training für Einsteiger

Krafttraining
Clean Pull (Zugbewegung zum Umsetzen)

ZIEL Fördert die Kraftentwicklung entlang des Rumpfes, kräftigt die Muskeln der Schultern, der Hüfte und der Beine, steigert die Beugung zur maximalen Streckung, wie zum Starten, Springen, Sprinten und Gewichtheben benötigt.

AUSGANGSSTELLUNG: Fassen Sie im hüftbreiten Stand eine Langhantel. Öffnen Sie den Brustkorb, halten Sie den Rücken gerade, die Füße stehen fest auf dem Boden. Beugen Sie die Knie, bis sie über die Stange hinweg reichen und sich Ihr Körperschwerpunkt über der Fußmitte befindet.

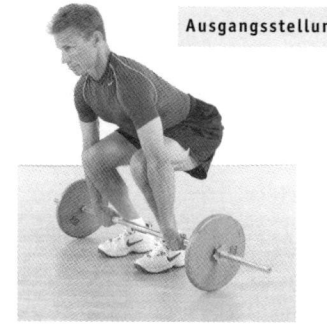
Ausgangsstellung

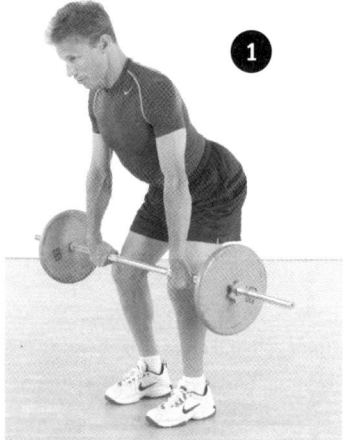

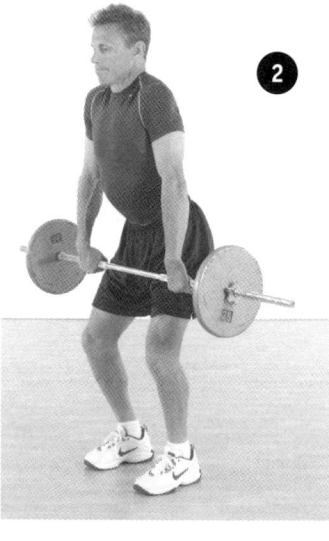

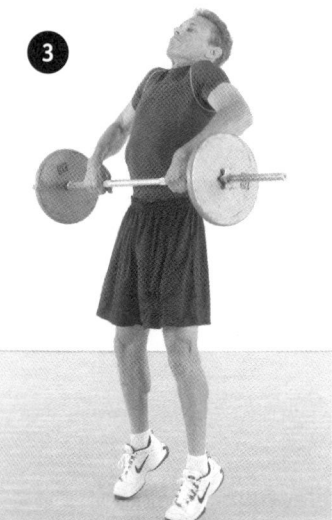

1 Indem Sie Hüfte und Schultern gleichzeitig aufwärts bewegen, ziehen Sie die Hantelstange hoch an die Oberschenkel und schieben die Knie nach vorne in eine Absprungposition.

2–3 Richten Sie den Körper mit einem »Zucken« auf, und lösen Sie dabei die Fersen vom Boden, während die Zehenspitzen nie den Kontakt mit dem Boden verlieren. Ziehen Sie die Schultern zu den Ohren, die Ellenbogen zeigen nach außen. Sie denken »Hüfte hoch und auf die Zehenspitzen!«, während die Hantel sich dicht am Körper nach oben bewegt.

Krafttraining
High Pull

ZIEL Fördert die Kraftentwicklung entlang des Rumpfes, kräftigt die Muskeln der Schultern, der Hüfte und der Beine, steigert die Beugung zur maximalen Streckung, wie zum Starten, Springen, Sprinten und Gewichtheben benötigt.

AUSGANGSSTELLUNG: Fassen Sie eine Langhantel in hüftbreitem Stand, die sich über Ihren Schnürsenkeln befindet. Wählen Sie eine breite Handstellung. Öffnen Sie den Brustkorb, halten Sie den Rücken gerade, die Füße stehen vollständig auf dem Boden. Beugen Sie die Knie, und schieben Sie sie dabei über die Stange, bis sich Ihr Körperschwerpunkt über der Fußmitte befindet.

Ausgangsstellung

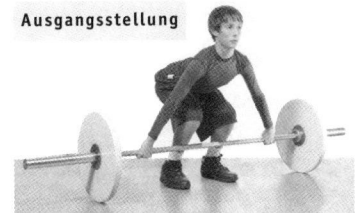

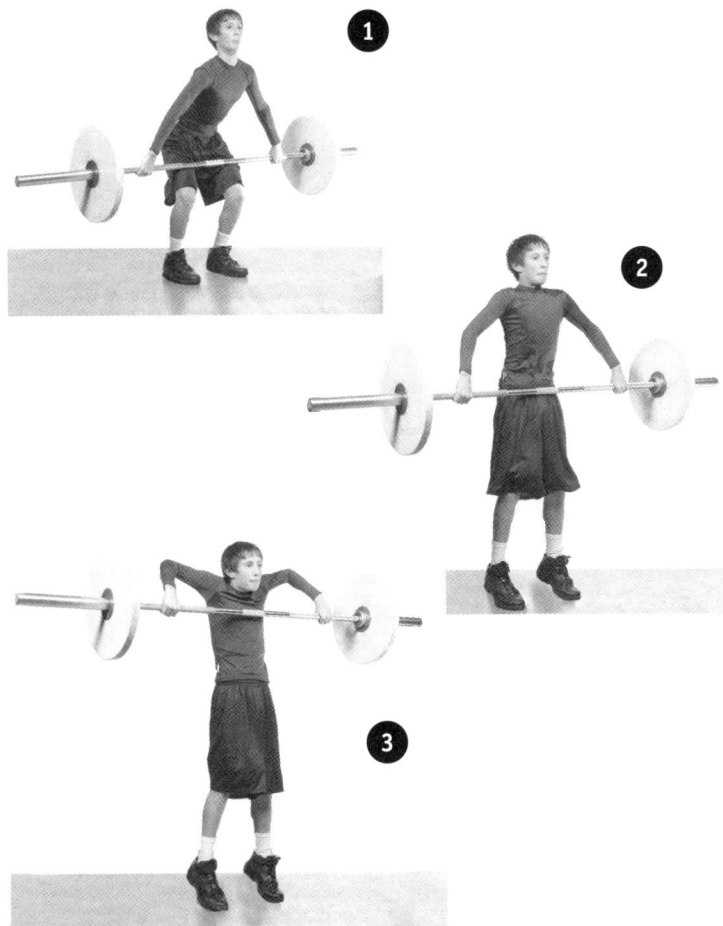

1 Indem Sie Hüfte und Schultern gleichzeitig aufwärts bewegen, ziehen Sie die Hantelstange hoch an die Oberschenkel und schieben die Knie nach vorne in eine Absprungposition.

2 Richten Sie den Körper mit einem »Zucken« auf, und springen Sie, ohne dass die Zehenspitzen den Boden verlassen. Denken Sie »Schulten an die Ohren, Hüfte hoch und auf die Zehenspitzen!«, während die Hantel sich dicht am Körper nach oben bewegt.

3 Sobald die Hantelstange die Hüfte passiert hat, ziehen Sie die Ellenbogen bis über Schulterniveau. Denken Sie »Hüfte hoch, Ellenbogen hoch!« Stellen Sie sicher, dass sich die Ellenbogen eher über der Hantelstange als dahinter befinden.

Functional Training für Einsteiger

Krafttraining
Overhead Squat

ZIEL Verbessert die Core-Kraft bis in die Beine und den Rumpf, fördert Haltung, Gleichgewicht und Beweglichkeit in allen Kniebeugebewegungen.

AUSGANGSSTELLUNG: Halten Sie im hüftbreiten Stand mit leicht ausgedrehten Füßen eine Langhantel mit weitem Griff (erlaubt die Schulterrotation) und gestreckten Armen über dem Kopf.

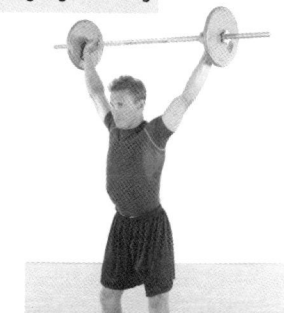

Ausgangsstellung

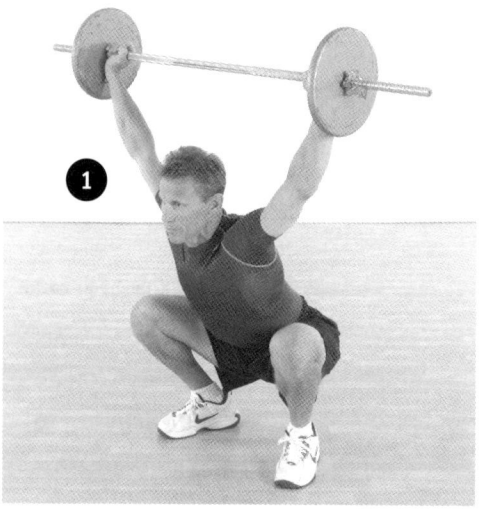

1 Die Ellenbogen stehen über den Füßen, während Sie die Knie beugen, bis sich die Hüfte unterhalb der Knie befindet. Dabei atmen Sie ein. Die Füße bleiben die ganze Zeit vollständig auf dem Boden, der Rücken ist gestreckt.

2 Atmen Sie aus, während Sie sich aufrichten und in die Ausgangsstellung zurückkehren.

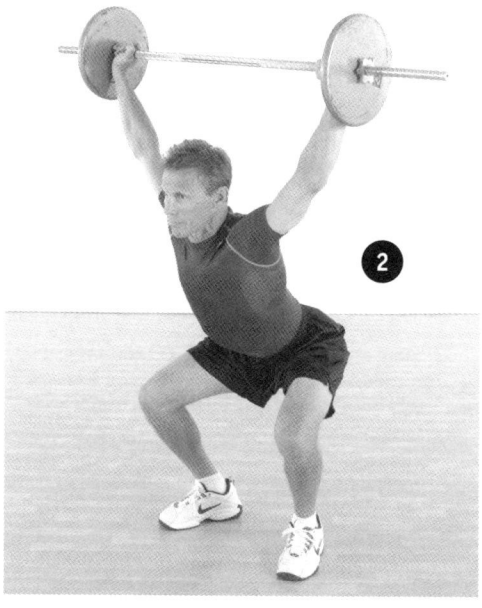

Krafttraining

Overhead-Ausfallschritt

ZIEL Verbessert die Core-Kraft bis in die Beine und den Rumpf, entwickelt die Bereiche, die zum Wandern, Klettern, Laufen und Sprinten gebraucht werden.

AUSGANGSSTELLUNG: Halten Sie im aufrechten und hüftbreiten Stand eine Langhantel mit weitem Griff (erlaubt die Schulterrotation) und gestreckten Armen über dem Kopf.

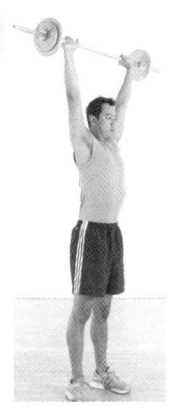

Ausgangsstellung

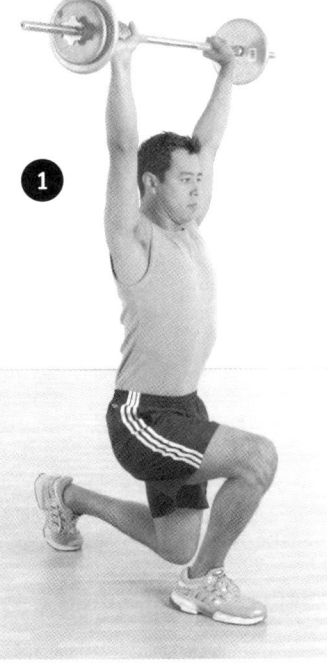

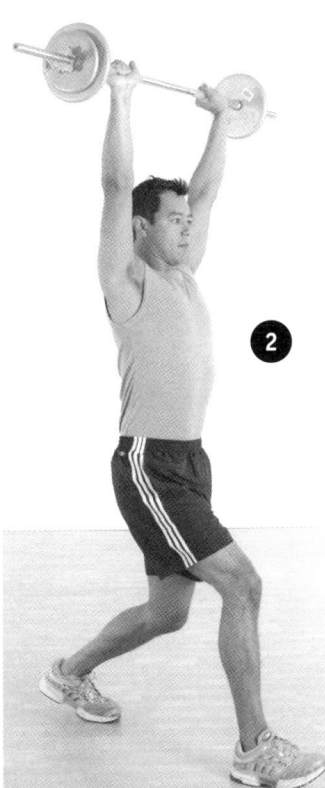

1 Vollziehen Sie mit dem rechten Bein einen Ausfallschritt, und atmen Sie dabei ein. Setzen Sie den Fuß mit der ganzen Sohle auf, das gebeugte Knie befindet sich über dem Fußrist. Berühren Sie mit dem hinteren Knie sanft den Boden. Halten Sie die Hantel weiterhin mit gestreckten Armen auf einer Linie mit Ohren, Schultern, Hüfte und hinterem Knie.

2 Atmen Sie aus, während Sie in die Ausgangsstellung zurückkehren, ohne mit der Ferse des vorderen Fußes über den Boden zu schleifen.

Wechseln Sie die Ausfallschritte im Sinne der vorgeschriebenen Anzahl an Wiederholungen.

VARIANTE: Anstatt das vordere Bein in die Ausgangsstellung zurückzuführen, können Sie auch das hintere Bein nach vorne stellen.

Functional Training für Einsteiger

Krafttraining
Front Squat

ZIEL *Verbessert die Core-Kraft bis in die Beine und den Rumpf, fordert und fördert Haltung, Gleichgewicht und Beweglichkeit beim Umgang mit höheren Lasten.*

AUSGANGSSTELLUNG: Legen Sie im hüftbreiten Stand eine Langhantel vorne auf den Schultern ab, die Hantelstange ruht nahe der Fingerspitzen. Halten Sie die Ellenbogen vorne und oben.

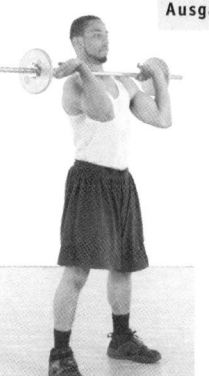

Ausgangsstellung

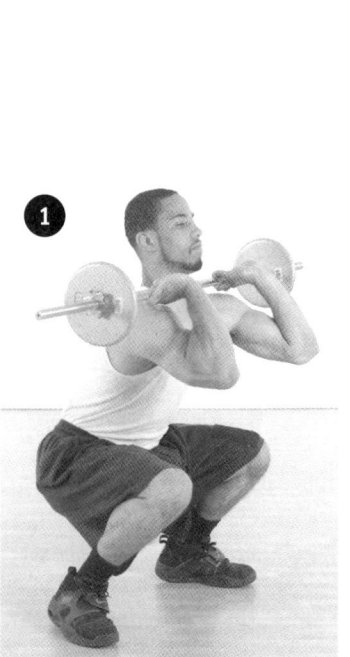

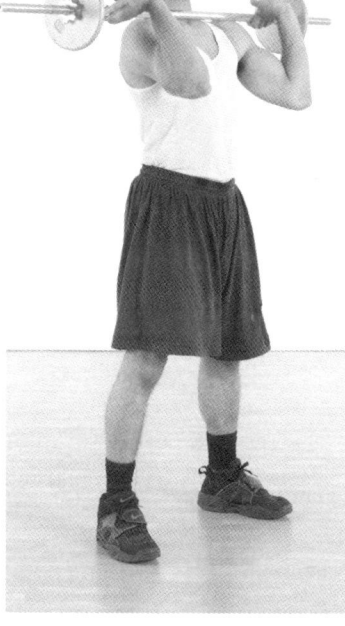

1 Atmen Sie ein, während Sie die Knie beugen, bis sich die Hüfte unterhalb der Knie befindet.

2 Atmen Sie aus, während Sie in die Ausgangsstellung zurückkehren.

VARIANTE AUSFALL-SCHRITT VORWÄRTS:
In der gleichen Haltung können Sie mit der Hantel auch einen Ausfallschritt nach vorne machen.

VARIANTE BACK SQUAT MIT AUSFALLSCHRITT:
Mit der Langhantel hinter dem Kopf vollziehen Sie einen Squat oder einen Ausfallschritt (Bild) nach hinten.

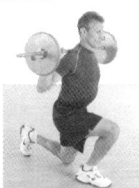

Krafttraining

Step-up langsam
Übungsreihe Step-up

ZIEL Verbessert die Core-Kraft bis in die Beine und im gesamten Rumpf.

Der Einbeincharakter dieser Übung erlaubt qualitative Krafttrainingsarbeit bei geringerer Belastung der Schultern und des unteren Rückens. Die Übung kann in der Rehabilitation Anwendung finden und/oder am Anfang eines Kniebeuge- und Beschleunigungstrainings stehen.

AUSGANGSSTELLUNG: Stellen Sie den rechten Fuß auf einen wadenhohen Kasten. Halten Sie entweder Kurzhanteln in den Händen, oder legen Sie eine Langhantel hinter dem Kopf auf Schultern und oberen Rücken.

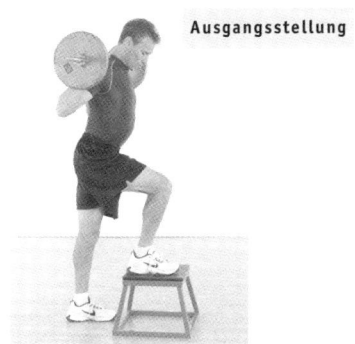

Ausgangsstellung

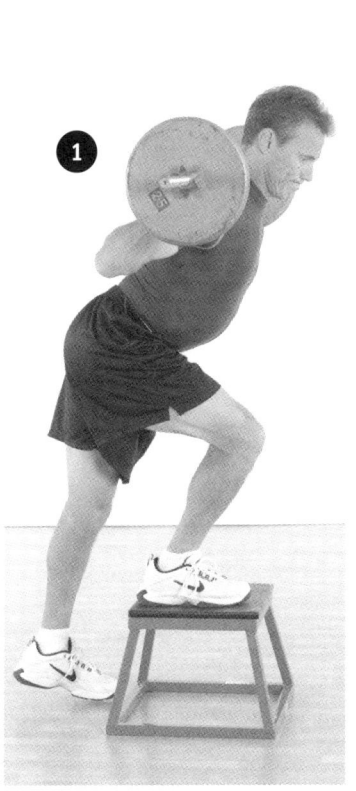

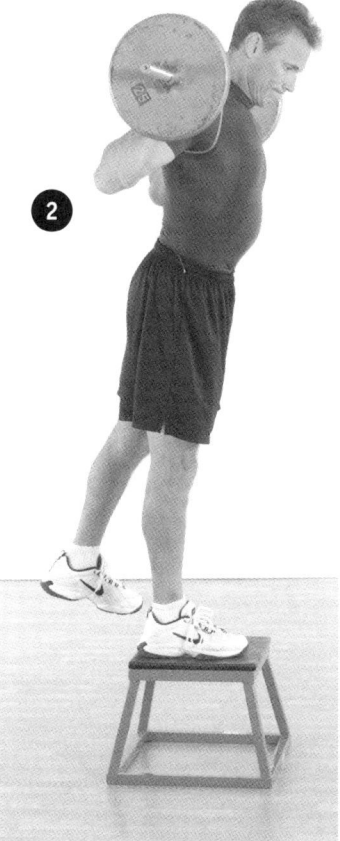

1–2 Stellen Sie sich vor, unter Ihrem linken Fuß befände sich ein rohes Ei. Strecken Sie nun den Rücken und das rechte Bein, ohne das imaginäre Ei zu zerbrechen.

Senken Sie die Hüfte, und setzen Sie den linken Fuß langsam zurück auf den Boden. Absolvieren Sie die vorgeschriebene Anzahl an Wiederholungen, und wechseln Sie dann die Seite.

Functional Training für Einsteiger

Krafttraining
Step-up mit Abdrücken
Übungsreihe Step-up

Das untere Bein erledigt den Großteil der Arbeit. Zu dieser Übung gehört eine deutlich höhere Gewichtsbelastung.

AUSGANGSSTELLUNG: Stellen Sie den rechten Fuß auf einen Kasten, und halten Sie eine Langhantel hinter dem Kopf auf Schultern und oberem Rücken.

Ausgangsstellung

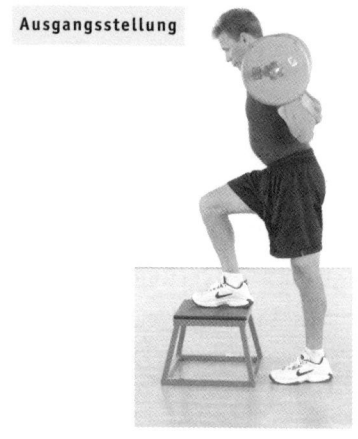

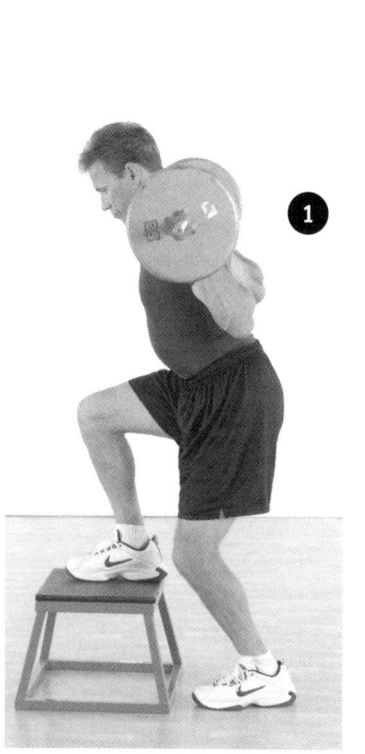

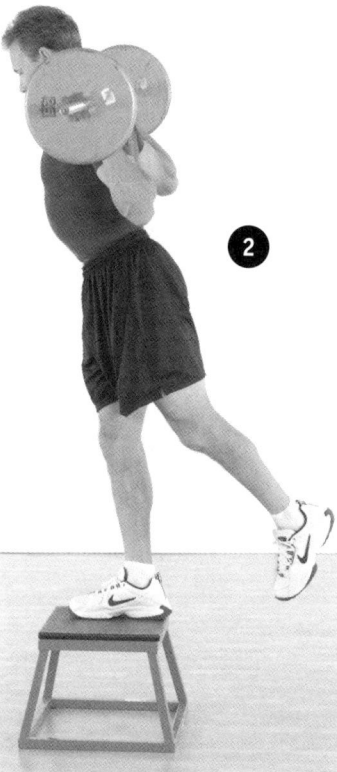

1–2 Beugen Sie das linke Bein. Drücken Sie sich kräftig vom Boden ab, und strecken Sie das linke Bein energisch, um die Hüfte in eine auf dem rechten Bein ausbalancierte Stellung zu bringen. Senken Sie das linke Bein wieder.

Wiederholen Sie die vorgeschriebene Anzahl, und wechseln Sie dann die Seite.

Krafttraining

Step-up mit Knieschwung — Übungsreihe Step-up

Beide Beine arbeiten zusammen, um die Hüfte nach dem Schritt auf den Kasten so hoch wie möglich zu strecken.

AUSGANGSSTELLUNG: Halten Sie eine Langhantel hinter dem Kopf auf Schultern und oberem Rücken. Heben Sie den rechten Fuß, sodass er über dem Kasten schwebt.

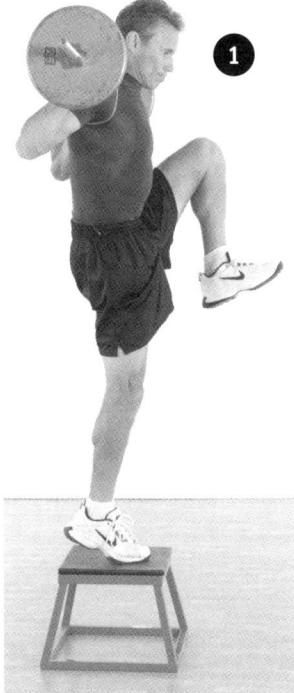

1 Stellen Sie den rechten Fuß auf den Kasten, strecken Sie das Bein, und schwingen Sie währenddessen das linke Knie deutlich über Hüfthöhe. Diese Aktion hebt Ihre Hüfte und streckt das rechte Bein bis auf die Fußspitzen. Denken Sie »Hüfte hoch zu Beginn, und noch höher am Ende«.

Senken Sie das linke Bein zurück zum Boden. Wechseln Sie die Seiten entsprechend der vorgeschriebenen Anzahl an Wiederholungen.

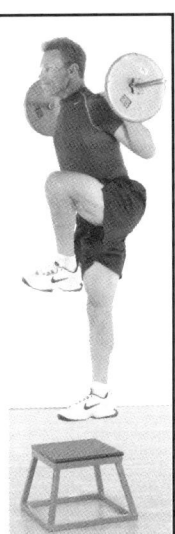

VARIANTE EXPLOSIVER STEP-UP: Diese Übung wird genauso ausgeführt wie der Step-up mit Knieschwung, allerdings mit so viel Geschwindigkeit, dass der Fuß sich nach dem Sprung von der Plattform löst. Wechseln Sie die Beine, und absolvieren Sie 4–6 Wiederholungen.

Functional Training für Einsteiger

Krafttraining

Step-up schnell

Übungsreihe Step-up

ZIEL Hier ist das Ziel die explosive Streckung der Hüfte ohne Knieschwung. Das Gewicht ist leicht.

AUSGANGSSTELLUNG: Mit einer Langhantel auf den Schultern und dem oberen Rücken stellen Sie den rechten Fuß auf einen Kasten.

Ausgangsstellung

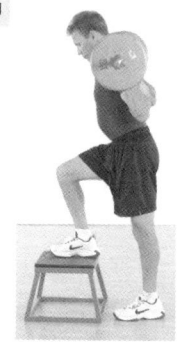

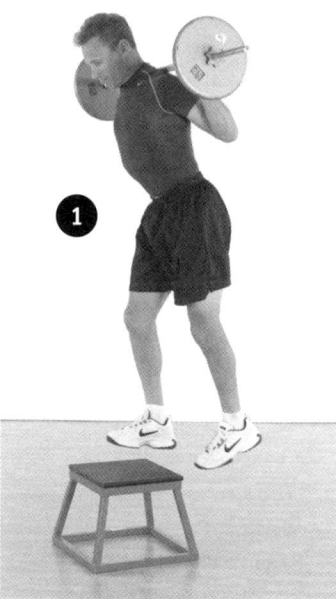

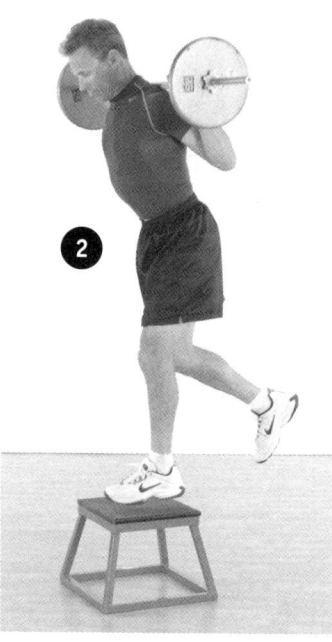

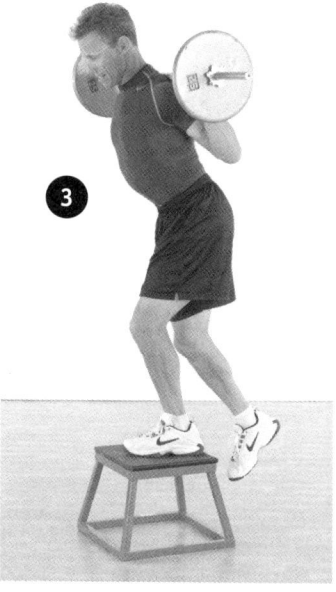

1 Drücken Sie sich mit beiden Füßen ab, und strecken Sie die Beine so, dass Sie hoch über dem Kasten »explodieren«.

2 Wechseln Sie die Beine in der Luft, und landen Sie mit dem linken Fuß kontrolliert auf dem Kasten. Das rechte Bein wird zum Boden abgesenkt.

3 Sobald Ihr rechter Fuß den Boden berührt, drücken Sie sich wieder explosiv mit beiden Füßen ab.

Wechseln Sie die Beine entsprechend der vorgeschriebenen Anzahl an Wiederholungen.

Krafttraining

Step-down

ZIEL Verbessert Core-Kraft, Gleichgewicht und Stabilität in Rumpf und Beinen – eine nützliche Übung für den Einstieg in Einbeinkniebeugen und für die Sprunggelenks-, Knie- und/oder Hüftrehabilitation.

Sie brauchen für diese Übung einen Pappbecher (hier nicht abgebildet).

AUSGANGSSTELLUNG: Platzieren Sie einen Pappbecher links neben einen wadenhohen Kasten. Stellen Sie sich mit dem rechten Fuß auf den Rand des Kastens, Ihr linkes Bein ist ohne Unterstützung.

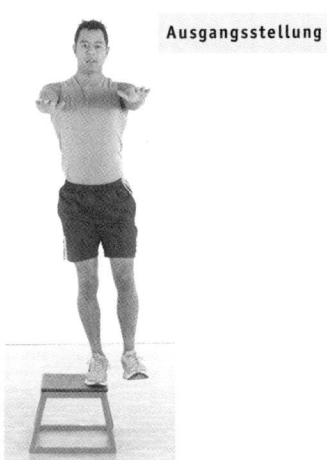

Ausgangsstellung

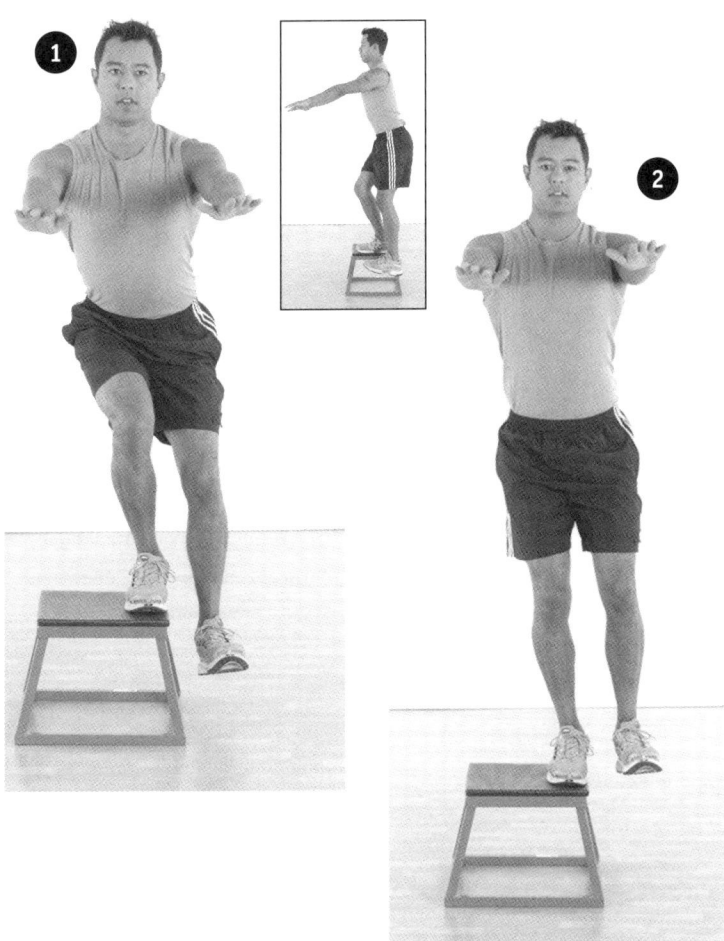

1 Halten Sie den Rücken gerade und den Brustkorb offen, beugen Sie Ihr rechtes Knie so weit, bis Ihr linker Fuß den Pappbecher berührt, ohne diesen zu zerdrücken.

2 Kehren Sie zurück in die Ausgangsstellung.

Absolvieren Sie die vorgeschriebene Anzahl an Wiederholungen, und wechseln Sie dann die Seite.

Functional Training für Einsteiger

Krafttraining
Einbeinkniebeuge mit Zusatzgewicht

ZIEL Kräftigt die Beine, ohne die Schultern und den unteren Rücken zu überlasten.

Dies ist eine hervorragende Übung für Sprinten, Springen und schnelle Richtungswechsel

AUSGANGSSTELLUNG: Stellen Sie sich mit den Fersen an einen wadenhohen Kasten. Halten Sie entweder Kurzhanteln in den Händen oder eine Langhantel auf Schultern und oberem Rücken.

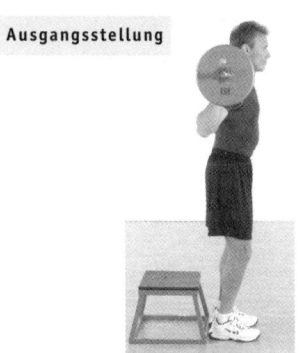

Ausgangsstellung

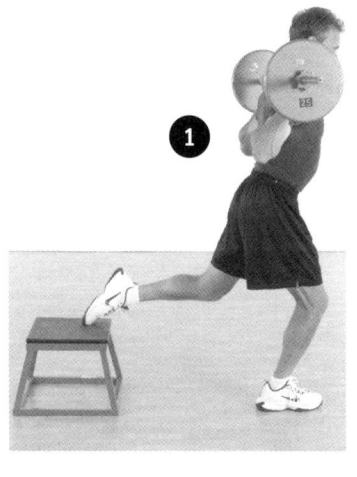

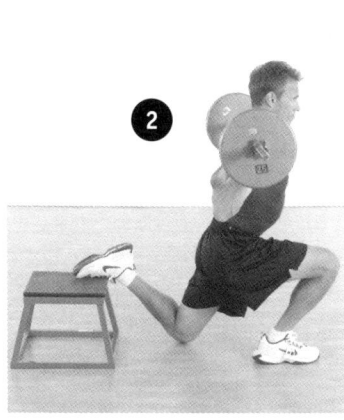

1 Gehen Sie mit dem rechten Fuß einen Schritt nach vorne, und platzieren Sie den Rist des linken Fußes auf dem Kasten, damit Sie das hintere Bein bei der Kniebeuge nicht einsetzen.

2 Beugen Sie das rechte Knie, bis das linke Knie den Boden berührt. Um die richtige Haltung zu gewährleisten, befindet sich das Gewicht über dem hinteren Knie.

Absolvieren Sie die vorgeschriebene Anzahl an Wiederholungen, und wechseln Sie dann die Seite.

VARIANTE: Um die Schwierigkeit für Haltung und Stabilität zu steigern, platzieren Sie die Hantel vorne auf den Schultern oder halten sie in der nächsten Stufe während des gesamten Ablaufs über dem Kopf.

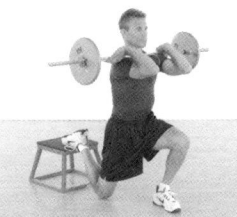
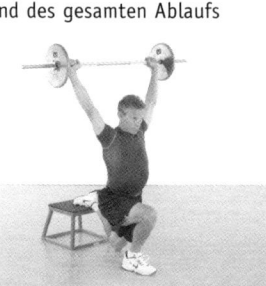

108

Krafttraining
Overhead Press

ZIEL Kräftigt den Oberkörper, verbessert Stabilität und Beweglichkeit in den Schultern.

Die Kombination aus Drücken hinter und vor dem Kopf ist ein ausgezeichneter Einstieg in Drückbewegungen im Stand.

AUSGANGSSTELLUNG: Halten Sie im hüftbreiten Stand und mit leicht gebeugten Knien eine Langhantel hinter dem Kopf auf Schultern und oberem Rücken. Der Brustkorb ist offen, die Hüfte angespannt.

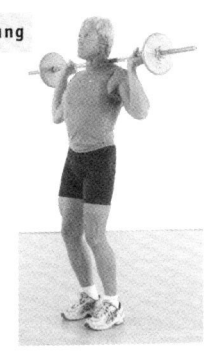

Ausgangsstellung

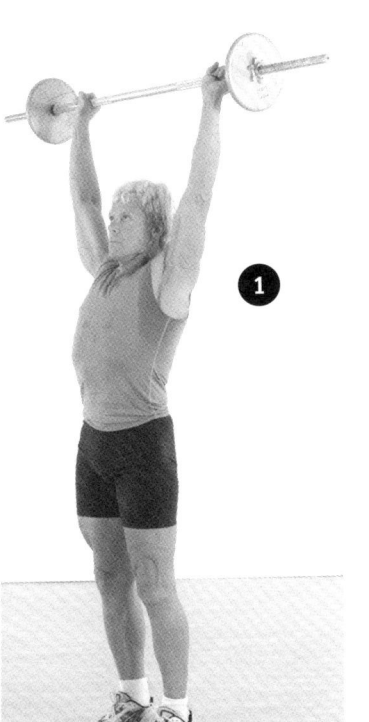

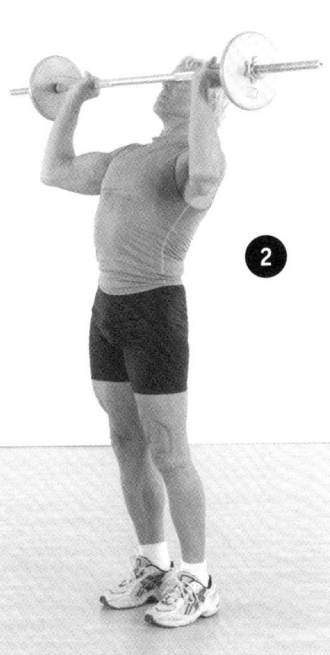

1 Strecken Sie die Arme vollständig nach oben. Die Ellenbogen befinden sich während dieser Bewegung stets unter der Hantelstange.

2 Senken Sie die Hantel vor dem Kopf bis auf Schulterniveau ab, und strecken Sie danach die Arme wieder. Wiederholen Sie den Ablauf abwechselnd – einmal senken Sie die Hantel hinter dem Kopf ab, das nächste Mal davor. In der Endstellung befinden sich Ihre Arme stets hinter den Ohren.

Functional Training für Einsteiger

Krafttraining
Push Press

ZIEL Kräftigt den Oberkörper, verbessert energische Drücktechniken, die in Kampfsportarten wie Ringen und Martial Arts, aber auch im Football, Basketball, Rugby und Eishockey angewendet werden.

AUSGANGSSTELLUNG: Halten Sie im hüftbreiten Stand und mit leicht gebeugten Knien eine Langhantel vorne auf den Schultern. Die Ellenbogen sind nach vorne oben ausgerichtet.

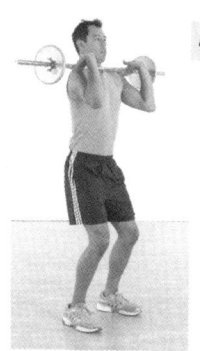
Ausgangsstellung

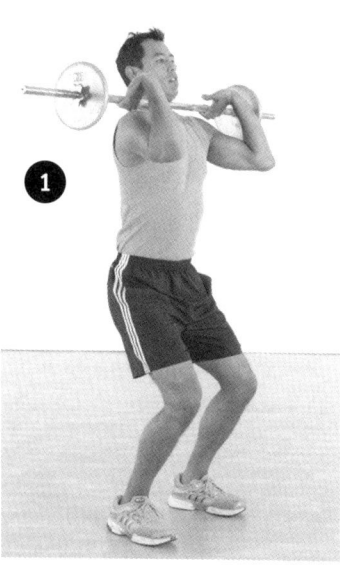

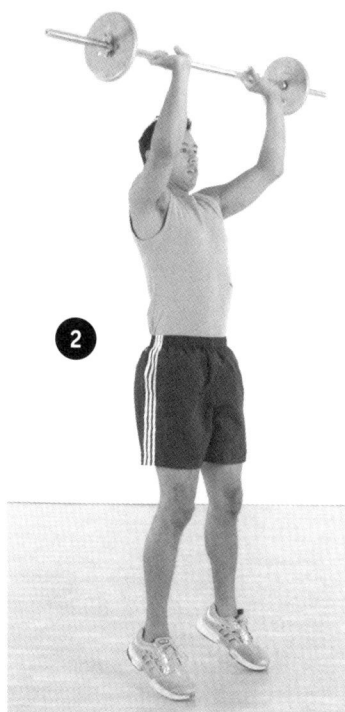

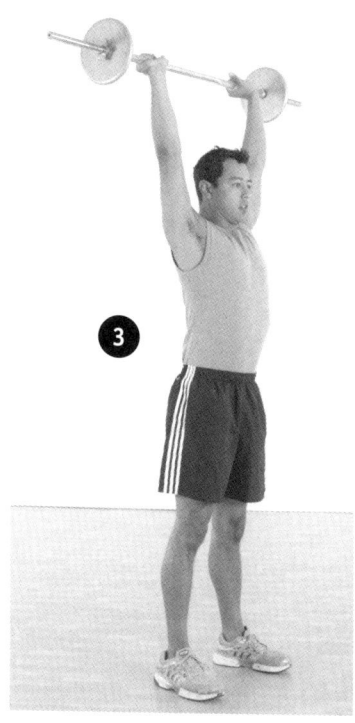

1 Beugen Sie die Knie leicht, und strecken Sie unmittelbar darauf die Beine, um die Hantel nach oben zu beschleunigen.

2 Kurz vor der vollständigen Streckung der Beine drücken Sie die Hantel mit den Armen nach oben. In dieser Schwungphase können die Fersen vom Boden abheben, die Fußspitzen jedoch nicht.

3 Strecken Sie Arme und Körper vollständig.

Krafttraining

Push Jerk

ZIEL Kräftigt den Oberkörper, steigert die reaktive Schnelligkeit und die Drücktechniken, wie sie in Kampfsportarten nützlich sind, in denen Springen, Schieben und Werfen zur Anwendung kommen.

AUSGANGSSTELLUNG: Halten Sie im hüftbreiten Stand und mit leicht gebeugten Knien eine Langhantel vorne auf den Schultern. Während der gesamten Übung ist der Brustkorb offen und die Hüfte angespannt.

Ausgangsstellung

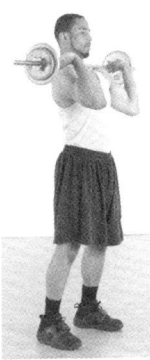

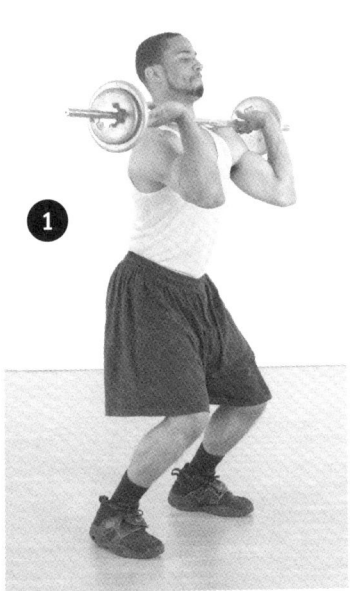

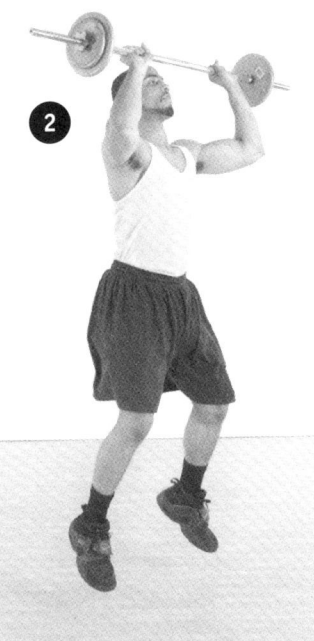

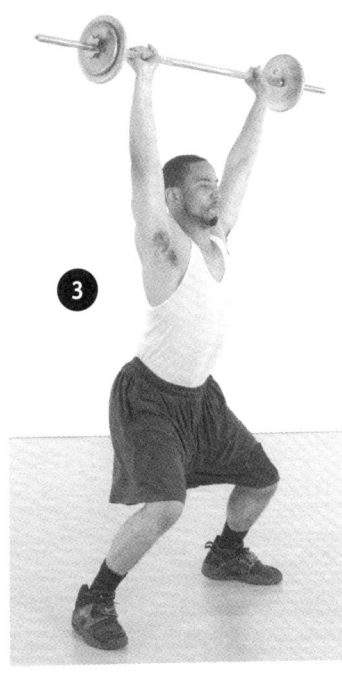

1 Beugen Sie die Knie leicht, und strecken Sie unmittelbar darauf energisch die Beine, um die Hantel nach oben zu beschleunigen.

2 Kurz vor der vollständigen Streckung der Beine und dem Abheben der Füße vom Boden ziehen Sie sich unter die Hantel und strecken die Arme.

3 Landen Sie mit gebeugten Knien vollständig auf beiden Fußsohlen; die Arme sind gestreckt und befinden sich hinter den Ohren. Strecken Sie die Beine bis zum Stand, und stabilisieren Sie das Gewicht über dem Kopf.

Functional Training für Einsteiger

Krafttraining
Split Jerk

ZIEL Kräftigt den Oberkörper, fordert und fördert die Schnelligkeit der Füße und Beine für Drückbewegungen, wie sie in Kampfsportarten nützlich sind, in denen Springen, Schieben und Werfen zur Anwendung kommen.

AUSGANGSSTELLUNG: Halten Sie im hüftbreiten Stand und mit leicht gebeugten Knien eine Langhantel vor oder hinter dem Kopf auf den Schultern. Während der gesamten Übung ist der Brustkorb offen und die Hüfte angespannt.

Ausgangsstellung

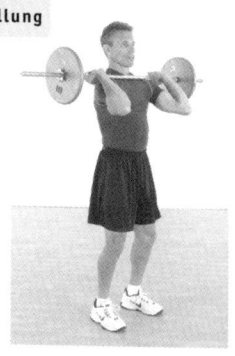

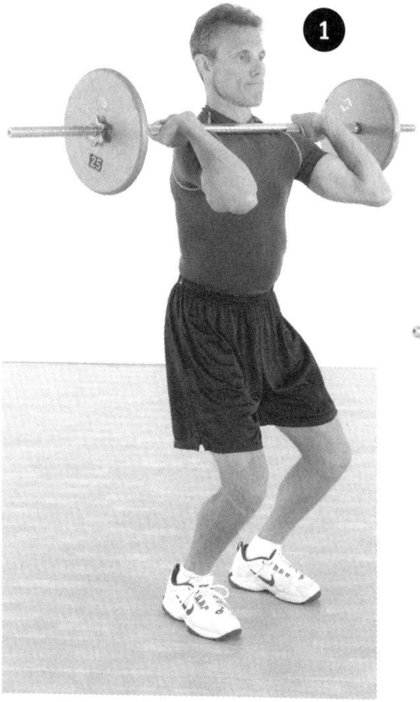

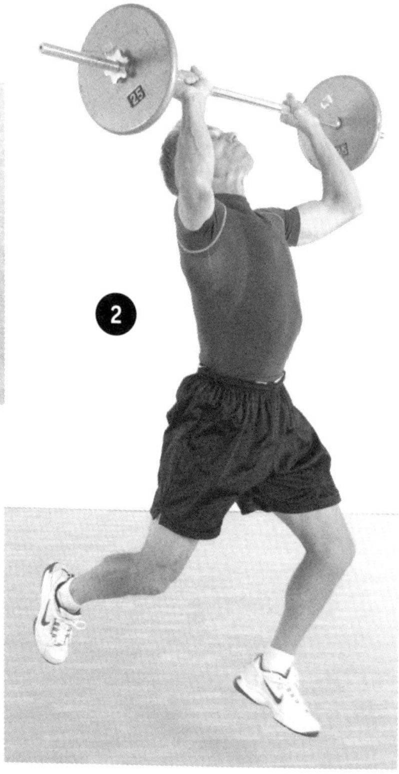

1 Beugen Sie die Knie leicht, und strecken Sie unmittelbar darauf energisch die Beine, um die Hantel nach oben zu beschleunigen.

2 Durch die Bewegungsenergie der Körperstreckung heben Ihre Füße vom Boden ab.

Krafttraining

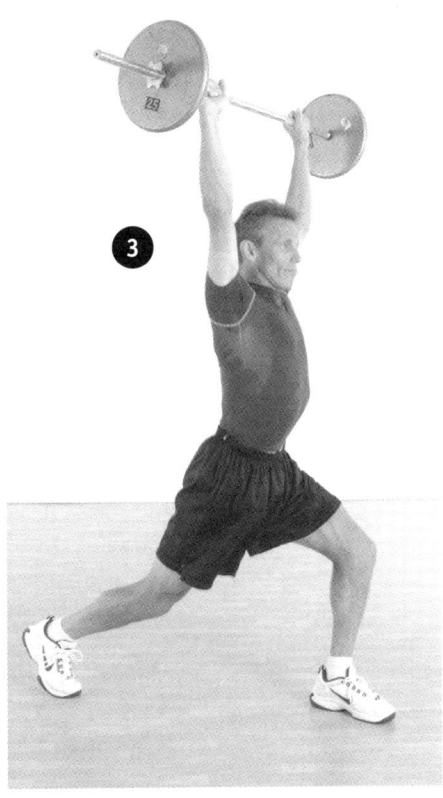

3 Während der Flugphase ziehen Sie sich unter die Hantel, strecken die Arme nach oben und führen einen Fuß nach hinten und einen nach vorne. In dieser Schrittposition landen Sie nach dem Sprung auf dem Boden.

4 Kehren Sie in die Ausgangsstellung zurück, indem Sie den linken Fuß neben den rechten stellen.

Wechseln Sie beim Landen immer wieder die Fußstellungen.

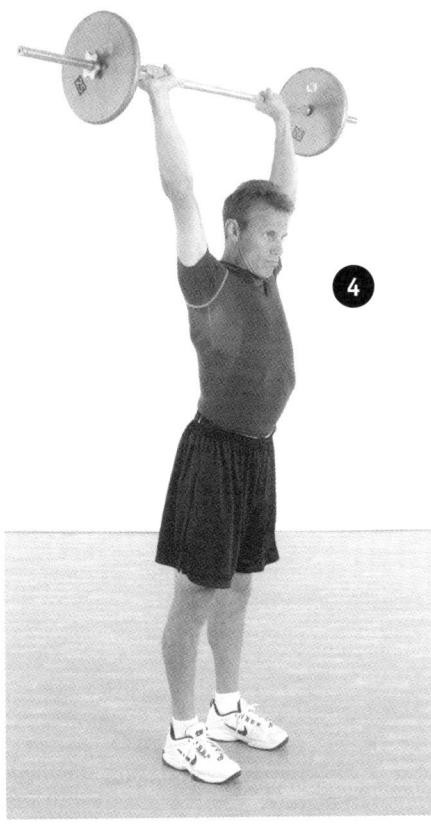

Functional Training für Einsteiger

Powertraining
Snatch (Reißen)

ZIEL Verbessert die Explosiv- und Schnellkraft sowie die Koordination, wie sie für Starten, Sprinten, Springen, Werfen, Treten, Rudern, Schwimmen und Wasserspringen erforderlich ist.

Achtung: Diese olympische Disziplin muss mit einer olympischen Hantelstange absolviert werden. Hantelstangen ohne sich drehende Manschette verhindern eine saubere Technik und schwächen die Leistung. Unabhängig vom Alter, Fitnessstand und der Erfahrung mit Gewichtheben: Achten Sie stets auf die richtige Ausführung und Haltung.

AUSGANGSSTELLUNG: Die Hantelstange befindet sich über Ihren Schnürsenkeln. Beugen Sie im hüftbreiten Stand die Knie, und fassen Sie die Stange so, dass sich Handgelenke, Knie und Schultern vor der Stange befinden. Wählen Sie einen weiten Griff, um das Hochziehen der Schultern betonen zu können. Ihr Körperschwerpunkt befindet sich über der Fußmitte.

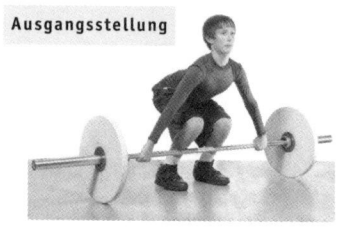
Ausgangsstellung

1 Beginnen Sie langsam an der Hantel zu ziehen. Ihre Hüfte und die Schultern heben sich gleichzeitig, während Sie die Stange entlang der Schienbeine über Kniehöhe ziehen.

2 Die Zuggeschwindigkeit steigt, während Sie die Knie nach vorne schieben, die Schultern anheben und die Hantelstange mit der Hüfte wegschieben. Springen Sie ab, und bringen Sie die Ellenbogen über die Hantel.

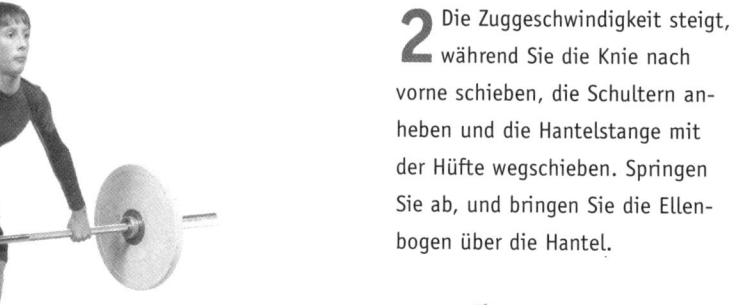

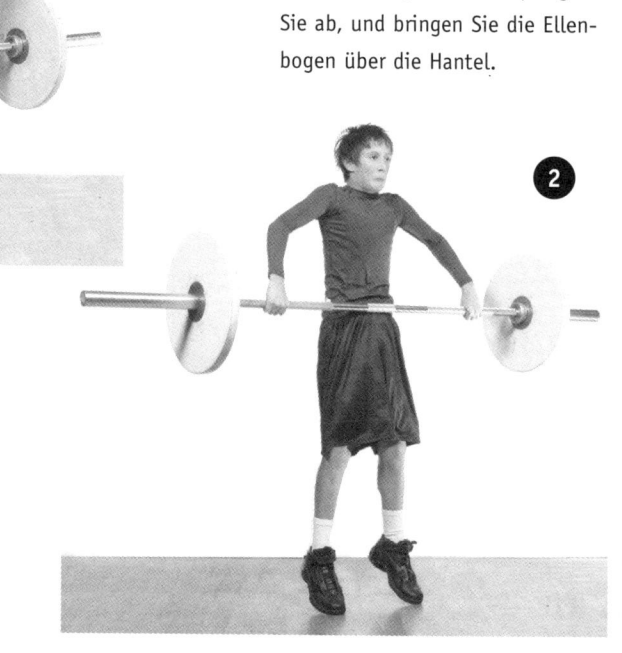

Powertraining

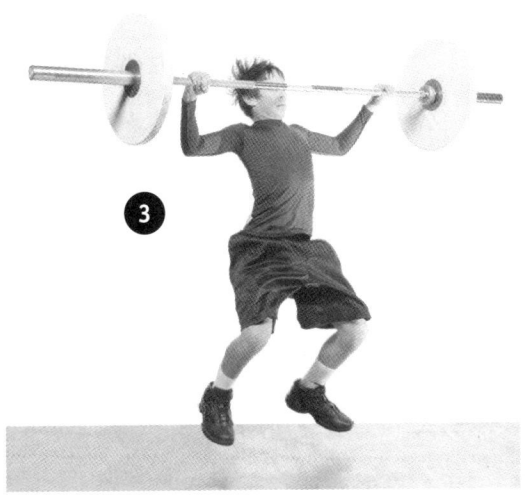

3–4 Während der Flugphase ziehen Sie Ihren Körper unter die Hantel und landen vollständig auf beiden Fußsohlen, wobei die Fußspitzen etwas nach außen zeigen. Strecken Sie gleichzeitig die Arme nach oben.

Um in die Ausgangsstellung zurückzukehren, senken Sie die Hantel auf den Brustkorb, dann führen Sie die Ellenbogen nach hinten und legen die Hantel auf dem Boden ab.

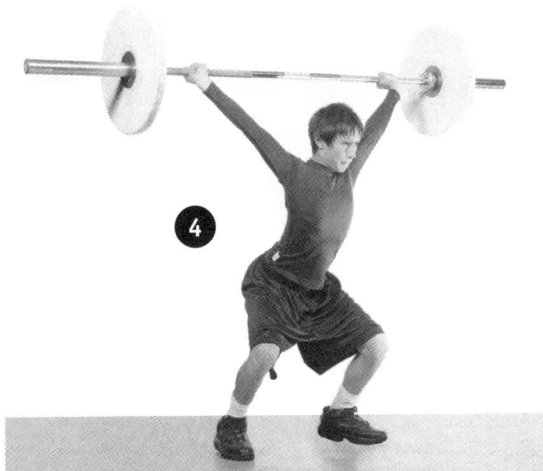

VARIANTE: Sie können die Hantel so auf Blöcke legen, dass sie sich etwas ober- oder unterhalb Ihrer Knie befindet. Die Blöcke unterstützen die Startenergie bei unterschiedlichen Zugpositionen.

VARIANTE POWER SNATCH: Den Power Snatch absolviert man mit leichterem Gewicht als den vollständigen Snatch. Er hat den Vorteil, dass man mit der Hantel über Kopf keine tiefe Kniebeuge ausführt, sondern nur eine halbe. Irgendwann machen es steigende Lasten erforderlich, die Hantel aus immer tieferen Kniebeugen nach oben zu bringen, um die Bewegung in sauberer Technik beenden zu können. Eine sinnvolle Variante für Sprinter ist der Split Snatch, der eine Landung in Schrittstellung vorsieht.

Powertraining
Clean (Umsetzen)

ZIEL *Verbessert die Explosiv- und Schnellkraft sowie die Koordination, wie sie für Starten, Sprinten, Springen, Werfen, Treten, Rudern, Schwimmen und Wasserspringen erforderlich ist.*

Achtung: Diese olympische Disziplin muss mit einer olympischen Hantelstange absolviert werden. Hantelstangen ohne sich drehende Manschette verhindern eine saubere Technik und schwächen die Leistung. Unabhängig vom Alter, Fitnessstand und der Erfahrung mit Gewichtheben: Achten Sie stets auf die richtige Ausführung und Haltung.

AUSGANGSSTELLUNG: Die Hantelstange befindet sich über Ihren Schnürsenkeln. Beugen Sie im hüftbreiten Stand die Knie, und fassen Sie die Stange so, dass sich Handgelenke, Knie und Schultern vor der Stange befinden. Ihr Körperschwerpunkt befindet sich über der Fußmitte.

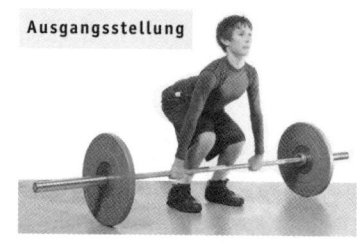
Ausgangsstellung

1 Beginnen Sie langsam an der Hantel zu ziehen. Ihre Hüfte und die Schultern heben sich gleichzeitig, während Sie die Stange entlang der Schienbeine über Kniehöhe ziehen.

2 Die Zuggeschwindigkeit steigt, während Sie die Knie nach vorne schieben, die Schultern anheben und die Hantelstange mit den Oberschenkeln wegschieben.

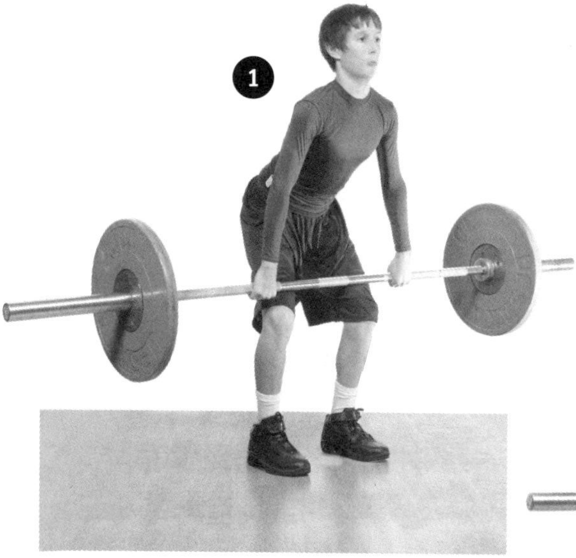

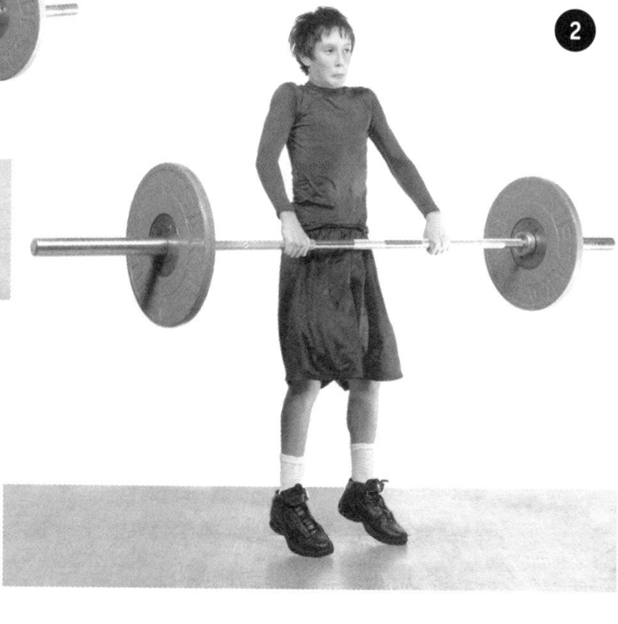

Powertraining

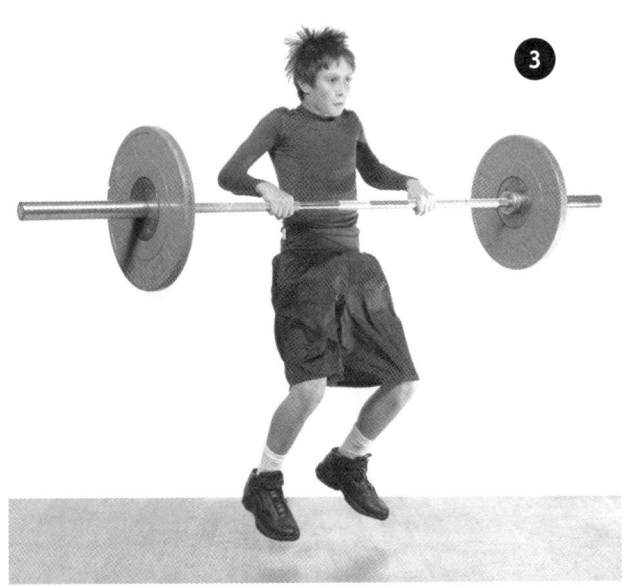

3 Springen Sie ab, heben Sie dabei die Schultern an und die Ellenbogen über die Hantel.

4 Lockern Sie den Griff, und ziehen Sie Ihren Körper unter die Hantel, bevor Sie auf beiden Fußsohlen landen. Die Fußspitzen zeigen etwas nach außen. Legen Sie die Hantelstange mit nach vorne oben gedrehten Ellenbogen auf Brustkorb und Schultern ab.

Um in die Ausgangsstellung zurückzukehren, führen Sie die Ellenbogen nach hinten und legen die Hantel langsam auf dem Boden ab.

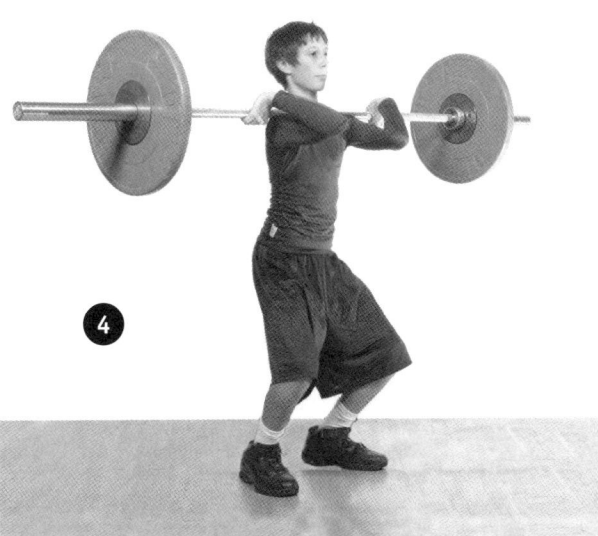

> **VARIANTE:** Sie können die Hantel so auf Blöcke legen, dass sie sich etwas ober- oder unterhalb Ihrer Knie befindet. Die Blöcke unterstützen die Startenergie in unterschiedlichen Zugpositionen.
>
> **VARIANTE POWER CLEAN:** Den Power Clean absolviert man mit leichterem Gewicht als einen vollständigen Squat. Er hat den Vorteil, dass man mit der Hantel keine tiefe Kniebeuge ausführt, sondern nur eine halbe. Irgendwann machen es steigende Lasten erforderlich, die Hantel aus immer tieferen Kniebeugen nach oben zu bringen, um die Bewegung in sauberer Technik beenden zu können.

Functional Training für Einsteiger

Powertraining
Clean & Jerk (Umsetzen & Ausstoßen)

ZIEL *Verbessert die Explosiv- und Schnellkraft sowie die Koordination, wie sie für Starten, Sprinten, Springen, Werfen, Treten, Rudern, Schwimmen und Wasserspringen erforderlich ist.*

Achtung: Diese olympische Disziplin muss mit einer olympischen Hantelstange absolviert werden. Hantelstangen ohne sich drehende Manschette verhindern eine saubere Technik und schwächen die Leistung. Unabhängig vom Alter, Fitnessstand und der Erfahrung mit Gewichtheben: Achten Sie stets auf die richtige Ausführung und Haltung.

AUSGANGSSTELLUNG: Die Hantelstange befindet sich über Ihren Schnürsenkeln. Beugen Sie im hüftbreiten Stand die Knie, und fassen Sie die Stange so, dass sich Handgelenke, Knie und Schultern vor der Stange befinden. Ihr Körperschwerpunkt befindet sich über der Fußmitte.

Ausgangsstellung

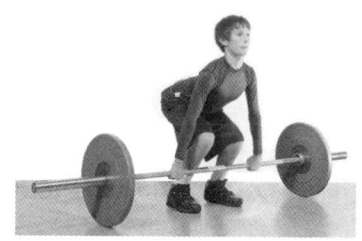

1 Setzen Sie die Hantel auf Brustkorb und Schultern um (siehe Seite 117).

2 Halten Sie inne, atmen Sie durch, und erneuern Sie den Griff. Beugen Sie die Knie etwas, die Schultern bleiben exakt über der Hüfte.

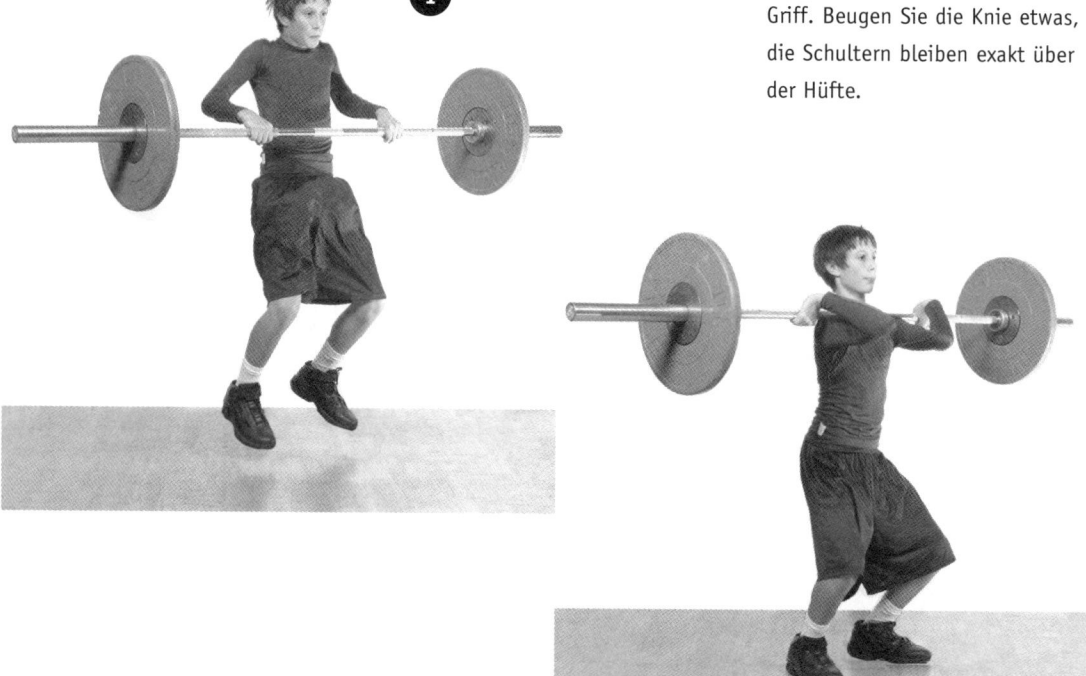

Powertraining

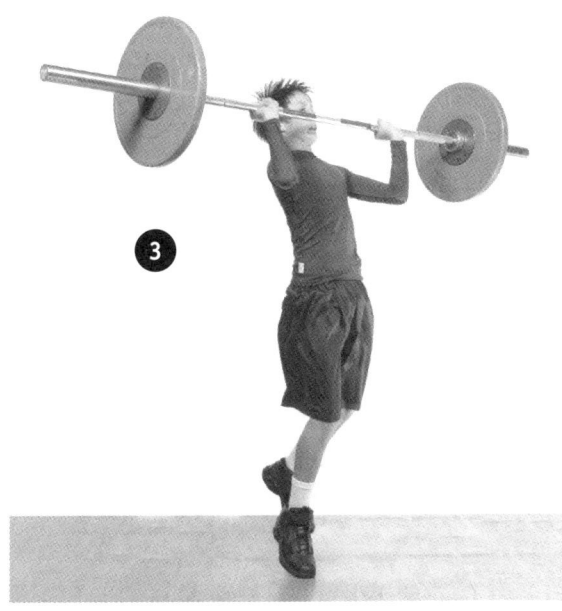

3–4 Strecken Sie sich explosiv nach oben, ziehen Sie Ihren Körper unter die Stange, und nehmen Sie einen Stand in Schrittstellung (wie beim Split Jerk, Seite 113) oder einen breiten Stand wie beim Push Jerk (Seite 111) ein, um die Last mit gestreckten Armen über dem Kopf auszubalancieren.

Stellen Sie beide Füße nebeneinander. Senken Sie die Hantel ab auf die Schultern und in der Folge bis auf den Boden.

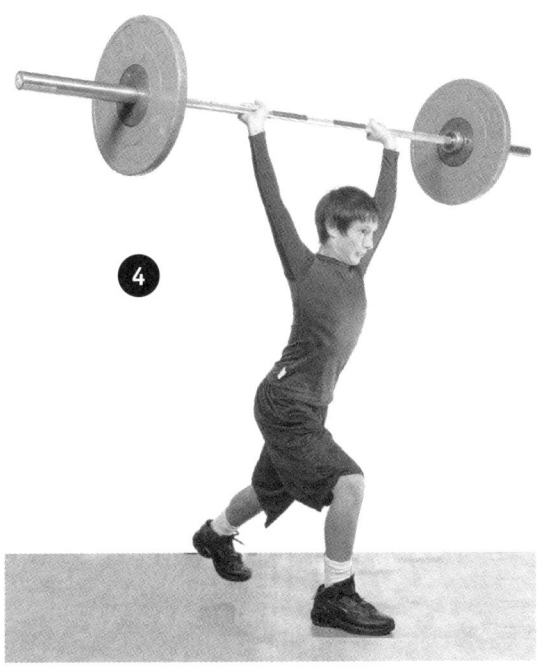

VARIANTE: Sie können die Bewegungen kombinieren, indem Sie Clean und Jerk zweimal nacheinander wiederholen. Oder Sie absolvieren zweimal Clean und anschließend zweimal Jerk.

Functional Training für Einsteiger

Powertraining
Squat Jump mit Zusatzgewicht

ZIEL Verbessert die Explosiv- und Schnellkraft sowie die Kraftentwicklung, die zum Starten, Springen und Sprinten benötigt wird.

Diese Übung kann auch mit einer Langhantel absolviert werden.

AUSGANGSSTELLUNG: Tragen Sie im hüftbreiten Stand einen 20-Kilogramm-Sandsack auf den Schultern.

Ausgangsstellung

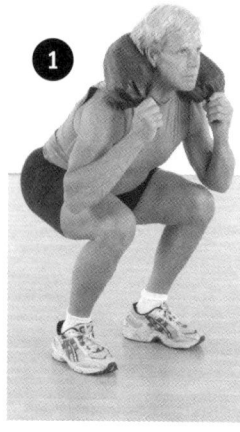

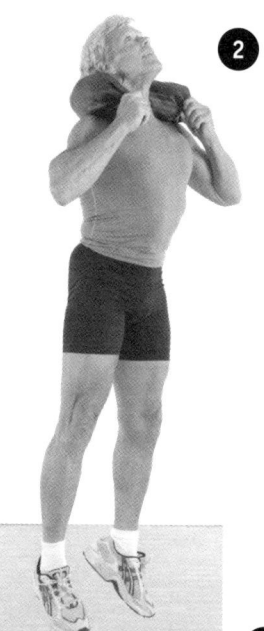

1 Beugen Sie die Knie in guter Haltung, und senken Sie die Hüfte bis auf Kniehöhe.

2 Aus dem tiefsten Punkt der Kniebeuge heraus strecken Sie Beine und Hüfte so explosiv wie möglich. Die Füße heben in der Folge vom Boden ab.

3 Landen Sie auf beiden Füßen, als wollten Sie gleich wieder abspringen. Dann kehren Sie zurück in die Ausgangsstellung, bevor Sie die nächste Kniebeuge absolvieren.

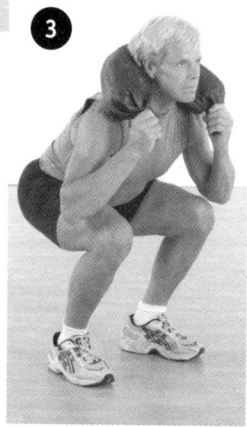

VARIANTE: Fortschritte gehen mit größerer Belastung des Körpers einher (Schultern oder Hüfte). Wenn das Zusatzgewicht etwa 30 Prozent Ihres Körpergewichts erreicht hat, vermeiden Sie, mit dem Sandsack auf den Schultern zu landen. In dem Moment, in dem Sie die maximale Sprunghöhe erreicht haben, lassen Sie den Sack zu Boden fallen und landen ohne Zusatzgewicht.

Jeder Bewegungsreiz sollte einmalig maximal wirken – starten Sie deshalb nach jeder Wiederholung von Neuem.

Powertraining
Pogo
Plyometrie

ZIEL *Verbessert die Fuß- und Sprunggelenksmechanik sowie das richtige Landen beim Sprinten und Springen.*

Diese Übung ist die erste, die man beim Springtraining absolviert.

AUSGANGSSTELLUNG: Im hüftbreiten Stand sind die Knie leicht gebeugt, und die Ellenbogen befinden sich hinter dem Rumpf.

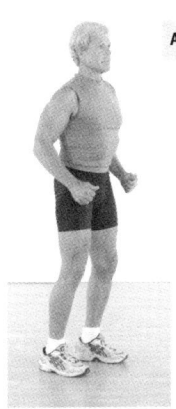

Ausgangsstellung

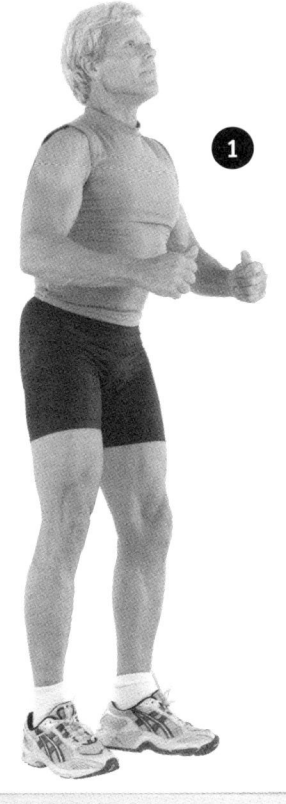

1 Springen Sie beidbeinig ab, und schwingen Sie gleichzeitig die gebeugten Arme so schnell wie möglich nach oben. Bremsen Sie die Oberarme im Moment der maximalen Aktivität der Beine in Höhe der Brust abrupt ab, Ihre Daumen befinden sich dabei etwa in Augenhöhe (bekannt als Blockieren mit den Armen).

Achten Sie beim Landen darauf, die Sprunggelenke zu fixieren, damit die Zehen nach oben zeigen. Beugen Sie die Beine etwas, spannen Sie Hüfte und Arme an, und stellen Sie so sicher, dass die vordere Hälfte Ihrer Füße bereit ist für das nächste schnelle und elastische Abdrücken.

Functional Training für Einsteiger

Powertraining
Squat Jump
Plyometrie

ZIEL Verbessert die Haltung im Absprung und während der Landung, entwickelt Schnellkraft in Beinen und Hüfte.

Steigern Sie sich von einfachen zu mehrfachen Sprüngen mit Pausen, danach absolvieren Sie mehrfache Sprünge ohne Pausen.

AUSGANGSSTELLUNG: Legen Sie im hüftbreiten Stand die Hände an den Hinterkopf (das stellt die richtige Haltung im Absprung und Landen sicher).

Ausgangsstellung

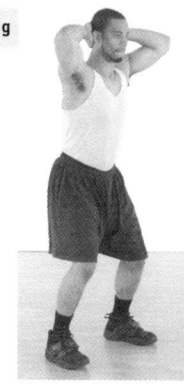

1–2 Beugen Sie die Beine im 90-Grad-Winkel, und springen Sie explosiv nach oben, indem Sie Hüfte, Knie und Sprunggelenke maximal strecken.

3 Landen Sie mit fixierten Sprunggelenken und gebeugten Knien auf beiden Füßen, bereit für den nächsten Absprung.

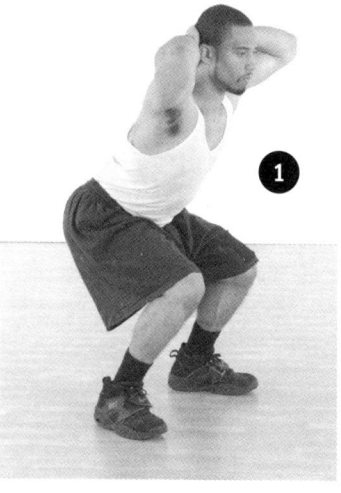

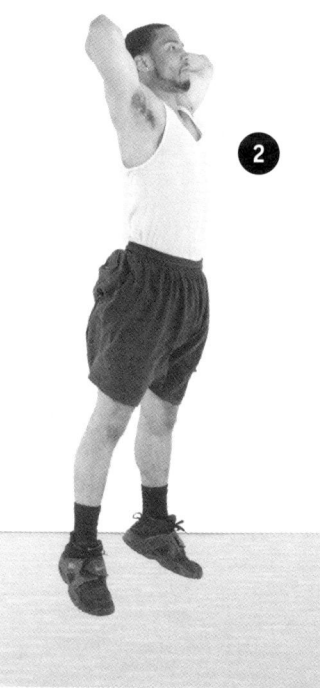

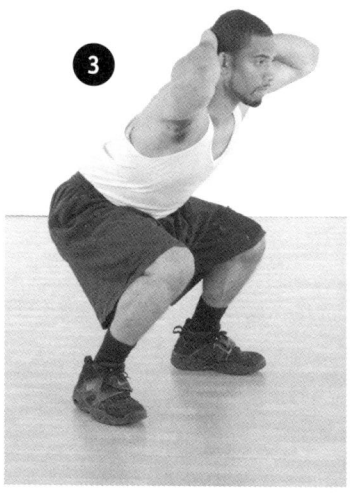

VARIANTE: Im Zuge der Verbesserung probieren Sie diese Übung mit Blockieren der Arme (schieben Sie die Daumen bis auf Augenhöhe nach oben).

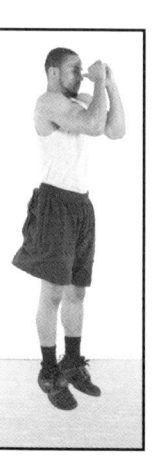

Powertraining

Hocksprung mit Anfersen — *Plyometrie*

ZIEL *Verbessert die Kraftübertragung und die Hüftbeugung – ein Schlüsselfaktor im Trainieren der Sprintfähigkeit.*

Steigern Sie sich von einfachen zu mehrfachen Sprüngen mit Pausen, danach absolvieren Sie mehrfache Sprünge ohne Pausen.

AUSGANGSSTELLUNG: Bequemer hüftbreiter Stand, Knie und Ellenbogen sind leicht gebeugt.

Ausgangsstellung

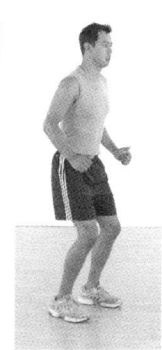

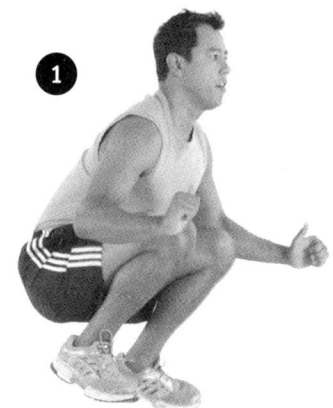

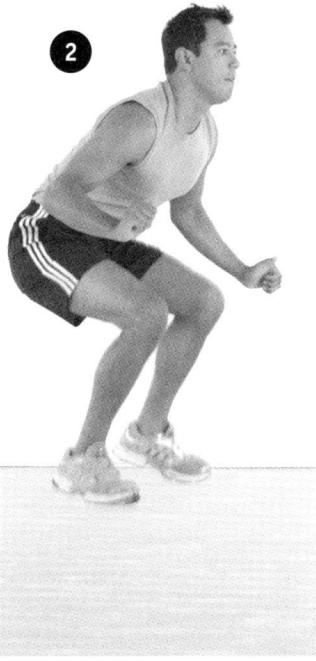

1 Beugen Sie die Beine im 90-Grad-Winkel, und springen Sie explosiv nach oben. Mit Erreichen des höchsten Punktes der Hüfte ziehen Sie die Knie zur Brust und die Fersen zum Gesäß – als würden Sie mit dem Rücken gegen eine Wand lehnen. Während Ihre Knie sich nach oben bewegen, bewahren Sie die Haltung, indem Sie mit den Armen blockieren und dabei die Daumen bis auf Augenhöhe nach oben schieben.

2 Landen Sie mit fixierten Sprunggelenken und gebeugten Knien auf beiden Füßen, bereit für den nächsten Absprung.

Functional Training für Einsteiger

Powertraining
Hocksprung mit Knie-Touch
Plyometrie

ZIEL *Verbessert die Kraftübertragung und die Hüftbeugung – ein Schlüsselfaktor im Trainieren der Sprint- und Sprungfähigkeit, vor allem in Sportarten wie Volleyball, Basketball, Wasserspringen und Leichtathletik. Steigern Sie sich von einfachen zu mehrfachen Sprüngen mit Pausen, danach absolvieren Sie mehrfache Sprünge ohne Pausen.*

AUSGANGSSTELLUNG: Bequemer hüftbreiter Stand, Knie und Ellenbogen sind gebeugt, und die Hände liegen mit nach unten gerichteten Handflächen in Brusthöhe am Körper an.

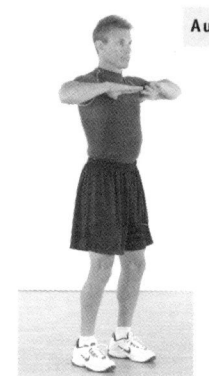
Ausgangsstellung

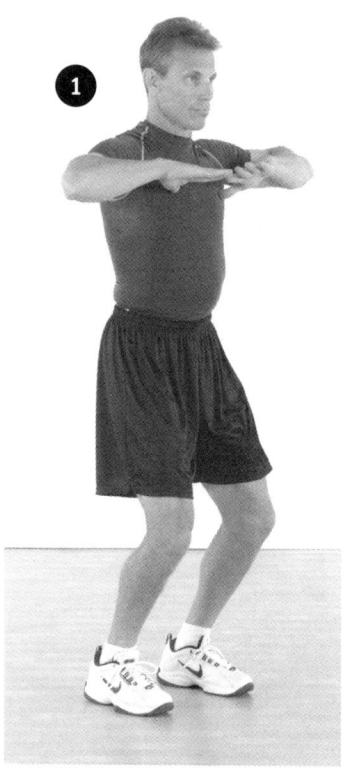
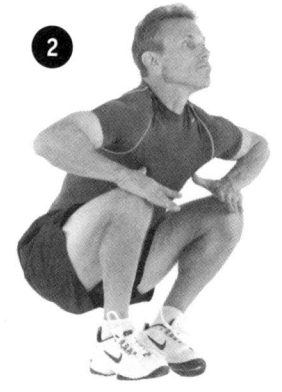

1-2 Beugen Sie die Beine im 90-Grad-Winkel, und springen Sie explosiv nach oben. Gleichzeitig ziehen Sie die Knie zur Brust und versuchen mit ihnen die Handflächen zu berühren.

Landen Sie mit fixierten Sprunggelenken und gebeugten Knien auf beiden Füßen, bereit für den nächsten Absprung. Minimieren Sie die Bodenkontaktzeit.

VARIANTE:
Im Zuge der Verbesserung probieren Sie diese Übung mit Blockieren der Arme (schieben Sie die Daumen bis auf Augenhöhe nach oben).

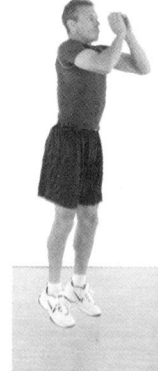

Powertraining

Split Jump
Plyometrie

ZIEL *Entwickelt Schrittkraft für Laufen und Skilanglauf.*

Diese Übung ähnelt dem Split-Anteil beim Jerk (siehe Seite 113 und 119).

AUSGANGSSTELLUNG: Im Ausfallschritt ist das linke Bein vorne; das vordere Knie befindet sich über dem Fußrist, das hintere Knie ist unter Hüfte und Schulter gebeugt.

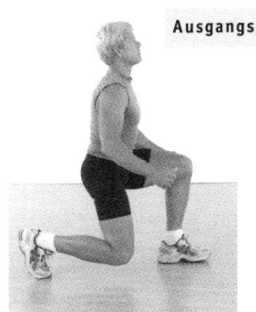
Ausgangsstellung

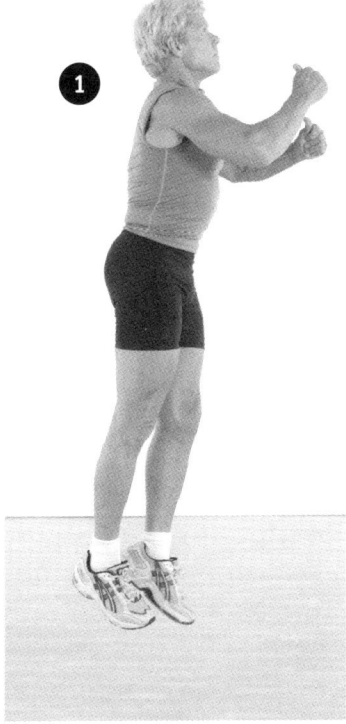

1 Springen Sie so hoch wie möglich, und schwingen Sie dabei die Arme nach oben, um noch mehr Höhe zu gewinnen.

2 Landen Sie in Splitstellung, und beugen Sie dabei die Knie etwas, um den Aufprall zu mildern.

Wiederholen Sie den Sprung, und wechseln Sie dann die Beinstellung. Sie können mit einmaligen Wiederholungen beginnen und danach zu mehrfachen Sprüngen übergehen.

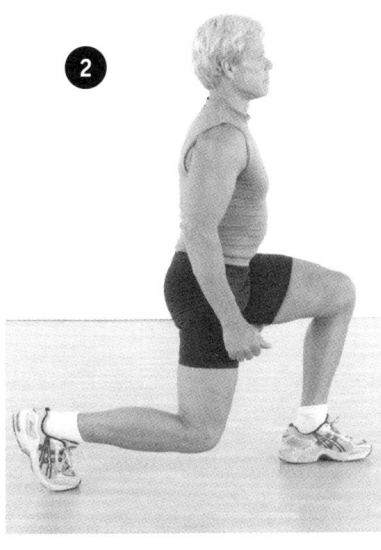

Functional Training für Einsteiger

Powertraining
Scherensprung
Plyometrie

ZIEL Fordert und fördert die Muskeln des Unterkörpers und des Rumpfes.

Diese Übung trainiert das Erreichen maximaler Sprunghöhe und die Beingeschwindigkeit. Sie ist vor allem für Läufer und Springer geeignet.

AUSGANGSSTELLUNG: Im Ausfallschritt steht das linke Bein vorne, das vordere Knie befindet sich über dem Fußrist, das hintere Knie ist unter Hüfte und Schulter gebeugt.

Ausgangsstellung

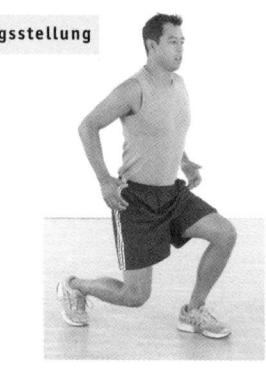

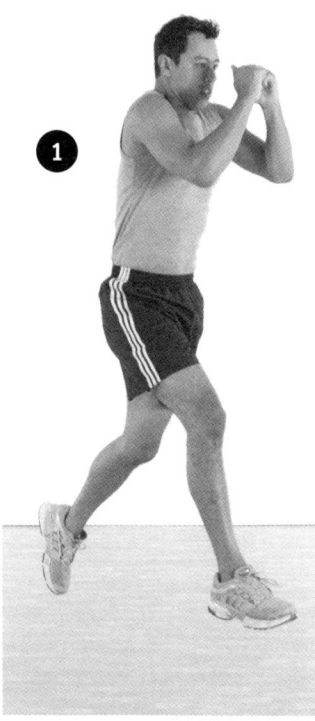

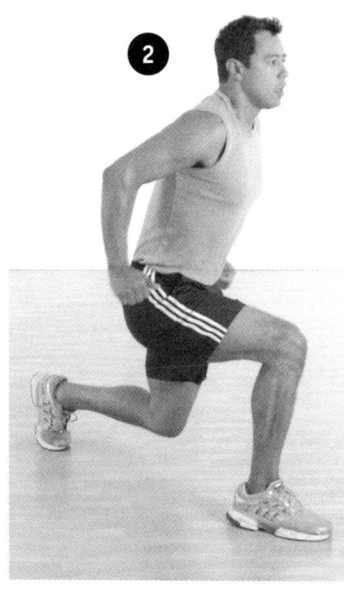

1 Springen Sie so hoch wie möglich, und blockieren Sie mit den Armen, um noch mehr Höhe zu gewinnen. Führen Sie schnell das rechte Bein nach vorne, das linke nach hinten.

2 Landen Sie in Splitstellung, und beugen Sie dabei die Knie etwas, um den Aufprall zu mildern.

Absolvieren Sie mehrere Sprünge hintereinander, und wechseln Sie stets in der Luft die Beinstellung. Drücken Sie sich nach jeder Landung wieder so schnell wie möglich vom Boden ab.

Powertraining

Tiefsprung — *Plyometrie*

ZIEL Fordert und fördert reaktive Fähigkeiten und verbessert das Abdrücken mit den Füßen zum Sprinten und Springen durch das Anwenden der »Schock«-Methode.

Der Tiefsprung ist eine »Schock-Methode« und kommt in der finalen Phase des Trainingskontinuums zur Anwendung. Deshalb ist das schrittweise Heranführen an die Übung genauso ein Muss wie die Steigerung innerhalb der Übung. Beginnen Sie also mit einem kniehohen Kasten. Wichtig ist, keinen typischen Landerhythmus einzuleiten, damit die Überraschung der harten Landung und des unmittelbar darauf folgenden Absprungs optimal wirken kann. Die Übung gilt für alle Sportarten, denn sie trainiert Beinkraft, Schnelligkeit und Flinkheit.

AUSGANGSSTELLUNG: Stellen Sie sich im hüftbreiten Stand so auf einen kniehohen Kasten, dass die vordere Hälfte Ihrer Füße über die Kante ragt.

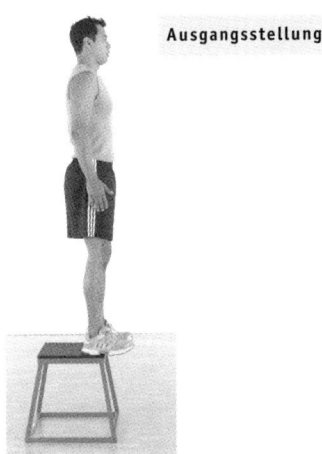

Ausgangsstellung

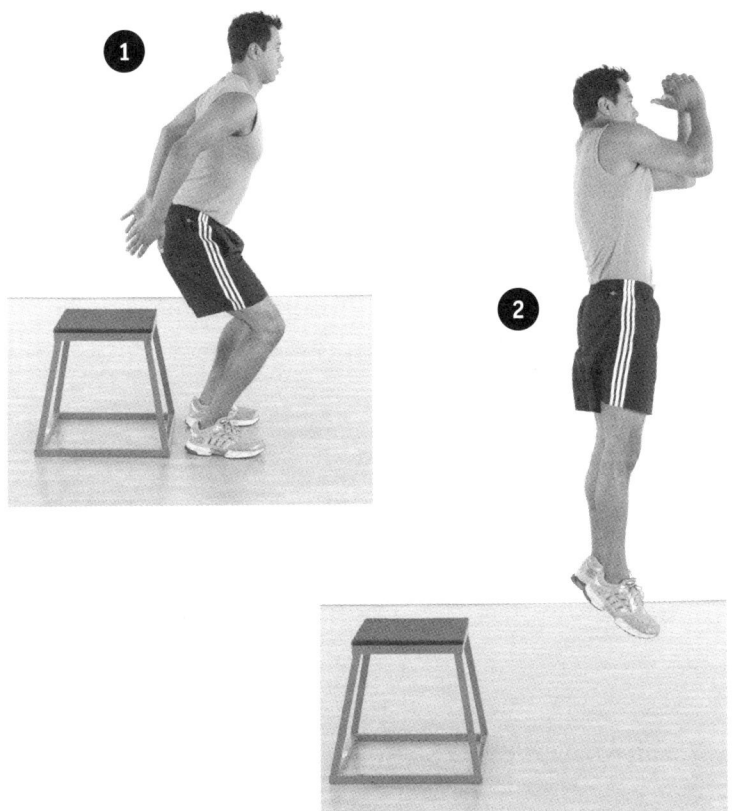

1 Lassen Sie sich von der Plattform fallen, und bereiten Sie sich auf den Bodenkontakt vor, indem Sie die Knie beugen, die Sprunggelenke fixieren und die Ellenbogen hinten halten.

2 Sobald die Füße den Boden berühren, drücken Sie sich so schnell und hoch wie möglich wieder ab. Leiten Sie den Absprung mit der Landung ein, nicht danach. Als Variante können Sie auch nach vorne oben abspringen.

Functional Training für Einsteiger

Powertraining

Wechselhüpfen — Plyometrie

ZIEL Betont die richtige Fuß- und Sprunggelenksmechanik, die positiven Schienbeinwinkel und den Hüfttransport – wichtige Fertigkeiten, effizient zu sprinten und schnell die Richtung zu wechseln.

Dies ist ein Einstieg in Prellsprünge bei reduzierter Belastung.

AUSGANGSSTELLUNG: Im hüftbreiten Stand steht der linke Fuß vorne. Die Knie sind leicht gebeugt, die Hüfte ist hoch und nach vorne gebeugt.

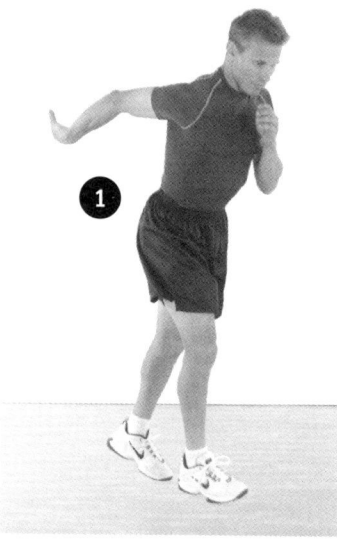

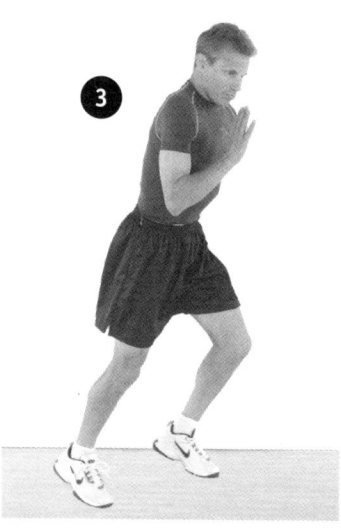

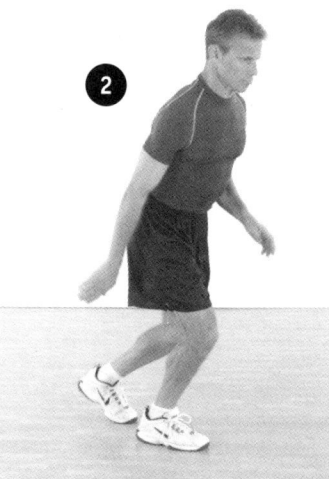

Ausgangsstellung

1 Drücken Sie sich mit beiden Beinen ab, schwingen Sie das rechte Knie nach vorne und schieben Sie die Hüfte nach oben. Die Aktion des Oberkörpers entspricht der des Laufens.

2–3 Landen Sie mit fixierten Sprunggelenken in Zehen-hoch-Stellung auf beiden Füßen, drücken Sie sich sofort wieder ab, und schwingen Sie das linke Knie nach vorne.

Setzen Sie die Bewegungsabfolge fort, wechseln Sie jedesmal die Beinstellung, und landen Sie stets gleichzeitig auf beiden Füßen.

Powertraining

Galopp — *Plyometrie*

ZIEL Fordert und fördert das Abdrücken mit dem hinteren Bein und den Transport der Hüfte, betont die Mechanik des Führungsbeins sowie die Beinmechanik beim Radfahren.

Die Übung ist ein guter Einstieg in das Training von Prellsprüngen.

AUSGANGSSTELLUNG: Im hüftbreiten Stand steht der linke Fuß vorne. Die Knie sind leicht gebeugt.

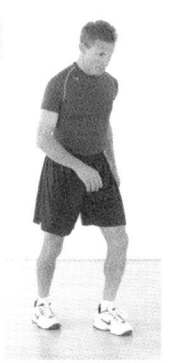
Ausgangsstellung

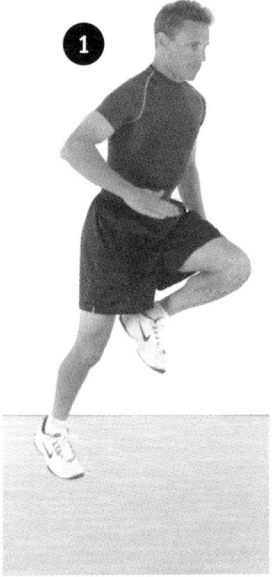

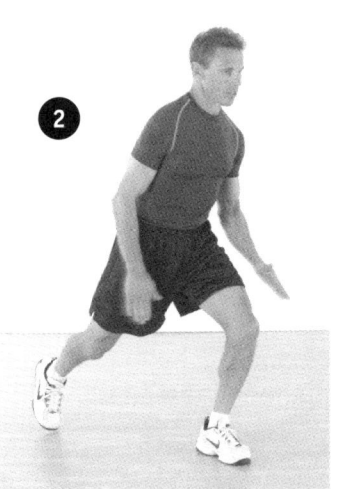

1–2 Drücken Sie sich mit dem rechten Fuß ab, und halten Sie das Sprunggelenk fixiert, um die federnde Landung und das darauf folgende federnde Abdrücken zu betonen. Landen Sie auf dem linken Fuß, der Führungsfuß bleibt. Halten Sie Ihren Körper aufrecht und die Hüfte oben, strecken Sie das Führungsbein bis in die Ausgangsstellung.

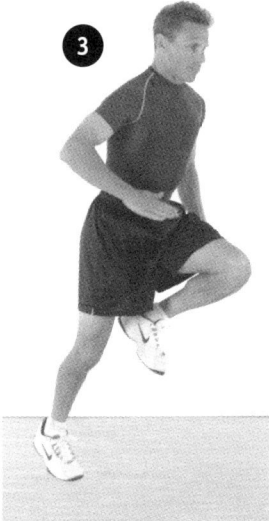

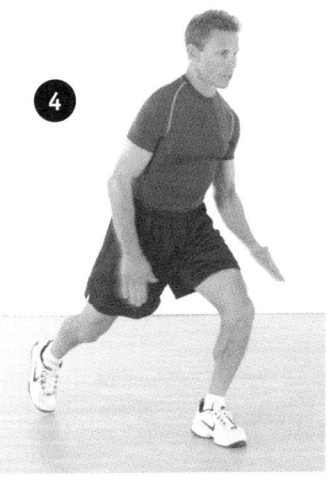

3–4 Setzen Sie diesen Rechts-links-rechts-links-Rhythmus fort, ohne die Fußstellung zu verändern.

Wechseln Sie die Fußstellung nach einer vollen Anzahl an Wiederholungen.

Functional Training für Einsteiger

Powertraining

Skipping
Plyometrie

ZIEL Trainiert die Muskeln, die an Schrittbewegungen beteiligt sind. Damit soll die Sprint- und Sprungmechanik durch verbesserten Knieschwung und bessere Hüftstreckung verfestigt werden.

Alle Skippings verwenden das Step-Hop-Bewegungsmuster.

AUSGANGSSTELLUNG: Im hüftbreiten Stand sind die Knie leicht gebeugt. Die Hüfte ist vorne und oben.

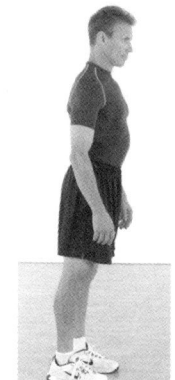

Ausgangsstellung

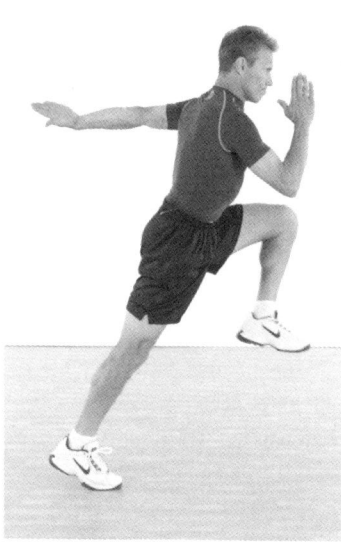
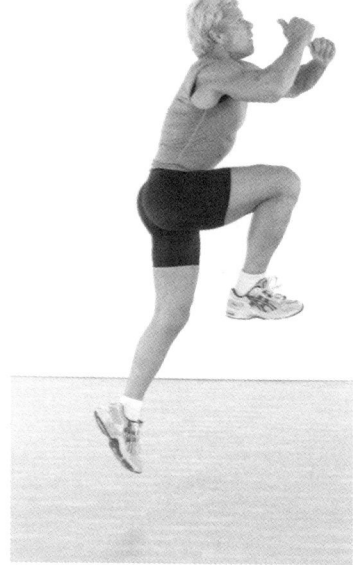

Schnelles Skipping: Es zeichnet sich durch ständigen Bodenkontakt und den Ausschluss von Flugphasen aus. Schwingen Sie unter Beibehalten maximaler Bewegungsgeschwindigkeit das Knie des Führungsbeins nach vorne oben, die Zehen zeigen aufwärts, während sich die Ferse unter der Hüfte befindet. Die Arme schwingen alternierend.

Power Skipping: Gewinnen Sie nach dem Abdrücken mit dem hinteren Bein mit jedem Schritt so viel Höhe wie möglich. Schwingen Sie das Knie schnell und hart nach oben, um den Impuls des freien Beines auf den Körperschwerpunkt zu übertragen. Blockieren Sie mit beiden Armen, um zusätzlich an Sprunghöhe und Zeit in der Luft zu gewinnen.

Powertraining

Sprunggelenks-Flip
Plyometrie

ZIEL Fördert die Landemechanik, den Vorwärtstransport der Hüfte und die Streckung von Knie und Hüfte, die für eine bessere Beschleunigung in Sportarten mit Start-und-Stop-Bewegungen notwendig ist.

Die Übung entwickelt die Technik des Prellsprungs von einem Bein auf das andere.

AUSGANGSSTELLUNG: Im hüftbreiten Stand sind die Knie leicht gebeugt. Der linke Fuß steht in Schrittstellung vorne.

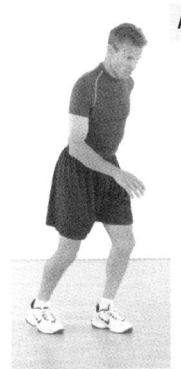
Ausgangsstellung

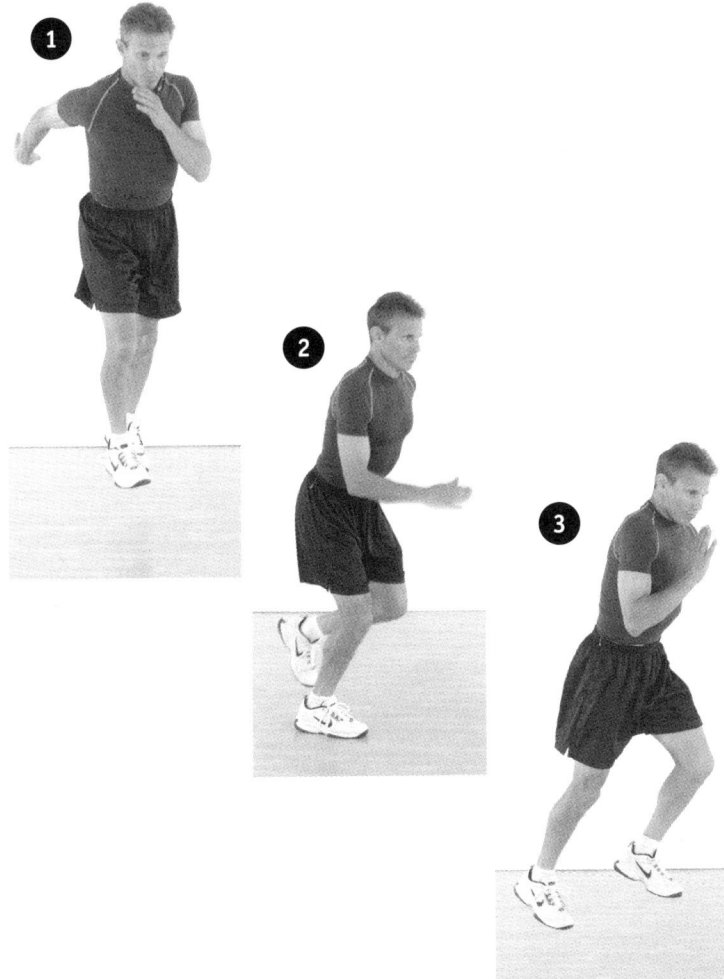

1 Bewegen Sie durch Abdrücken mit dem linken Fuß und Bein die Hüfte vorwärts. Das rechte Bein bewegt sich auf dieser Grundlage von Hüftstreckung und Transport nach vorne.

2–3 Landen Sie mit nach vorne geneigtem Schienbein auf dem rechten Fuß, und drücken Sie sich sofort so wieder ab, dass die Hüfte in Vorwärtsstellung bleibt. Diese Rechts-links-rechts-links-Folge entspricht im Grunde Prellsprüngen (Seite 132) ohne Knieschwung.

Functional Training für Einsteiger

Powertraining

Prellsprünge — Plyometrie

ZIEL Die wichtigste Übung, um ganz speziell explosive Bein- und Hüftkraft zu entwickeln und Beschleunigung, Sprints und Sprünge zu verbessern.

AUSGANGSSTELLUNG: Im hüftbreiten Stand sind die Knie leicht gebeugt. Der linke Fuß steht in Schrittstellung vorne.

Ausgangsstellung

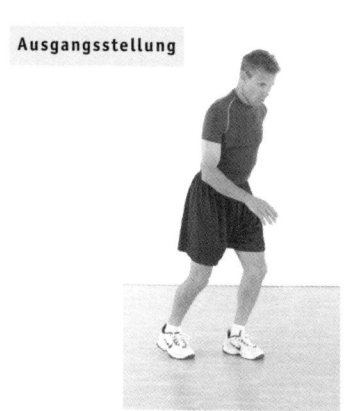

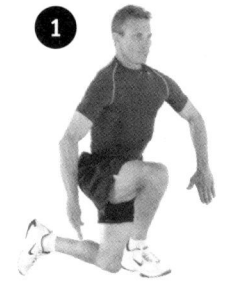
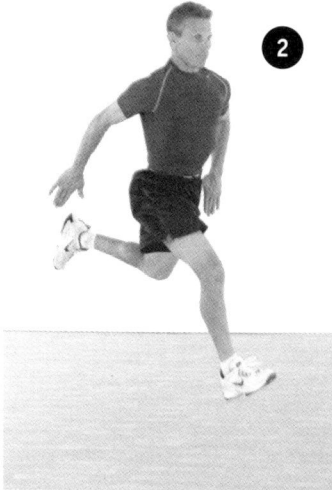

1 Drücken Sie sich mit dem hinteren Bein ab, und schwingen Sie dessen Knie mit dem Ziel, so viel Höhe und Raum wie möglich zu gewinnen, nach vorne oben. Benutzen Sie die Arme wie zum Laufen, oder setzen Sie einen Doppelarmschwung zum Blockieren ein.

2–3 Landen Sie auf dem rechten Bein, und drücken Sie sich gleich wieder mit demselben Bein ab. Jetzt schwingt das linke Bein nach vorne oben. Fixieren Sie das Sprunggelenk mit angezogenen Fußspitzen – die Fersen stehen vorwärts aufwärts –, um die Hüfte optimal nach vorne zu bringen.

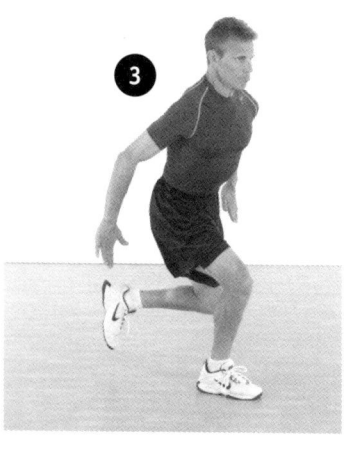
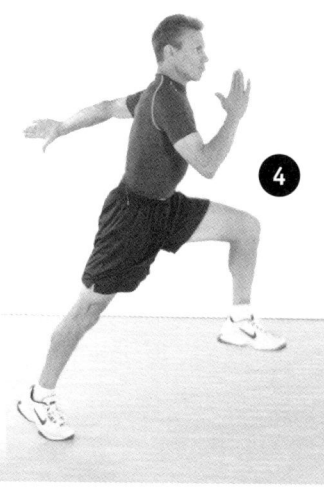

4 Schwingen Sie das linke Knie vom höchsten Punkt aus wieder nach unten, und absolvieren Sie den nächsten Sprung mit maximaler Weite und minimalem Bodenkontakt.

Powertraining

Prellsprünge seitwärts — *Plyometrie*

ZIEL *Trainiert die Oberschenkel- und Leistenmuskeln, um die Grundlagen für schnelle Seitwärtsbewegungen und Richtungswechsel in Spielsportarten, im Eislaufen und Skilanglauf sowie in Martial Arts zu schaffen.*

AUSGANGSSTELLUNG: Im hüftbreiten Stand beugen Sie spürbar Knie und Hüfte. Sie stehen senkrecht zur Bewegungsrichtung nach rechts.

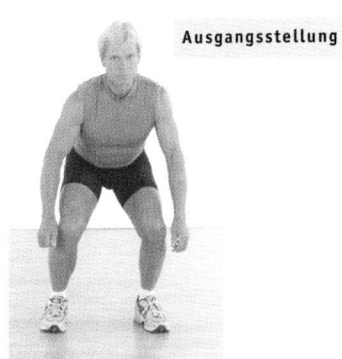
Ausgangsstellung

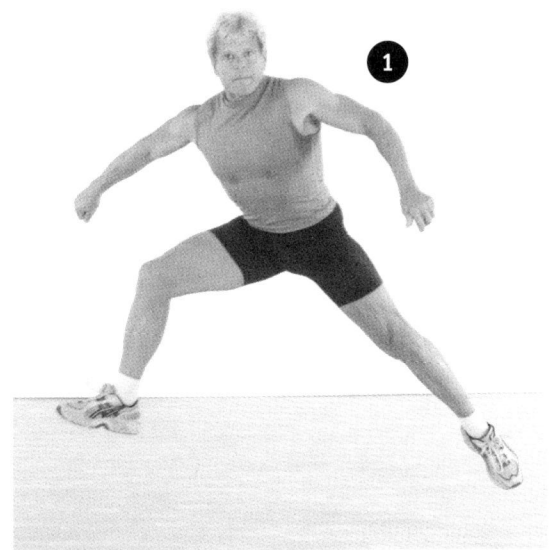

1 Heben Sie das rechte Bein zur Gegenbewegung, und drücken Sie sich anschließend mit dem linken Bein ab. Schwingen Sie das rechte Knie nach rechts, um Raum zu gewinnen.

2 Landen Sie zuerst auf dem rechten, dann auf dem linken Fuß, der hilft, die Landung auszubalancieren.

Beginnen Sie mit einmaligen Wiederholungen, und steigern Sie sich, bis Sie mehrere Sprünge in Folge absolvieren.

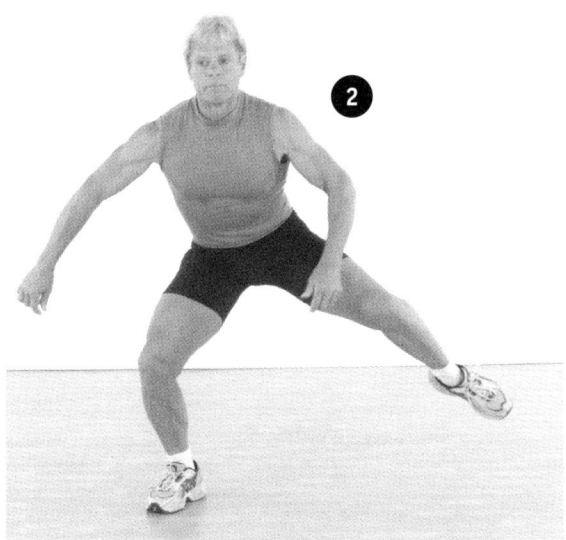

Functional Training für Einsteiger

Powertraining
Sprünge beidbeinig
Plyometrie

ZIEL *Verbessert elastisches Landen und die Haltung bei hohem Tempo. Diese Übung ist eine Einführung in Einbeinsprünge mit aufrechter Haltung.*

AUSGANGSSTELLUNG: Stellen Sie sich mit leicht gebeugten Knien vor eine Reihe von 3 bis 5 Kegeln, die je einen Meter voneinander entfernt sind.

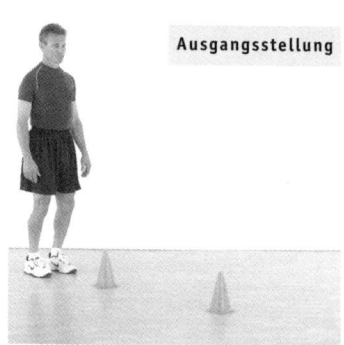

Ausgangsstellung

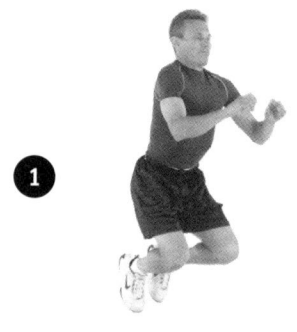

1

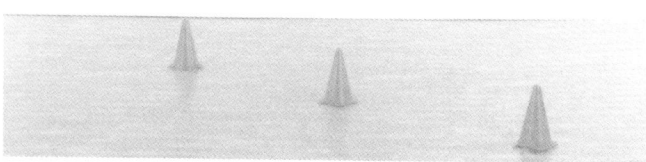

1–2 Nach einer Gegenbewegung mit Knien, Hüfte und Armen strecken Sie die Hüfte und springen so hoch wie möglich. Führen Sie Zehen, Fersen und Knie nach oben über den Kegel. Behalten Sie Ihre aufrechte Haltung bei, indem Sie mit den Armen blockieren.

Einfachsprünge: Springen Sie über jede Hürde, landen Sie jedes Mal auf beiden Füßen, und setzen Sie nach einer Pause aus der Ausgangsstellung zum nächsten Sprung an.

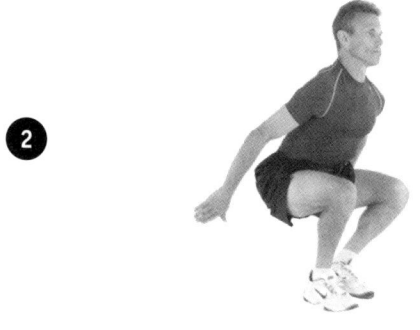

2

Mehrfachsprünge mit Pause: Halten Sie nach der Landung kurz inne, und springen Sie wieder ab, ohne in die Ausgangsstellung zurückzukehren. Fortschritt: Reihen Sie Sprung auf Sprung aneinander.

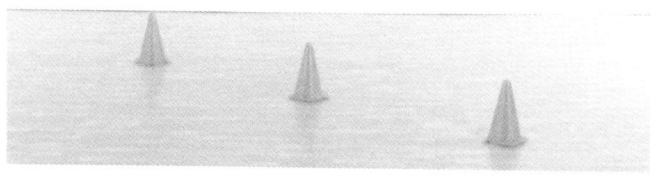

Powertraining

Sprünge beidbeinig seitwärts — *Plyometrie*

ZIEL *Verbessert den dynamischen Richtungswechsel zur Seite.*

Diese Übung ist nützlich als Training der Aktionsschnelligkeit und dient als Test für seitliche Richtungsänderungen.

AUSGANGSSTELLUNG: Stellen Sie sich mit leicht gebeugten Knien neben zwei Kegel, die 0,6–1,5 Meter voneinander entfernt sind.

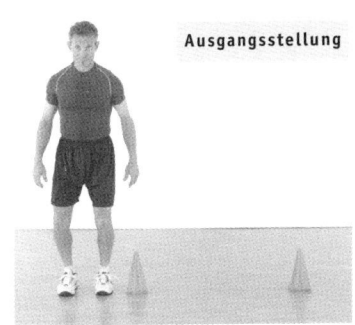
Ausgangsstellung

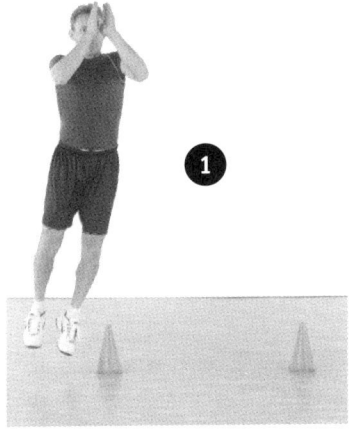
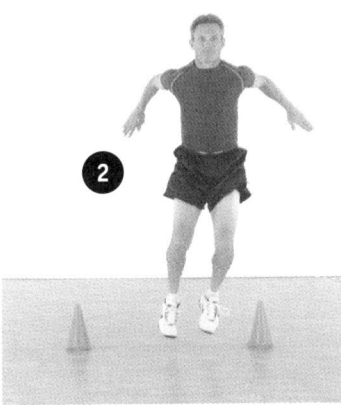

1–2 Springen Sie mit beiden Beinen zur Seite und nacheinander über beide Kegel. Heben Sie dabei Knie und Fußspitzen.

3–4 Springen Sie mit minimaler Kontaktzeit über die beiden Kegel zurück in die Ausgangsposition.

Setzen Sie dieses Hin-und-her-Springen fort, und blockieren Sie mit den Armen, um Haltung und Sprunghöhe zu unterstützen.

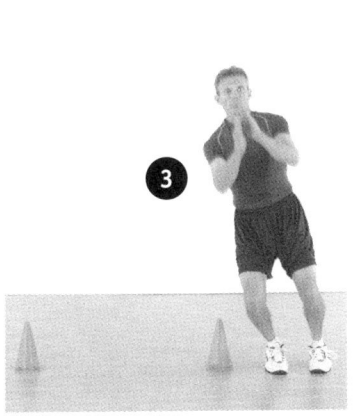
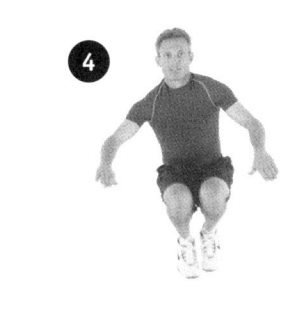

Functional Training für Einsteiger

Powertraining
Pogo einbeinig
Plyometrie

ZIEL *Verbessert die Lande- und Absprungmechanik vom Sprunggelenk bis in die Hüfte.*

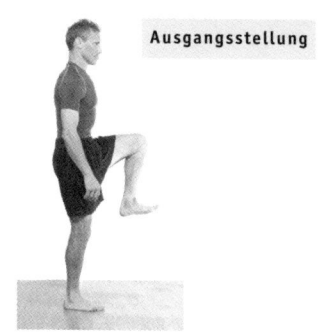
Ausgangsstellung

Die erste einbeinig ausgeführte Übung trainiert das Sprinten und den Absprung mit einem Bein. Auch in der Rehabilitation ist sie nützlich. In den frühen Stadien führt man sie am besten barfuß aus.

AUSGANGSSTELLUNG: Beugen Sie im aufrechten Stand das Knie, und heben Sie es über Hüfthöhe, die Ferse befindet sich vor dem rechten Knie. Stellen Sie sicher, dass das Sprunggelenk fixiert ist und die Zehen nach oben zeigen.

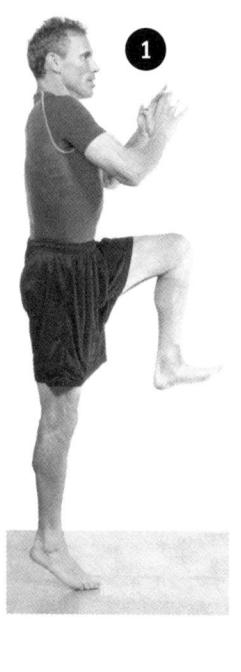
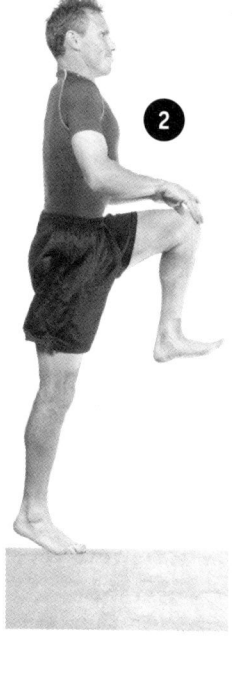
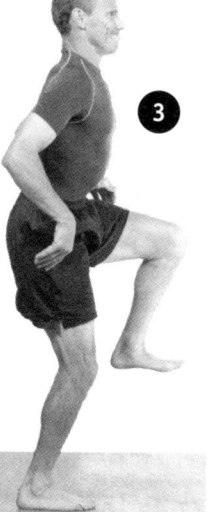

1–2 Beugen und strecken Sie das rechte Knie, um nach vorne oben zu springen. Blockieren Sie mit den Armen.

3 Landen Sie vollständig auf dem rechten Fuß, Schienbein und Körperschwerpunkt befinden sich über dem Fußrist. Sie sollten die Bewegung beim Abdrücken und Landen im Gesäßmuskel spüren, nicht um das Knie herum (dann landen Sie zu weit vorne auf den Fußspitzen).

Wiederholen Sie die Abfolge, und wechseln Sie die Seite.

VARIANTE:
Sie können auch versuchen, auf Zielen zu landen (Scheiben, Punkten), um das stabile Landen auf dem ganzen Fuß zu trainieren.

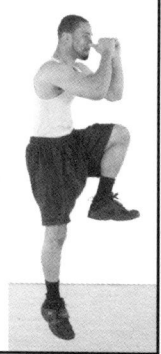

Powertraining

Hocksprung mit Anfersen einbeinig — Plyometrie

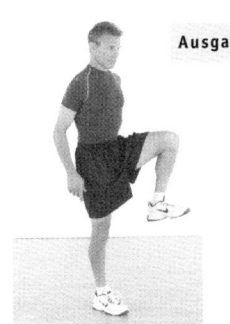
Ausgangsstellung

ZIEL Zeigt auf, wie gut man mit Haltung, Gleichgewicht, Stabilität und Beweglichkeit in Einbeinbewegungen zurechtkommt.

Diese Übung ist für jegliches Sprinten und alle einbeinigen Sprünge von höchstem Wert.

AUSGANGSSTELLUNG: Heben Sie im aufrechten Stand das linke Knie gebeugt über Hüfthöhe, die Ferse befindet sich vor dem rechten Knie.

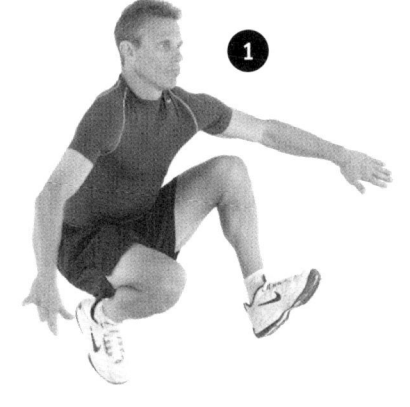

1 Beugen Sie das rechten Knie etwas, dann springen Sie ab, und führen die rechte Ferse zum Gesäß. Damit die Ferse nur nach oben und nicht nach hinten kommt, stellen Sie sich vor, Sie stehen mit dem Rücken gegen eine Wand. Behalten Sie die aufrechte Haltung durch Blockieren der Arme bei.

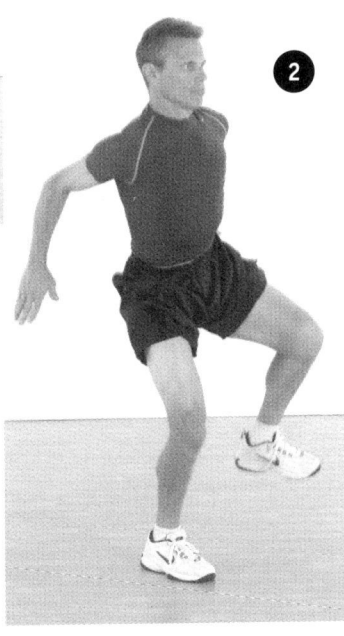

2 Landen Sie mit fixiertem Sprunggelenk auf dem ganzen Fuß. Absolvieren Sie alle Wiederholungen mit einem Bein, danach wechseln Sie zum anderen Bein.

Functional Training für Einsteiger

Powertraining
Sprünge einbeinig — Plyometrie

ZIEL Imitiert die Körperhaltung während höchster Geschwindigkeit.

Dies ist die beste Übung zur Verbesserung der Sprintkraft, sie kann auch als Bewertungswerkzeug für Schnelligkeit und Schnellkraft dienen. Verwenden Sie zu Anfang flache Hürden oder Kegel.

AUSGANGSSTELLUNG: Sie stehen aufrecht vor einer Reihe von drei bis fünf Kegeln und heben das linke Knie gebeugt über Hüfthöhe, die Ferse befindet sich vor dem rechten Knie.

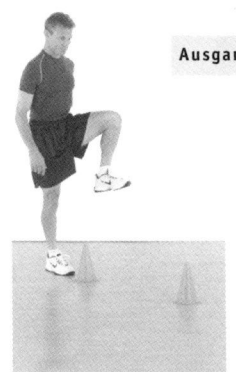
Ausgangsstellung

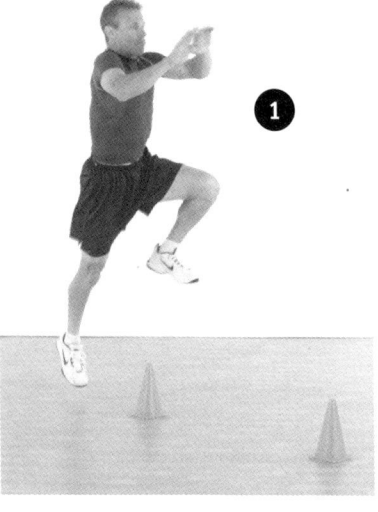
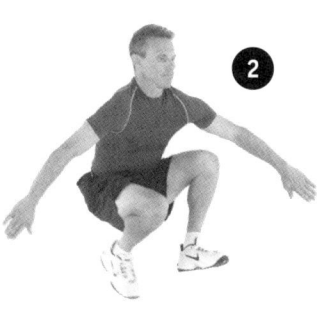
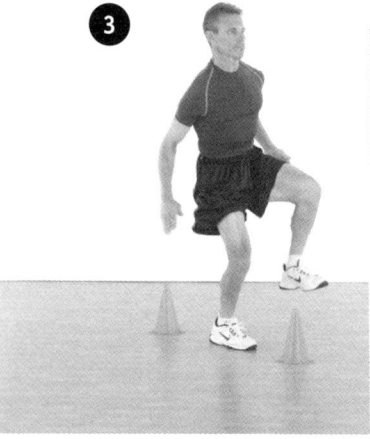
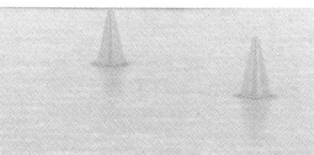

1–3 Nach einer Gegenbewegung mit Knien, Hüfte und Armen springen Sie durch Strecken der Hüfte und Beine so hoch wie möglich. Bewegen Sie Ferse, Zehen und Knie aufwärts über die Hürde. Behalten Sie die aufrechte Haltung durch Blockieren der Arme bei.

Beginnen Sie mit *Einfachsprüngen*. Wenn Sie für *Mehrfachsprünge* bereit sind, versuchen Sie die hohe Schwungposition des Beines beizubehalten und sie mit dem Sprungbein zu verbinden. Der Schwerpunkt liegt auf der aufrechten Hüfte während der Landung und des Absprungs sowie auf der Kreisbewegung der Ferse nach oben über den Kegel hinweg (ungefähr auf einer Höhe mit dem Knie des anderen Beines).

Powertraining

Diagonalsprünge einbeinig

Plyometrie

ZIEL *Nutzt die Power der einbeinigen Sprünge für diagonale Richtungsänderungen.*

Diese Übung ist sinnvoll für jeden, der in einer Spielsportart schnelle Seitwärtsbewegungen vollziehen muss (Football, Rugby, Hockey, Fußball, Basketball etc.).

AUSGANGSSTELLUNG: Sie stehen aufrecht vor einer engen Reihe von drei bis fünf Kegeln, die sich links neben Ihrem linken Fuß befindet. Heben Sie das rechte Knie gebeugt über Hüfthöhe, die Ferse halten Sie vor dem linken Knie.

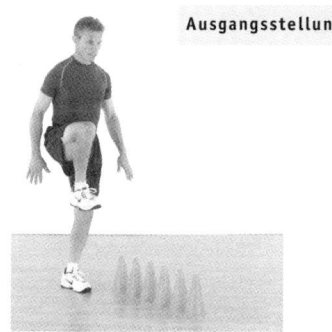

Ausgangsstellung

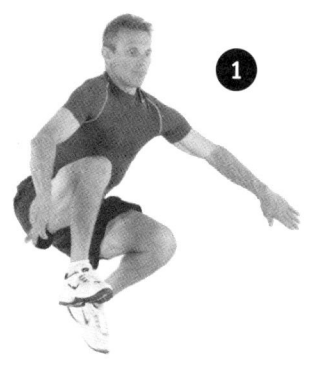

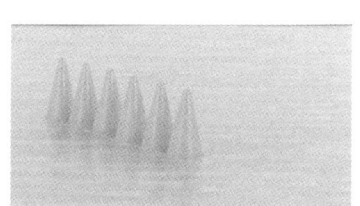

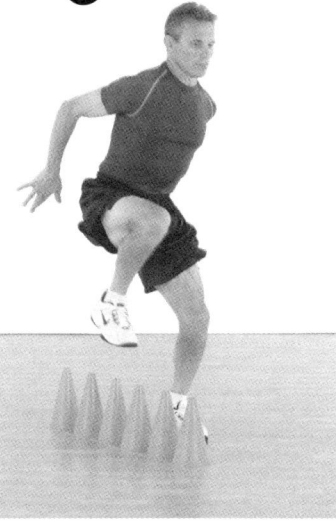

1 Drücken Sie sich mit dem linken Bein ab und springen Sie vorwärts diagonal auf die andere Seite der Kegelreihe.

2–3 Drücken Sie sich mit dem linken Bein ab, und springen Sie vorwärts diagonal auf die andere Seite der Kegelreihe.

Setzen Sie die Diagonalsprünge entlang der Kegelreihe fort.

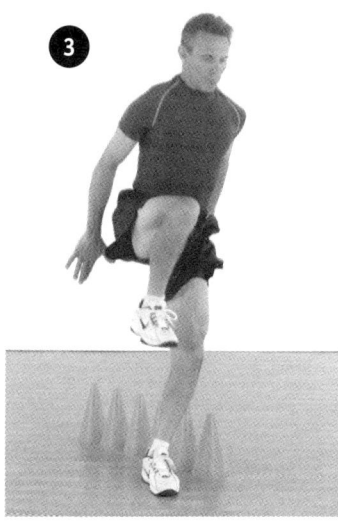

Functional Training für Einsteiger

Powertraining

Sprünge seitwärts einbeinig — Plyometrie

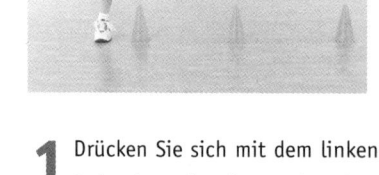
Ausgangsstellung

ZIEL Nutzt die Power der einbeinigen Sprünge für seitliche Richtungsänderungen.

Diese Übung ist sinnvoll für jeden, der in einer Spielsportart energische Seitwärtsbewegungen vollziehen muss (Football, Rugby, Hockey, Fußball, Schlägersportarten, Basketball etc.).

AUSGANGSSTELLUNG: Sie stehen aufrecht neben einer Reihe von Kegeln, die sich links neben Ihrem linken Fuß befindet. Heben Sie das rechte Knie gebeugt über Hüfthöhe, die Ferse halten Sie vor dem linken Knie.

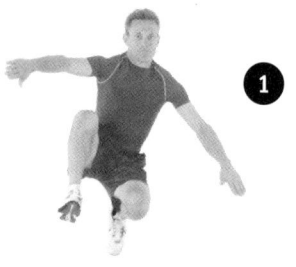

1 Drücken Sie sich mit dem linken Bein ab, und springen Sie seitwärts über den Kegel zu Ihrer Linken

2–3 Landen Sie auf dem ganzen Fuß, und springen Sie mit minimaler Bodenkontaktzeit sofort wieder seitwärts über den nächsten Kegel.

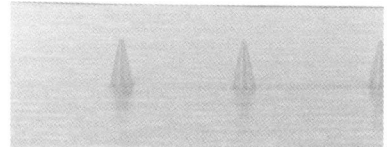

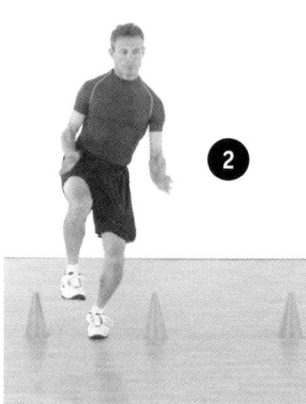

Pausieren Sie. Beginnen Sie aus der Ausgangsstellung mit dem Rückweg auf dem linken Bein nach rechts. Danach wechseln Sie die Seite und wiederholen den Ablauf.

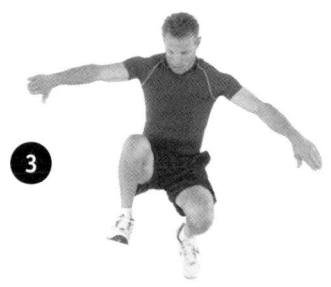

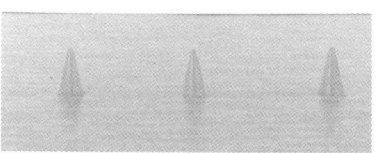

VARIANTE: Das höchste Niveau an Komplexität und Intensität rhythmischer plyometrischer Aktivität erreichen Sie, wenn Sie den Parcours in einem Zug hin und zurück absolvieren. Das linke Bein bewältigt eine oder mehrere Serien, danach wiederholen Sie den Ablauf mit dem rechten Bein.

Powertraining

Schaufeldruckwurf im Knien — Plyometrie

ZIEL *Verbessert die Hüft- und Rumpfstreckung.*

Diese Übung ist nützlich für jeden, der aus Kauerstellungen heraus agieren muss (Sprinter, Linemen im Football/Rugby, Ringer).

AUSGANGSSTELLUNG: Knien Sie sich auf den Boden, und platzieren Sie einen Medizinball von 2–7 Kilogramm direkt vor den Knien. Halten Sie den Brustkorb offen, die Hüfte hoch und den Rücken gestreckt, die Schultern befinden sich vor dem Ball.

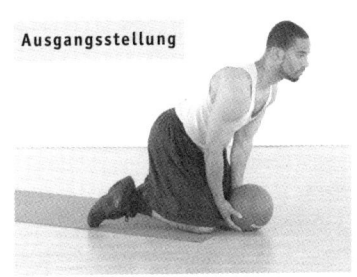
Ausgangsstellung

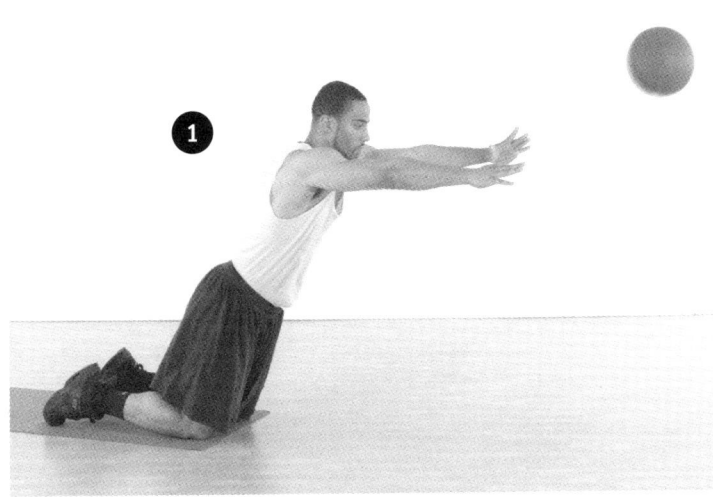

1 Schaufeln Sie mit langen und entspannten Armen den Ball in einem Schwung vom Boden nach oben, und drücken Sie ihn durch Strecken der Hüfte und des Oberkörpers so schnell und weit wie möglich von sich. Der Schwerpunkt liegt auf der Aktion der Hüfte und der Schultern, nicht der Arme.

2 Fangen Sie sich in Liegestützposition ab.

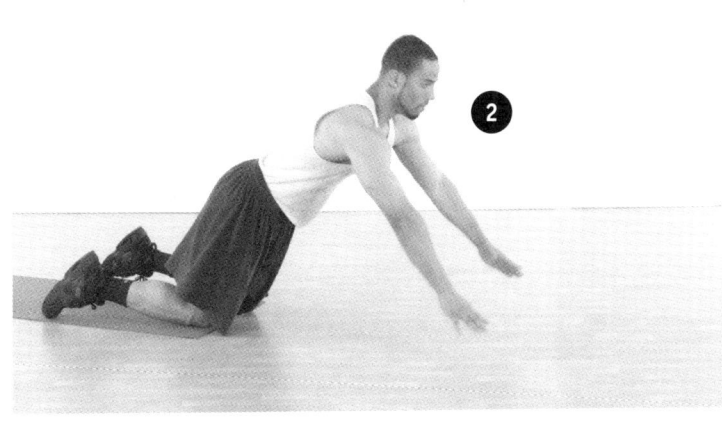

Functional Training für Einsteiger

Powertraining
Schaufelwurf
Plyometrie

ZIEL *Entwickelt die Explosiv- und Schnellkraft, verbessert die Koordination beim Starten, Springen, Werfen, Treten, Rudern, Schwimmen, Wasserspringen und Sprinten.*

Diese Übung ähnelt dem Clean und Snatch, hier allerdings mit der Möglichkeit, das Gerät loszulassen.

AUSGANGSSTELLUNG: Halbe Kniebeuge, die Füße stehen etwas mehr als hüftbreit voneinander entfernt. Halten Sie mit gestreckten Armen einen Ball zwischen den Beinen.

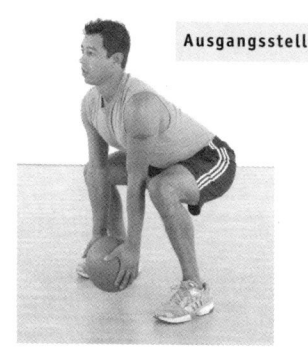
Ausgangsstellung

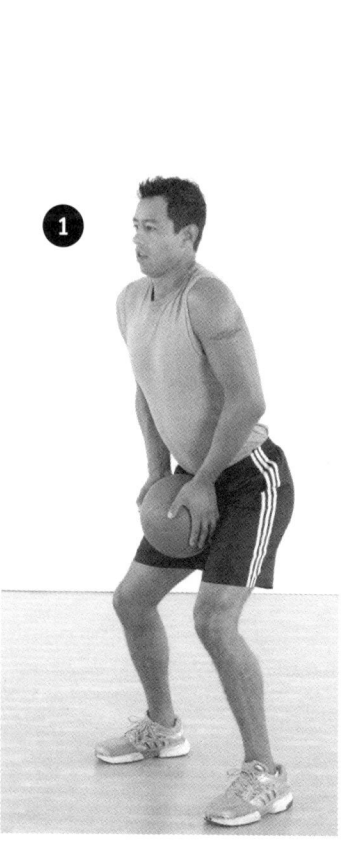
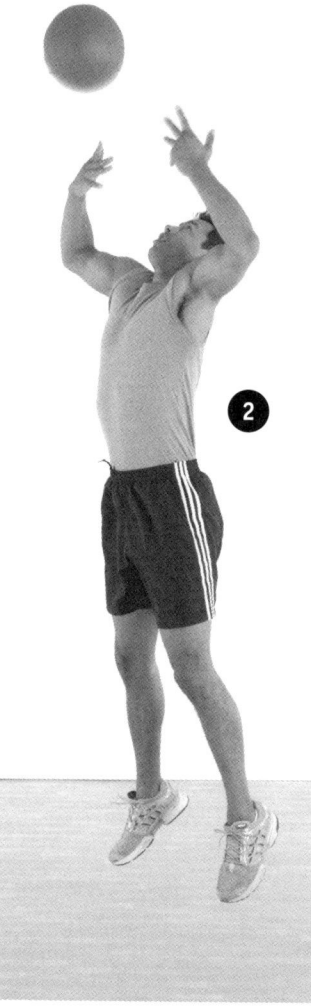

1 Strecken Sie den Körper, halten Sie den Ball nahe am Körper, indem Sie die Ellenbogen nach außen führen.

2 Nun springen Sie hoch und schaufeln dabei den Ball so nach oben, dass er und Ihr Körper maximale Höhe in der Luft erreichen.

Lassen Sie den Ball auf den Boden fallen, und beginnen Sie von Neuem.

Powertraining
Wurf mit Drehung — Plyometrie

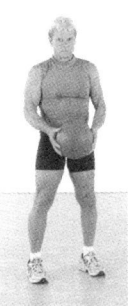
Ausgangsstellung

ZIEL Trainiert die Muskeln, die an der Rotation des Körpers beteiligt sind. Die Übung lässt sich gut im Training für Werfen und Schwingen (Baseball, Softball, Tennis, Hockey etc.) absolvieren.

Sie kann auch mit einem Partner ausgeführt werden.

AUSGANGSSTELLUNG: Stellen Sie sich mit der linken Seite zu einer Wand. Die Füße sind mehr als hüftbreit auseinander, die Beine leicht gebeugt. Halten Sie einen Medizinball von 4–7 Kilogramm Gewicht vor dem Bauchnabel.

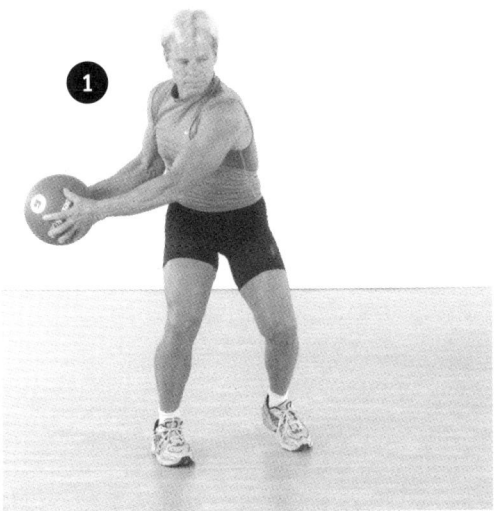

1 Drehen Sie den Oberkörper schnell nach rechts.

2 Drehen Sie den Körper dynamisch zurück nach links, und lassen Sie den Ball in Richtung Wand los. Konzentrieren Sie sich auf eine schnelle, reaktive Drehbewegung aus der Hüfte und den Schultern.

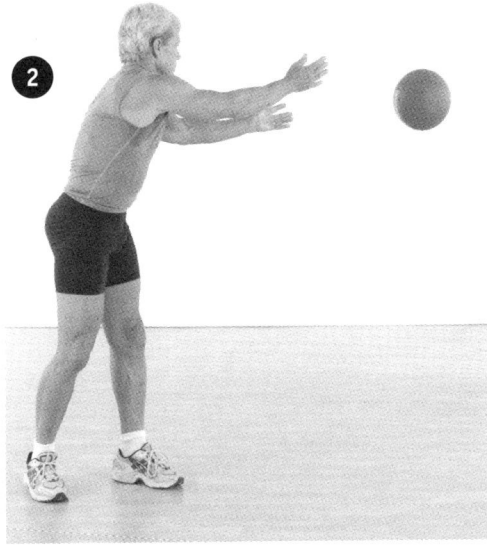

Functional Training für Einsteiger

Powertraining
Schaufelwurf über Kopf — *Plyometrie*

ZIEL *Verbessert die Hüftstreckung, die Rumpfbeweglichkeit und die Fertigkeit des Durchschwingens.*

Diese Steigerung des Schaufelwurfs lässt den Ball weit hinter den Körper fliegen.

AUSGANGSSTELLUNG: Halbe Kniebeuge mit dem Rücken zu einer entfernten Wand in mehr als hüftbreitem Stand. Halten Sie mit gestreckten Armen einen Ball zwischen den Knien.

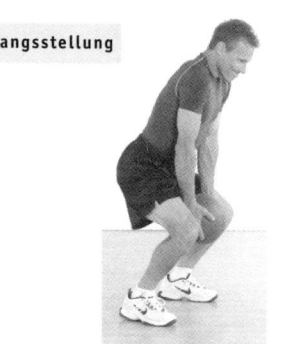
Ausgangsstellung

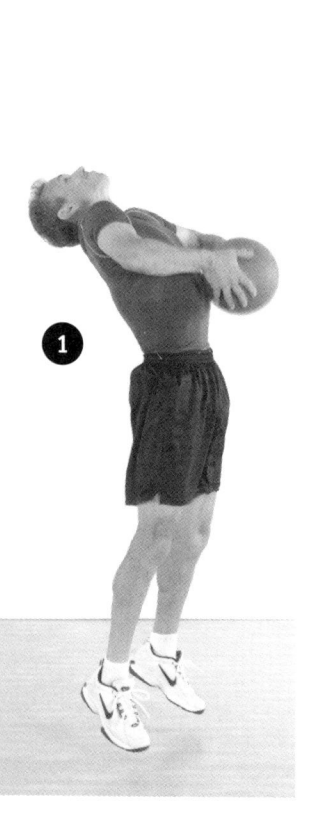

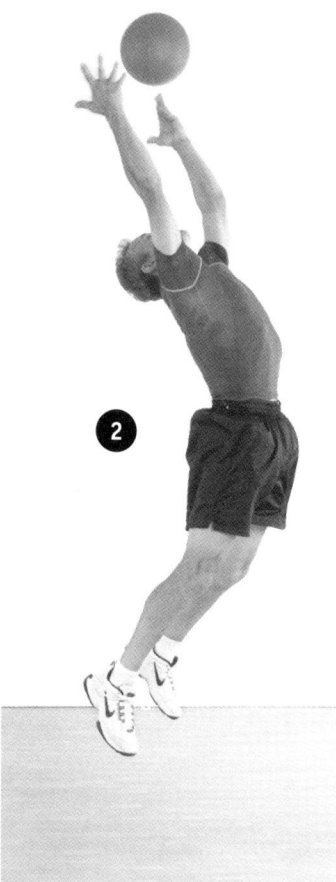

1–2 Nach einer Gegenbewegung schaufeln Sie im Abspringen den Ball nach oben und werfen ihn über dem Kopf nach hinten gegen die Wand. Dabei sollte der Ball die größtmögliche Flugweite und sollten Sie selbst die größtmögliche Sprunghöhe erzielen. Der Schwerpunkt liegt auf der Distanz nach hinten.

Holen Sie den Ball, und führen Sie den Wurf erneut aus.

Powertraining

Diagonalwurf — *Plyometrie*

ZIEL Verbessert die koordinierten Bewegungen von Beugung, Streckung und Rotation.

Diese Steigerung des Schaufelwurfs erfordert einen höheren Anteil an Körperdrehung und ist damit ein gutes Training für Sportarten wie Golf, Leichtathletik, Turnen und Martial Arts.

AUSGANGSSTELLUNG: Legen Sie den Ball rechts neben Ihren rechten Fuß auf den Boden. Beugen Sie Beine und Taille, um den Ball mit beiden Händen zu fassen.

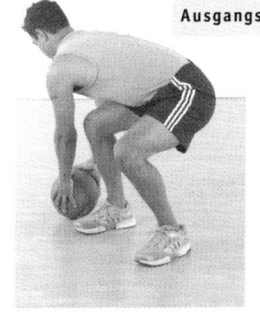

Ausgangsstellung

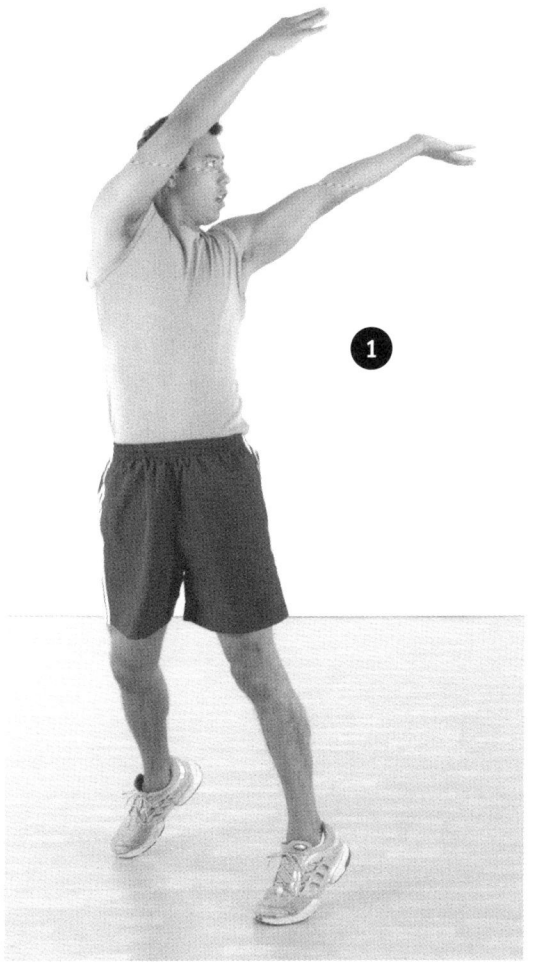

1 Schaufeln Sie den Ball aufwärts so über die linke Schulter, dass sich in der Folge sowohl der Ball als auch Ihr Körperschwerpunkt maximal heben.

Holen Sie den Ball, und wiederholen Sie den Wurf. Dann wechseln Sie die Seite, legen den Ball links neben Ihren linken Fuß auf den Boden und werfen ihn über die rechte Schulter.

Functional Training für Einsteiger

Powertraining
Überkopfwurf im Kniestand
Plyometrie

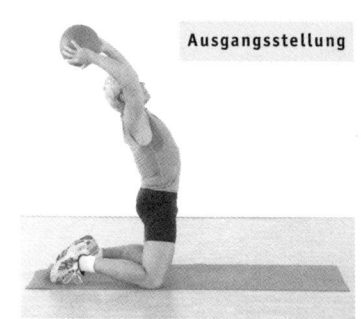
Ausgangsstellung

ZIEL Verbessert durch den Werfen über Kopf die allgemeine Wurfkraft, wie sie im Baseball, Softball, Football, Fußball und Speerwerfen erforderlich ist.

Diese Übung kann auch mit einem Partner ausgeführt werden.

AUSGANGSSTELLUNG: Knien Sie mit dem Gesicht zu einer Wand auf einer Matte, die Fußrücken liegen auf dem Boden auf. Halten Sie mit aufrechtem Rumpf und vorgeschobener Hüfte einen Medizinball von 2–5 Kilogramm Gewicht über und hinter dem Kopf. Die Arme sind entspannt und leicht gebeugt.

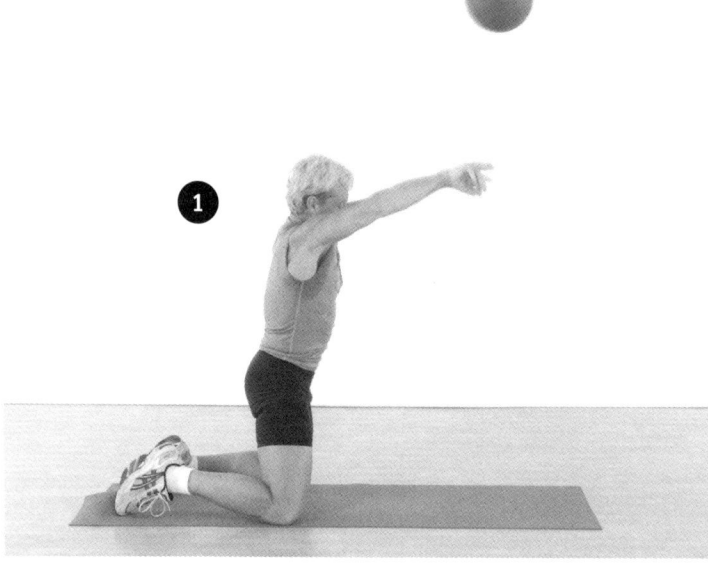

1 Werfen Sie den Ball gegen die Wand, indem Sie zunächst die Hüfte vorschieben und danach zuerst den Rumpf und unmittelbar darauf Schultern, Ellenbogen und Handgelenke wie eine Peitsche folgen lassen.

2 Beugen Sie sich in der Hüfte, während diese sich nach erfolgtem Wurf nach hinten bewegt.

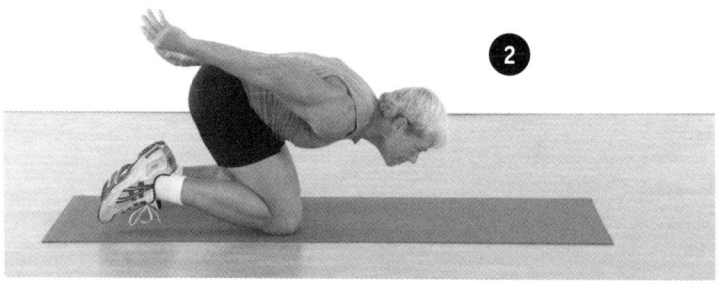

Powertraining
Überkopfwurf im Stehen — *Plyometrie*

ZIEL Verbessert durch den Werfen über Kopf die allgemeine Wurfkraft, wie sie im Baseball, Softball, Football, Fußball und Speerwerfen erforderlich ist.

Diese Übung kann auch mit einem Partner ausgeführt werden.

AUSGANGSSTELLUNG: Stellen Sie sich in nicht ganz hüftbreitem Stand vor eine Wand. Halten Sie einen Medizinball von 2–5 Kilogramm Gewicht über und hinter dem Kopf. Die Arme sind entspannt und leicht gebeugt.

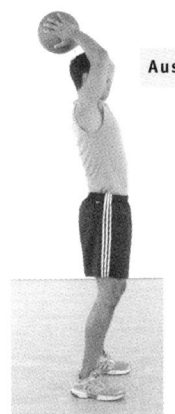
Ausgangsstellung

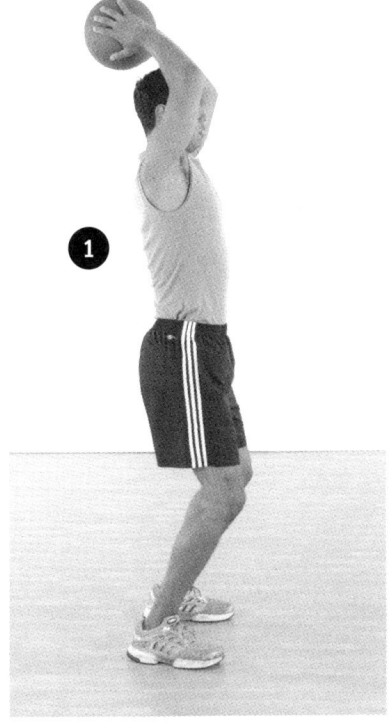

1–2 Werfen Sie den Ball gegen die Wand, indem Sie die Knie beugen, die Hüfte vorschieben und danach zuerst den Rumpf und unmittelbar darauf Schultern, Ellenbogen und Handgelenke wie eine Peitsche folgen lassen. Zum Bewegungsausklang wird sich die Hüfte nach hinten bewegen.

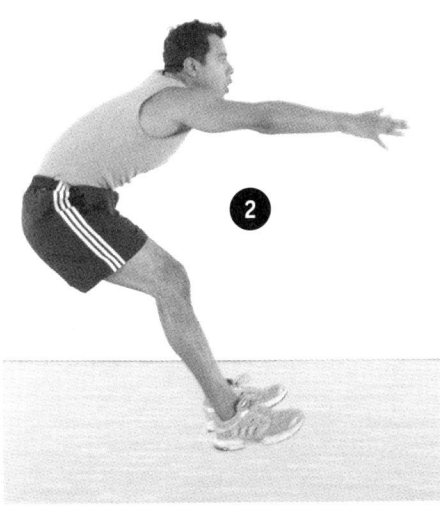

Functional Training für Einsteiger

Powertraining
Überkopfwurf mit Schritt vorwärts
Plyometrie

ZIEL *Verbessert durch den Werfen über Kopf die allgemeine Wurfkraft, wie sie im Baseball, Softball, Football, Fußball und Speerwerfen erforderlich ist.*

Diese Übung kann auch mit einem Partner ausgeführt werden.

AUSGANGSSTELLUNG: Stellen Sie sich im hüftbreiten Stand seitlich zu einer Wand. Halten Sie einen Medizinball von 2–5 Kilogramm Gewicht über und hinter dem Kopf. Die Arme sind entspannt und leicht gebeugt.

Ausgangsstellung

1 Vollziehen Sie als Rechtshänder mit dem linken Bein einen Schritt zur Wand.

2 Lassen Sie den Ball sofort los, nachdem Sie die Hüfte vorgeschoben haben und Ihr Oberkörper nach dem Abstoß vom hinteren Bein wie eine Peitsche nachgefolgt ist.

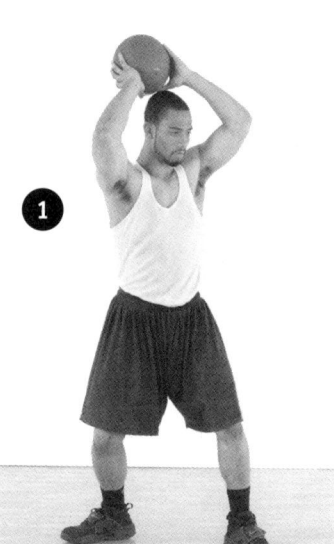

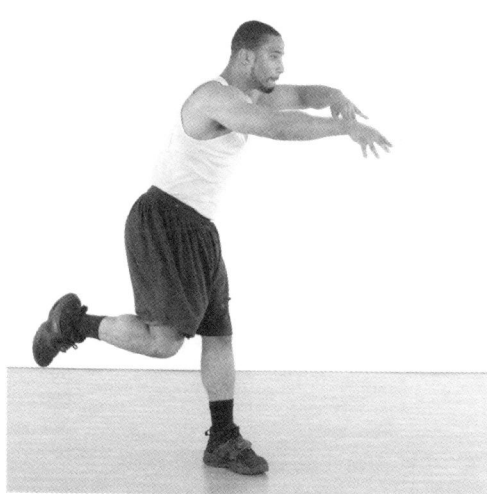

Powertraining

Liegestütz gegen die Wand
Plyometrie

ZIEL *Trainiert maximale Drückwinkel und Timing.*

Dies ist eine Einführung in Drückübungen mit höherer Belastung.

AUSGANGSSTELLUNG: Stellen Sie sich einen großen Schritt weg von einer Wand, und halten Sie die Arme fast gestreckt vor sich.

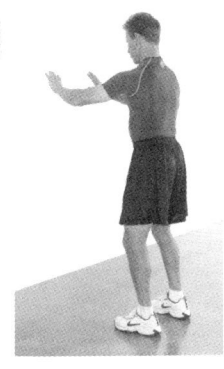

Ausgangsstellung

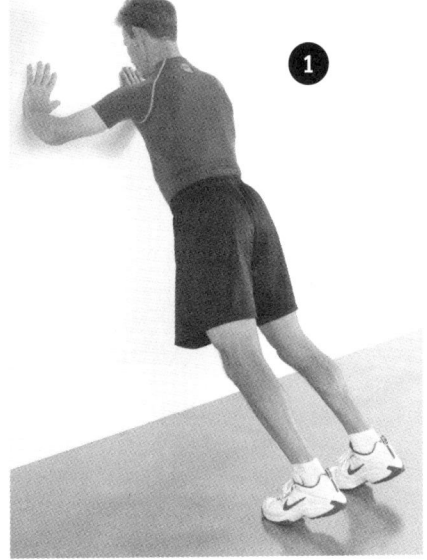

1 Lassen sie sich gegen die Wand fallen, und fangen Sie sich ab, indem Sie sich mit den Händen abstützen und die Ellenbogen langsam beugen. Die Fingerspitzen zeigen nach oben.

2 Drücken Sie sich sofort dynamisch zurück in die Ausgangsstellung.

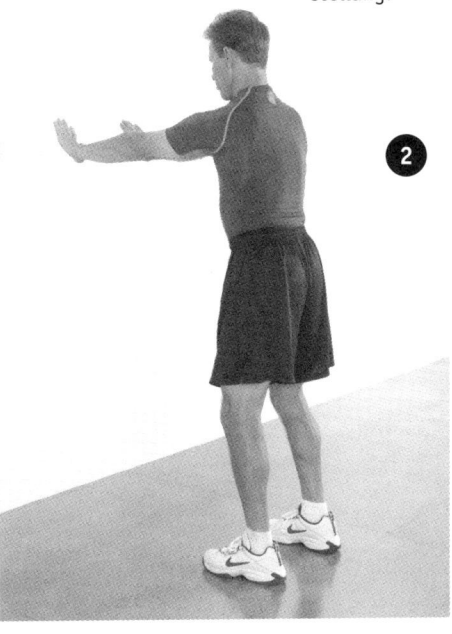

Functional Training für Einsteiger

Powertraining
Liegestütz nach Fallbewegung
Plyometrie

ZIEL *Verbessert die Schnellkraft und Elastizität im Oberkörper, die man für Kampfsportarten, Schlägersportarten und zum Rudern braucht.*

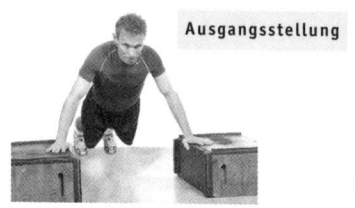
Ausgangsstellung

AUSGANGSSTELLUNG: Nehmen Sie eine Liegestützhaltung ein, indem Sie die Hände mit gestreckten Armen auf zwei Kästen platzieren. Ihr Körper bildet vom Kopf bis zu den Fersen eine Linie. Behalten Sie diese Haltung während der gesamten Übung bei.

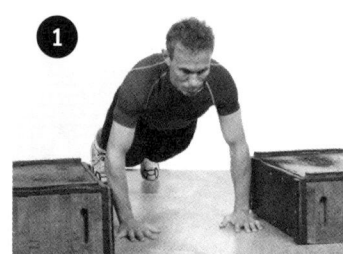
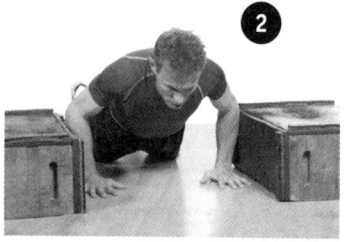

VARIANTE 1: Beginnen Sie, indem Sie sich von den erhöhten Plattformen fallen lassen und nur in der von den Ellenbogen vorgegebenen Körperstellung landen

VARIANTE 2: Die erste Steigerung ist der Fall von der Plattform mit anschließendem vollständigem Liegestütz; der Körper berührt am tiefsten Punkt den Boden

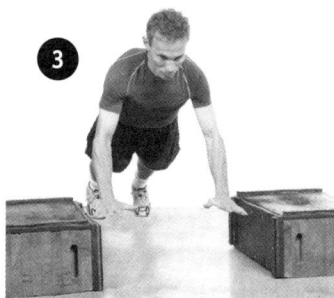

VARIANTE 3: Nun folgt nach dem Fall ein explosiver Liegestütz, der zum Ergebnis hat, dass Rumpf und Arme sich vollständig vom Boden lösen, bevor die Arme den Körper wieder abfangen.

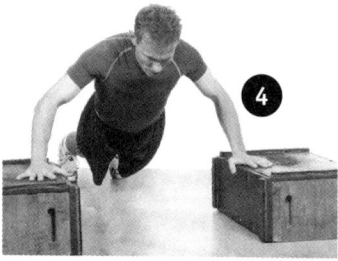

VARIANTE 4: Die Meisterleistung besteht darin, dass nach dem Fall und dem explosiven Liegestütz mit minimaler Bodenkontaktzeit die Hände wieder auf der Plattform landen.

Powertraining

Brustpass kniend — *Plyometrie*

ZIEL Fordert und fördert die Hüft- und Rumpfstreckung.

Diese Übung ist nützlich für jeden, der aus Kauerstellungen heraus agieren muss, etwa Sprinter, Linemen im Football/Rugby, Ringer.

AUSGANGSSTELLUNG: Knien Sie sich vor einer Wand auf den Boden, und halten Sie einen Medizinball von 2–7 Kilogramm unter dem Brustkorb. Die Ellenbogen liegen am Körper an. Halten Sie den Brustkorb offen, die Hüfte hoch und den Rücken gestreckt, die Schultern befinden sich vor dem Ball.

Ausgangsstellung

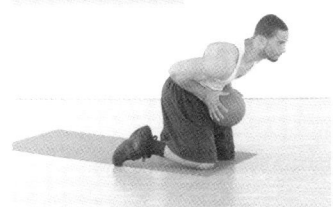

1 Mit eng an den Körper gepressten Ellenbogen drücken Sie den Ball durch Strecken der Knie (Einleitung), Hüfte und Schultern waagerecht nach vorne.

2 Landen Sie im Liegestütz und nehmen Sie sofort wieder die Ausgangsstellung ein, um den Rebound fangen zu können.

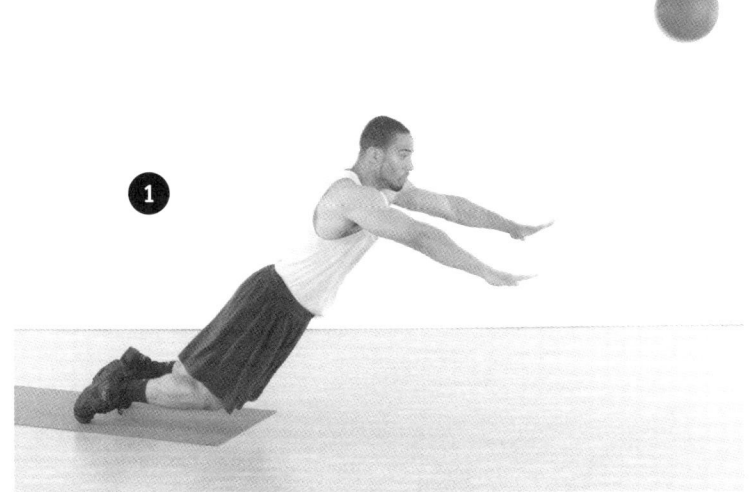

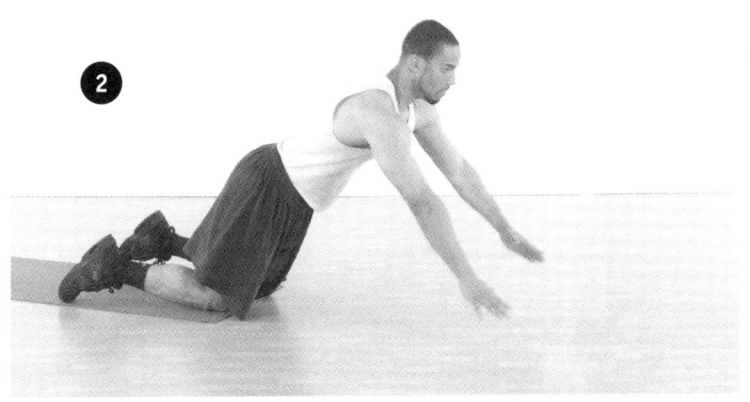

Functional Training für Einsteiger

Powertraining

Brustpass — *Plyometrie*

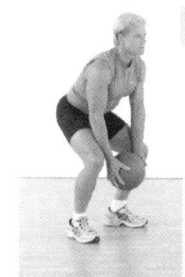

Ausgangsstellung

ZIEL *Verbessert die Kraft und Elastizität im Oberkörper, die man in Kampfsportarten, Schlägersportarten und zum Rudern braucht.*

Diese Übung kann auch mit einem Partner ausgeführt werden.

AUSGANGSSTELLUNG: Stellen Sie sich mit gebeugten Beinen in einigem Abstand zu einer Wand auf, und halten Sie einen Medizinball von 2–7 Kilogramm Gewicht in den Händen.

1 Drücken Sie den Ball energisch in Richtung Wand, und starten Sie gleichzeitig in dieselbe Richtung. Vollziehen Sie dabei die einleitenden Schritte wie zu einem Sprint oder einer anderen typischen Bewegung.

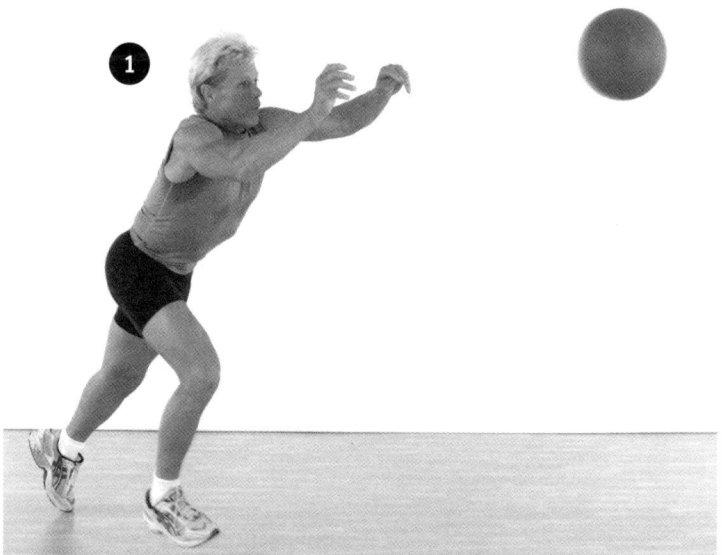

Sprinttraining
Squared Step und Staggered Step — Starts

ZIEL Beide Haltungen verbessern die Fähigkeit, die Hüfte aus einer guten Stellung heraus durch das Abdrücken mit beiden Beinen zu beschleunigen und falsche Schritte zu vermeiden. Zusätzlich hält der Squared Step die Hüfte auf Kurs, während der Staggered Step falsche Schritte nach hinten und zur Seite verhindert.

START MIT SQUARED STEP: Im knapp hüftbreiten Stand befinden sich die Zehen auf einer Höhe, als wollten Sie einen Hoch- oder Weitsprung absolvieren.

START MIT STAGGERED STEP: Im knapp hüftbreiten Stand bilden die Zehen des hinteren Fußes mit der Ferse des vorderen Fußes eine Linie.

1. Halten Sie die Hüfte hoch und den Rücken gerade, was von der Hüfte an einen gestreckten Winkel ergibt. Die Schultern sind vorne, die Knie über den Fußrücken (positiver Schienbeinwinkel), als wollten Sie springen.

2. Ziehen Sie den Ellenbogen, der sich gegenüber dem Führungsknie befindet, nach hinten und den auf der Gegenseite nach vorne.

3. Drücken Sie beide Füße gleichzeitig in den Boden, und schieben Sie die Knie etwas weiter über die Zehen nach vorne, um die Hüfte nach vorne in Bewegung zu setzen.

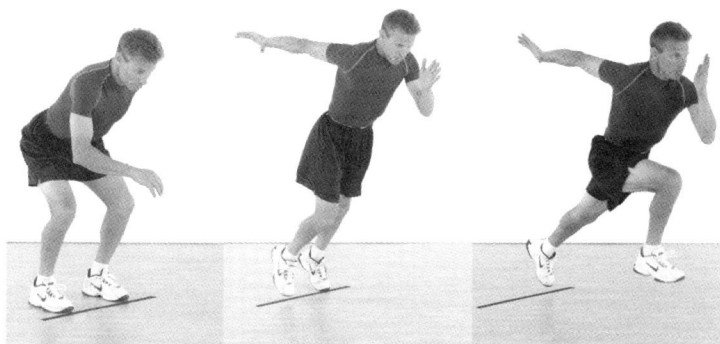

Squared Step

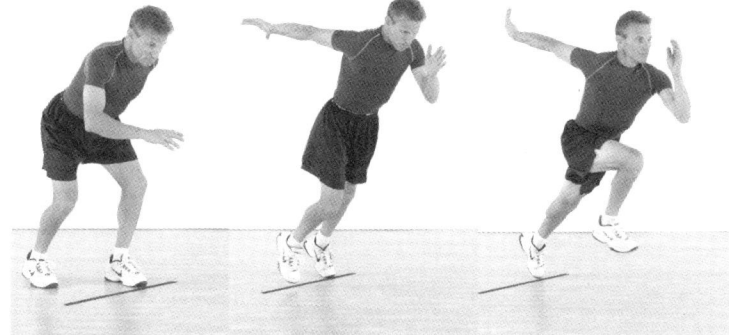

Staggered Step

Functional Training für Einsteiger

Sprinttraining
Open Step und Crossover Step — Starts

ZIEL *Beide Haltungen verbessern die Fähigkeit, den Körper zu drehen und loszulaufen, indem sie die Hüfte durch das Abdrücken mit beiden Füßen zur Seite beschleunigen und falsche Schritte (nach hinten oder zur Seite) vermeiden. Sie verbessern obendrein Seitwärtsbewegungen in Spielsportarten, die schnelle Richtungswechsel erfordern.*

AUSGANGSSTELLUNG: Stellen Sie sich im knapp hüftbreiten Stand mit einer Seite zur beabsichtigten Laufrichtung auf. Die Zehen befinden sich auf einer Höhe, als wollten Sie einen Hoch- oder Weitsprung absolvieren. Bringen Sie die Hüfte in Stellung, die Knie sind über den Fußristen, der Rücken ist gestreckt.

Open Step: Um den Schritt einzuleiten, drücken Sie sich mit beiden Füßen ab und schwingen den führenden Zeh, das Knie, den Ellenbogen und die Schulter in Richtung Ziel. Ihre Schulter neigt sich in die gewünschte Richtung. Das erfordert eine komplette Streckung des hinteren Beines und das Öffnen der Hüfte, zumal das vordere Bein den ersten Beschleunigungsschritt vollzieht.

Crossover Step: Um den Schritt einzuleiten, drücken Sie sich mit beiden Füßen ab und schwingen den hinteren Arm und das Bein in Richtung Ziel. Ihre Schulter neigt sich in die gewünschte Richtung. Das erfordert eine Streckung und Drehung des vorderen Beines, während das hintere Bein herumschwingt und die Hüfte in Zielrichtung dreht.

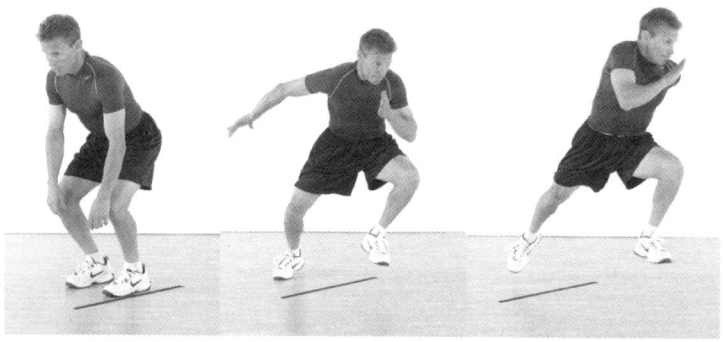

Open Step

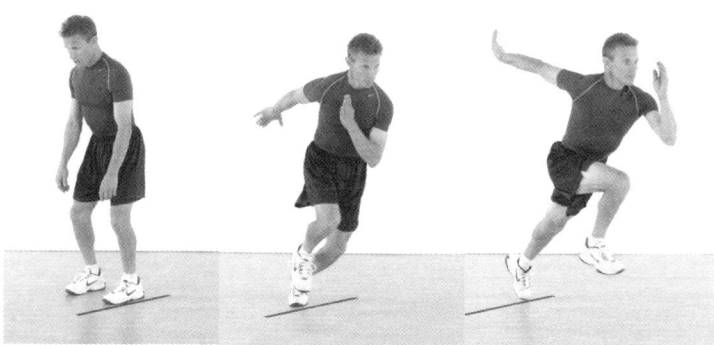

Crossover Step

Sprinttraining
Drop Step und Pivot Step — Starts

ZIEL Der Drop Step steigert die Fähigkeit, die Hüfte durch das Abdrücken mit beiden Füßen nach hinten zu bewegen, und verbessert Seitwärtsbewegungen, wie sie in Spielsportarten vorkommen, die hohe Agilität erfordern. Der Pivot Step verbessert durch den Einsatz einer Drehung auf einem Fuß die Fähigkeit, umzudrehen und loszulaufen, sowie einige Seitwärtsbewegungen in Spielsportarten, die diese Art der Aktionsschnelligkeit erfordern. Beide Steps verhindern falsche Schritte (vorwärts und zur Seite).

AUSGANGSSTELLUNG: Stellen Sie sich im knapp hüftbreiten Stand mit dem Rücken zur beabsichtigten Laufrichtung auf. Die Zehen befinden sich auf einer Höhe, als wollten Sie einen Hoch- oder Weitsprung absolvieren. Bringen Sie die Hüfte in Stellung, die Knie sind über den Fußristen, der Rücken ist gestreckt.

Drop Step: Um den Schritt einzuleiten, drücken Sie sich mit beiden Füßen ab, dann lassen Sie den Fuß auf der Seite der Drehung nach hinten fallen und schwingen ihn in Laufrichtung. Das Bein auf der der Drehung abgewandten Seite dreht sich auf dem Fuß und bringt die Hüfte in volle Streckung. Es ist wichtig, die Hüfte unten zu lassen, bis der Ablauf vollzogen ist. Stellen Sie sich vor, Sie befinden sich unter einer niedrigen Decke.

Pivot Step: Um den Schritt einzuleiten, drücken Sie sich mit beiden Füßen ab, dann kreuzen Sie mit dem der Drehung abgewandten Fuß in die gewünschte Richtung. Drehen Sie den Folgefuß, und beenden Sie die Streckung des Beines, mit der Sie die Hüfte zum Ziel bewegen. Ihre Schulter neigt sich in die gewünschte Richtung.

Der Pivot Step erfordert Streckung und Drehung des Beines und Fußes der der Drehung zugewandten Seite, während das andere Bein herumschwingt und die Hüfte in Richtung Ziel dreht. Es ist wichtig, die Hüfte unten zu lassen, bis der Ablauf vollzogen ist.

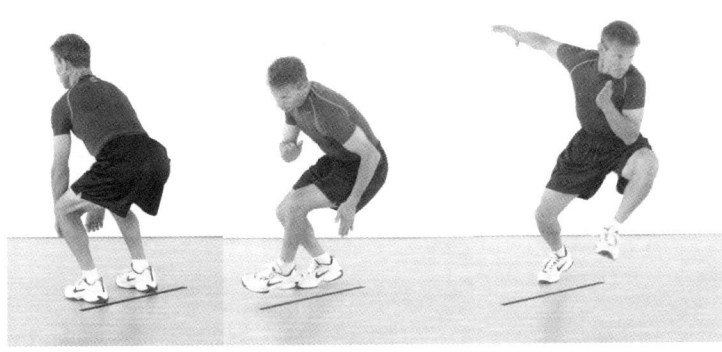

Drop Step

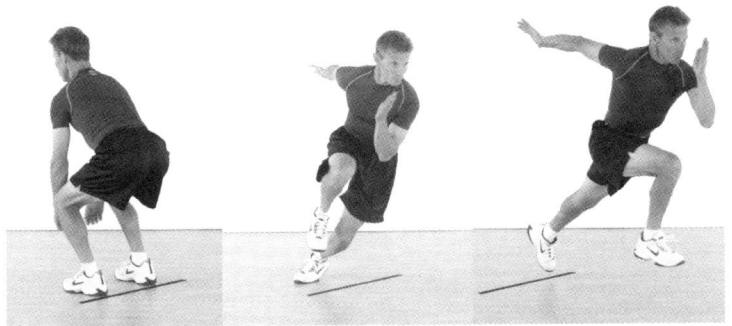

Pivot Step

Sprinttraining
Balancierte Starts

ZIEL *Übungen mit balancierten Starts verbessern alle zuvor genannten Starts, die man nach vorne, zur Seite und nach hinten ausführt. Die Gründe: Hier kann man sich nicht mit beiden Füßen abdrücken, und die Hüfte muss mit einem geraden Rücken kombiniert werden, um eine stabile und ausbalancierte Startstellung beibehalten zu können. Außerdem ist es erforderlich, das nach vorne geschwungene hintere oder Folgebein aktiv nach hinten unten in den Boden zu drücken, was einen zu großen ersten Schritt verhindert. Zusätzlich verbessern diese Übungen Seitwärtsbewegungen in Spielsportarten, die hohe Aktionsschnelligkeit erfordern.*

AUSGANGSSTELLUNG: Im knapp hüftbreiten Stand befinden sich die Zehen eines Fußes auf einer Höhe mit der Ferse des anderen. Halten Sie die Hüfte hoch und den Rücken gerade. Beugen Sie ein Knie, um die Ferse auf Kniehöhe unter die Hüfte zu führen.

1. Beugen Sie das Standbein etwas, und ziehen Sie den Ellenbogen auf dieser Seite nach hinten. Drücken Sie sich mit dem Standbein ab, und schwingen Sie das freie Knie in die gewünschte Richtung. Der gegenüberliegende Arm schwingt gleichzeitig nach vorne.

2. Drücken Sie den Fuß aktiv und energisch in den Boden. Stellen Sie sicher, dass Sie balanciert und stabil auf dem Abdrückbein stehen, dass Ihr Rumpf angespannt und bereit ist, in eine bestimmte Richtung zu starten, und dass Ihre Hüfte transportiert wird, statt zu fallen.

Beachten Sie: Die gleiche Balance-Haltung kann für Startbewegungen zur Seite oder nach hinten eingenommen werden. Passen Sie die Haltungen des Schwungbeins und des Führungsarms dem Winkel des Führungsschritts an.

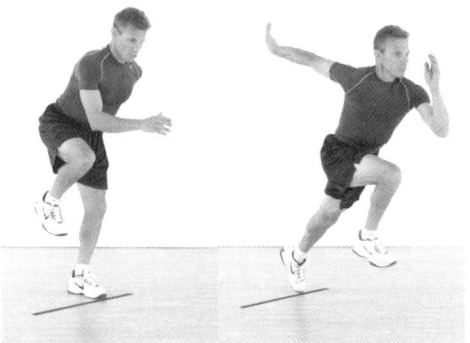

Balancierter Start nach vorne

Balancierter Start zur Seite

Sprinttraining

Starts gegen einen Widerstand — Starts

ZIEL Das Training von Starts mit Gewichtsbelastung oder gegen Widerstände ist hilfreich, um sowohl die Technik als auch die Schnellkraft zu entwickeln, die für die Abdrückmechanik notwendig ist. Widerstände können vielfältig sein: weicher Untergrund wie Sand, geneigte Rampen und moderate Hügel oder Hilfsmittel, um den Hüfttransport zu erschweren wie Gummibänder, die von einem Partner gehalten werden.

LEITFADEN
- Legen Sie das Gummiband um Ihre Hüftknochen.
- Sie sollten vor allem Ihre Haltung und Balance kontrollieren, anstatt sich auf den Widerstand zu verlassen.
- Drücken Sie sich mit beiden Beinen ab, und schwingen Sie für richtigen Hüfttransport Beine und Arme gegengleich.
- Stellen Sie sicher, dass der Widerstand entweder konstant ist oder im Moment des Übergangs zur Beschleunigung nachlässt.

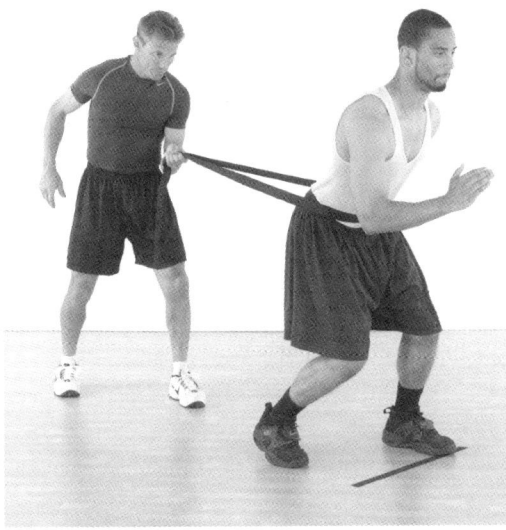

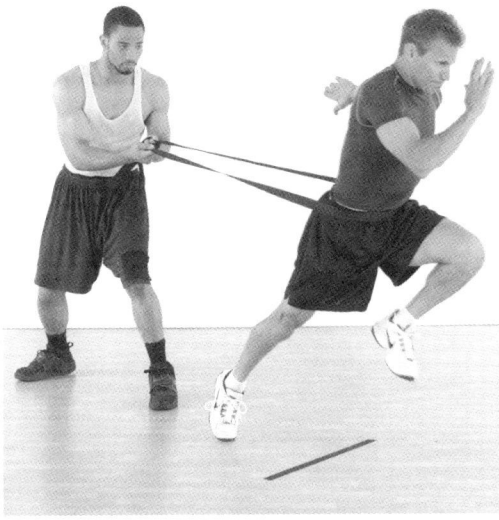

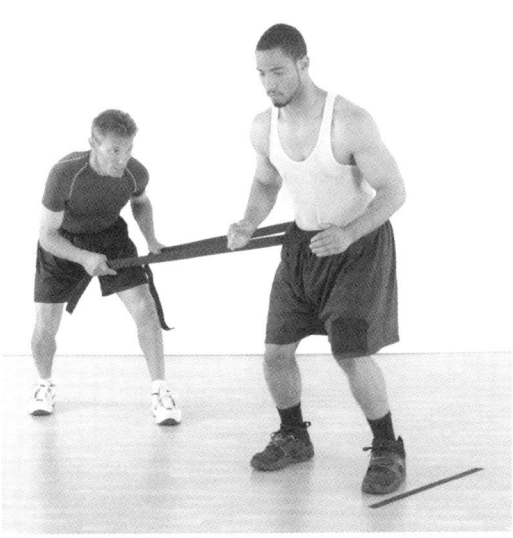

Functional Training für Einsteiger

Sprinttraining
»A«-Gehen / »A«-Skipping / »A«-Laufen

ZIEL *Diese Übungen sind für jede Laufsportart zwingend notwendig. Sie verbessern die Beschleunigungs- oder Abdrückmechanik und trainieren sowohl den korrekten Hüfttransport als auch die effektive Schrittlänge.*

AUSGANGSSTELLUNG: Verwenden Sie eine der Startstellungen, die auf den Seiten 153–157 beschrieben wurden. Am besten nehmen Sie sich die Positionen in der Reihenfolge vor, wie sie hier aufgeführt sind.

1 Ziehen Sie mit dem Schritt nach vorne den Ellenbogen in Koordination mit dem Knieschwung nach hinten. Achten Sie darauf, Zehen und Knie oben zu halten. Versuchen Sie, zwischen Schwungknie und Abdrückknie maximalen Abstand herzustellen. Die Zehen sind oben, um eine Landung mit fixiertem Sprunggelenk zu gewährleisten, und das Schienbein steht in positivem Winkel, um die Hüfte vorwärts zu transportieren.

2 Die Ferse des Schwungbeins befindet sich vor dem Abdrückbein, nicht dahinter.

Ausgangsstellung

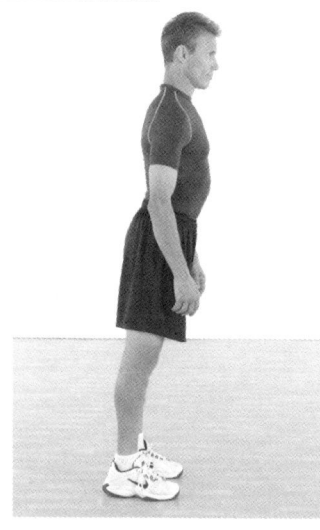
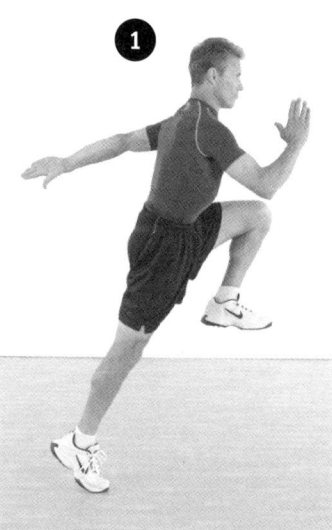
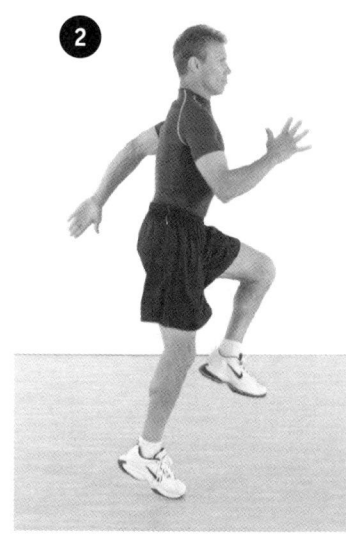

Basisbewegung

Sprinttraining

»A«-(Beschleunigung)Serien

FORTSCHRITTE

- **Beginnen Sie im Gehtempo.** Übertreiben Sie die Hüftneigung nach vorne und das Abdrücken des Standbeinfußes nach hinten unten.

- **Steigern Sie auf Skipping-Tempo.** Betonen Sie die Streckung des Abdrückbeins, während Sie das Knie des Schwungbeins so weit wie möglich nach oben führen. Übliche Fehler des »A«-Skippings sind, die Hüfte zurückzulassen und/oder die Ferse des Führungsbeins nach hinten zu schwingen, was den richtigen Knieschwung zunichtemacht.

- **Steigern Sie auf Lauftempo.** Die Integration des Hocksprungs mit Anfersen einbeinig (siehe Seite 137) ergibt eine Kombination aus Knieschwung und Berührung des Gesäßes: Stellen Sie sich vor, Sie lehnen gegen eine Wand und versuchen die Ferse ans Gesäß zu führen. Die Ferse müsste die Wand hinaufgleiten. Betonen Sie explosives Abdrücken, das Hochziehen des Knies, das Nach-vorne-oben-Ziehen der Ferse. Dies ist eine gute Methode, um die »A«-Serien im Lauftempo zu trainieren, ohne voll sprinten zu müssen.

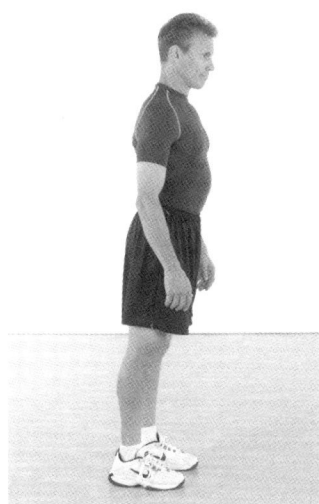

Ausgangsstellung

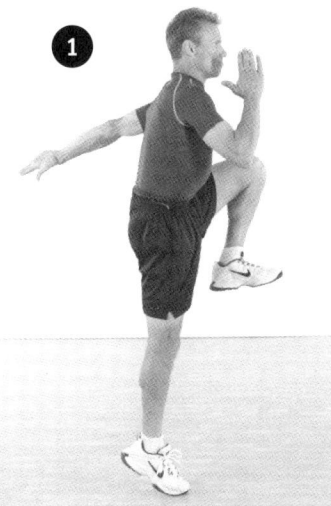

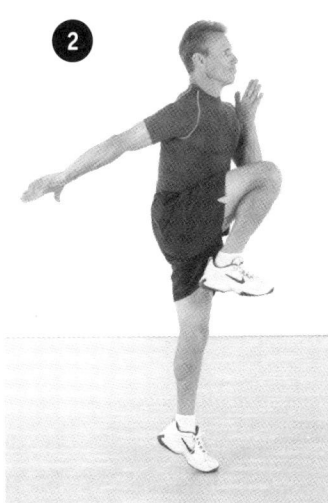

Hochgleiten und Anfersen

Functional Training für Einsteiger

Sprinttraining

Wandübung »A«-(Beschleunigung)Serien

ZIEL Diese Übung ist für jede Laufsportart zwingend notwendig. Sie verbessert den Hüfttransport und die effektive Schrittlänge sowie die Beschleunigungs- oder Abdrückmechanik. Außerdem sorgt sie für die richtige Beschleunigungshaltung und das aktive Drücken gegen den Boden.

AUSGANGSSTELLUNG: Legen Sie die Hände in Schulterhöhe an eine Wand, und drücken Sie dagegen, als wollten Sie verhindern, dass die Wand auf Sie fällt.

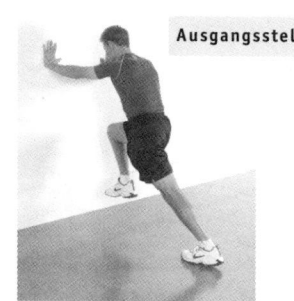
Ausgangsstellung

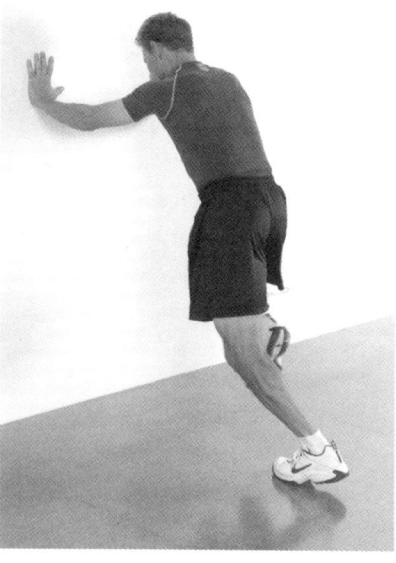

1 Führen Sie das rechte Knie nach vorne gegen die Wand, halten Sie die Zehen oben und die Ferse unterhalb der Mitte Ihres linken Oberschenkels.

2 Wechseln Sie nun, ohne die Spannung gegen die Wand aufzugeben, rasch so die Stellung der Beine, dass sich das rechte hinten befindet. Dieser wiederholte Wechsel des Stemmens gegen die Wand gibt Ihnen ein besseres Gefühl für die Haltung, das Platzieren der Füße und die Bewegung in der Hüfte (eher als im Knie), die für eine effektive Beschleunigung notwendig ist.

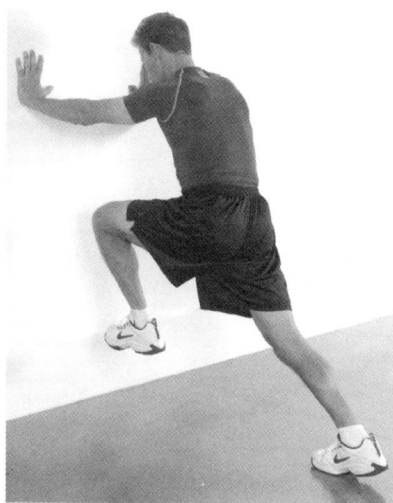

Sprinttraining

»B«-Gehen / »B«-Skipping / »B«-Laufen / »B«-(Tempo)Serien

ZIEL Die Rückbeschleunigung des Oberschenkels wird durch das Heben von Zehen und Ferse eingeleitet, was die Rückkehr zum Boden vorbereitet. Diese Übung ist wichtig für alle Athleten, die im Wettkampf hohe und höchste Geschwindigkeiten erreichen. Sie trainiert die Komponenten des Hochgeschwindigkeitslaufs, ohne zu viele Maximalsprints erforderlich zu machen.

AUSGANGSSTELLUNG: Beginnen Sie im Stand mit hoher Hüfte.

1 Lehnen Sie sich nach vorne, und beugen Sie das rechte Knie, um die Ferse nach oben und leicht nach vorne über Kniehöhe zu heben.

2 Beschleunigen Sie Ihren rechten Oberschenkel sofort wieder nach unten, und ziehen Sie ihn mit einer Art »Scharrbewegung« unter die Hüfte, die Zehen zeigen dabei nach oben.

Ausgangsstellung

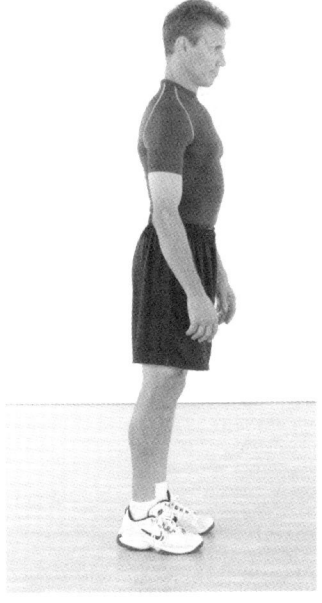
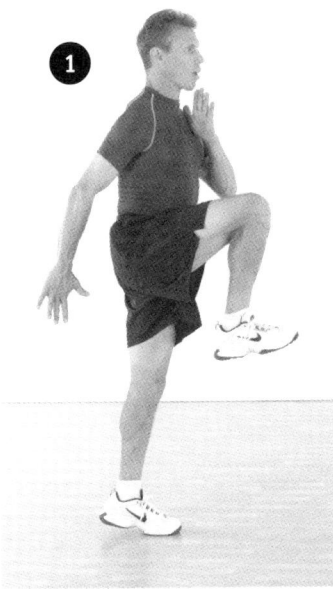
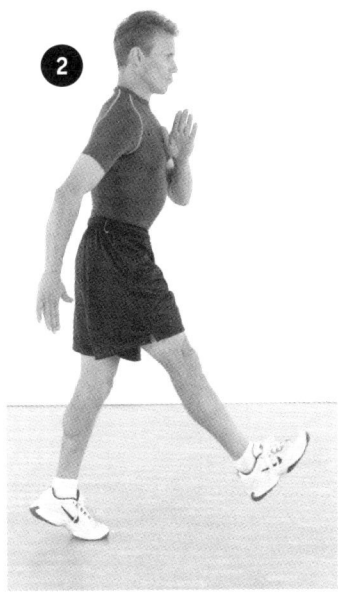

FORTSCHRITTE

- **Beginnen Sie im Gehtempo.** Konzentrieren Sie sich auf die hohe Hüfte. Die Ferse des hinteren Fußes berührt kaum den Boden, Ferse und Zehen des vorderen Beines sind nach oben über die Höhe des Standbeinknies gezogen.

- **Steigern Sie auf Skipping-Tempo.** Legen Sie mehr Wert auf die Bewegungsfrequenz als auf die zurückgelegte Strecke. Ursprünglich sah diese Übung drei Rückbeschleunigungsschritte pro Meter vor. Halten Sie die Hüfte oben und vorne.

- **Steigern Sie auf Lauftempo**, indem Sie die Übung »Rhythmus und schnelles Bein« (siehe Seite 162) anwenden.

Functional Training für Einsteiger

Sprinttraining
Rhythmus und schnelles Bein
»B«-(Tempo)Serien

ZIEL Es geht darum, einen schnellen und leichtfüßigen Rhythmus einzusetzen, um Sprints ohne hohe Intensität trainieren zu können. Davon profitiert jeder Athlet, in dessen Sportart Übergänge zu höchster Geschwindigkeit vorkommen, wie Fußball, Feldhockey, Rugby und Leichtathletik.

AUSGANGSSTELLUNG: Beginnen Sie mit den gleichen Vorlehnen-Fallen-Laufen-Haltungen, wie für die »B«-Serien auf Seite 161 beschrieben.

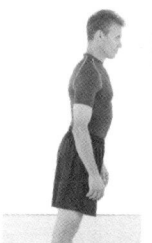
Ausgangsstellung

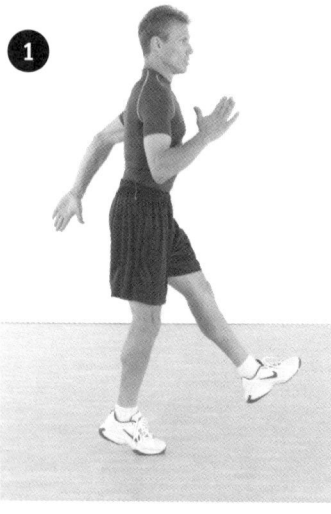

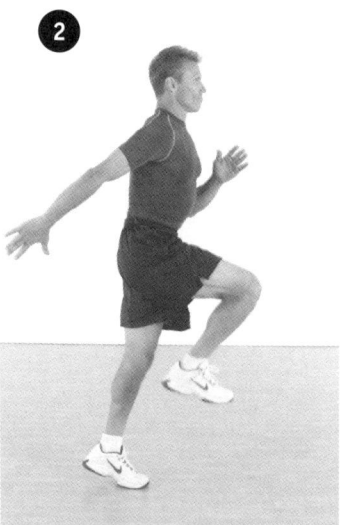

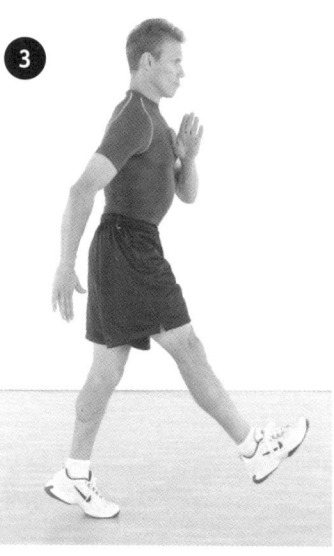

1 Zunächst laufen Sie mit kurzen, leichten und schnellen Schritten vorwärts (manche bezeichnen dies als Prellsprünge mit gestreckten Beinen, andere als Laufen mit steifen Knien).

2–3 Das rechte Bein behält kontinuierlich die zyklische Sprintbewegung bei: Die rechte Ferse kommt hoch zum Gesäß, bewegt sich nach vorne und nach unten, um unter dem Körper wieder aufzusetzen. Das fast steife linke Bein gewährleistet lediglich einen schnellen unterstützenden Rhythmus ohne große zyklische Bewegung. Sie können den Rhythmus beibehalten, bis Sie das Bein wechseln oder eine Reihe von Kombinationen zum Einsatz bringen.

Agilitätstraining

Abstoppen — Bremsübung Fortschritte

ZIEL Verlangsamt die Geschwindigkeit, bringt den Körper in eine Position, aus der heraus er angemessen die Richtung wechseln kann, und vermeidet unnötigen Körperstress.

Nützlich in allen Sportarten, egal, ob Richtungswechsel leistungsbestimmend sind oder nicht.

AUSGANGSSTELLUNG: Beschleunigen Sie über 15 Meter auf mittlere Geschwindigkeit.

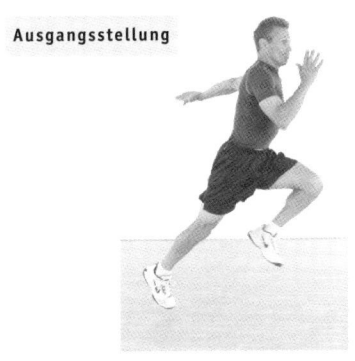
Ausgangsstellung

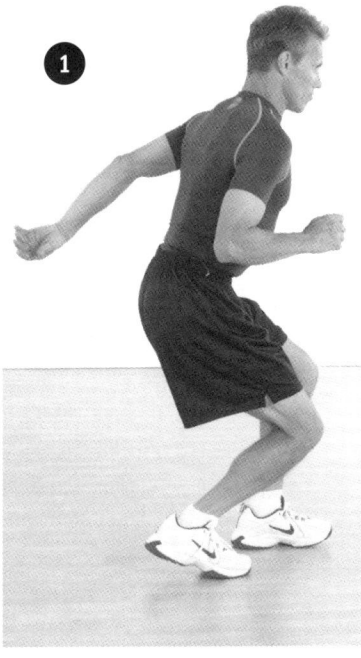

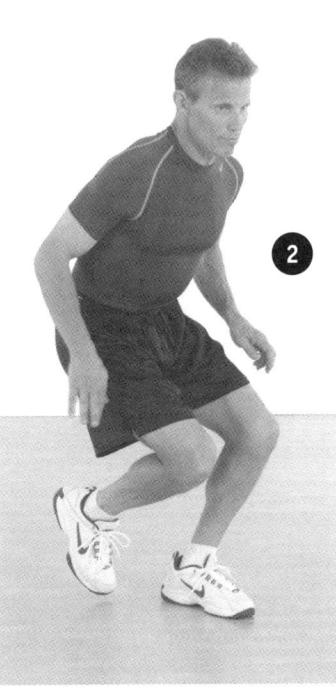

1–2 Leiten Sie das Abstoppen durch Beugen der Knie und Senken der Hüfte ein. Halten Sie die Schultern hoch und den Brustkorb offen. Ihre Füße landen vollständig auf dem Boden und bleiben unterhalb der Hüfte.

Wiederholen Sie diesen Beschleunigungs-/Abstoppvorgang entlang des Feldes mit folgender Schwierigkeitssteigerung:

- Beginnen Sie barfuß, um die richtige Fußplatzierung und -mechanik sicherzustellen.
- Steigern Sie die Beschleunigungsdistanz, und verringern Sie die Distanz, innerhalb deren Sie abstoppen (z. B. fünf Meter beschleunigen, 15 Meter abstoppen, dann zehn Meter beschleunigen und zehn Meter abstoppen usw.).
- Fügen Sie dem Abstoppen einen Richtungswechsel hinzu.

Functional Training für Einsteiger

Agilitätstraining
Hin und her

ZIEL *Verbessert Haltung, Gleichgewicht, Stabilität und Schnellkraft über das Standbein, fordert und fördert die Mechanik von Seitwärtsbewegungen, die in Sportarten mit Richtungswechseln zum Einsatz kommen.*

AUSGANGSSTELLUNG: Hüftbreiter Stand zwischen zwei Kegeln, die zwei Meter voneinander entfernt sind. Halten Sie den Brustkorb hoch und die Fußsohlen in Kontakt mit dem Boden. Senken Sie die Hüfte, um einen Kegel mit der Hand berühren zu können.

1 Schieben Sie die Hüfte auf einer Seite über den Fuß, und berühren Sie den Kegel.

2 Schieben Sie die Hüfte zur anderen Seite, um diesen Kegel zu berühren.

FORTSCHRITTE

- **Weiter Schwung:** Schieben Sie jeden Kegel eine Fußlänge nach außen. Verbreitern Sie Ihren Stand, und schieben Sie die Hüfte nach außen, um einen Kegel zu berühren.

- **Schritt und Schwung:** Schieben Sie die Kegel eine weitere Fußlänge nach außen. Kehren Sie zum hüftbreiten Stand zurück, dann schieben Sie Ihre Hüfte nach einem Seitstellschritt über den Fuß und berühren einen Kegel.

- **Drehung vorwärts:** Schieben Sie die Kegel eine weitere Fußlänge nach außen. Ein Fuß berührt den Boden in der Mitte zwischen den Kegeln. Drehen Sie sich stets vorwärts um diesen Fuß, und berühren Sie jeden Kegel mit der dem Standfuß gegenüberliegenden Hand. Wechseln Sie nach einer Runde das Standbein.

- **Drehung rückwärts:** Bis auf die Drehrichtung identisch mit Drehung vorwärts.

- **Zwei Schritte:** Schieben Sie die Kegel eine weitere Fußlänge nach außen. Die Entfernung zwischen ihnen sollte nun etwa 4,5 Meter betragen. Berühren Sie nach einem Schritt nach rechts mit der rechten Hand einen Kegel, nachdem Sie die Hüfte über den rechten Fuß geschoben haben. Drücken Sie sich sofort mit dem rechten Bein ab, laufen Sie zwei Schritte auf die andere Seite, sodass Sie mit der linken Hand einen Kegel auf der linken Seite berühren. Wiederholen Sie den Ablauf hin und her, jeweils unter der Verwendung von zwei Schritten.

Agilitätstraining

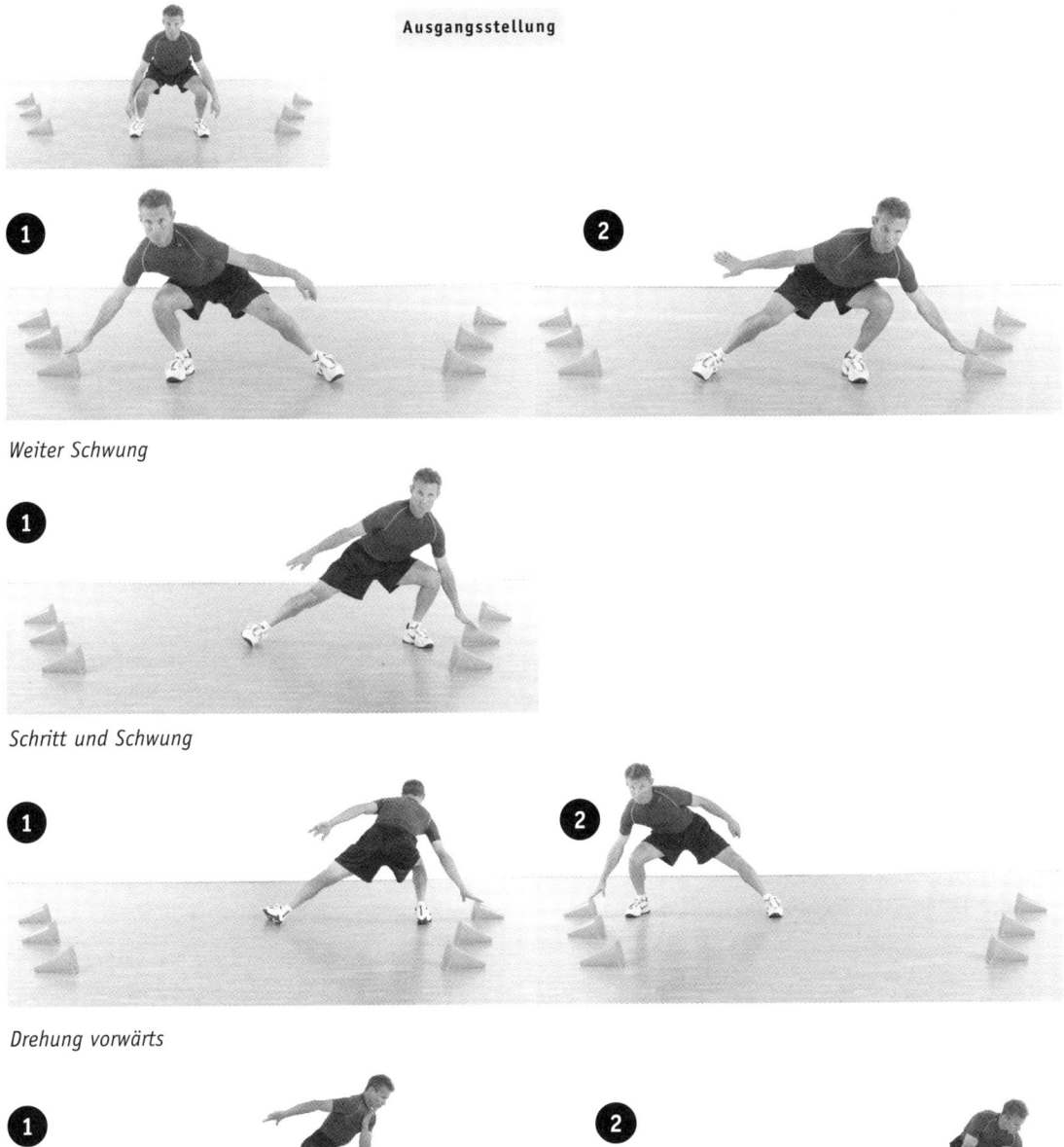

Ausgangsstellung

Weiter Schwung

Schritt und Schwung

Drehung vorwärts

Zwei Schritte

Functional Training für Einsteiger

Agilitätstraining

Temposchlängeln   *Speed Cuts – Fortschritte*

ZIEL Fördert Richtungswechsel ohne Geschwindigkeitsverlust, verbessert die Fähigkeit, enge Winkel zu meistern, ohne dabei die Haltung drastisch zu verändern.

Diese Fähigkeit ist in allen Spielsportarten nützlich.

AUSGANGSSTELLUNG: Sie stehen vor einem Slalomkurs aus Kegeln oder Reifen, die im Abstand von 5–10 Metern aufgestellt und im 45-Grad-Winkel zueinander versetzt sind.

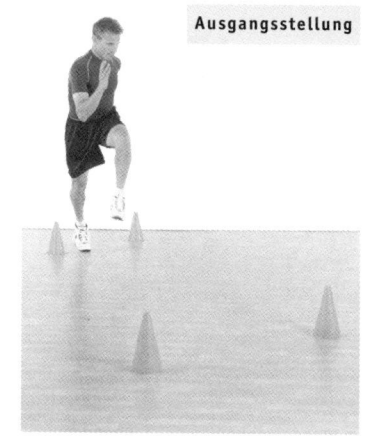
Ausgangsstellung

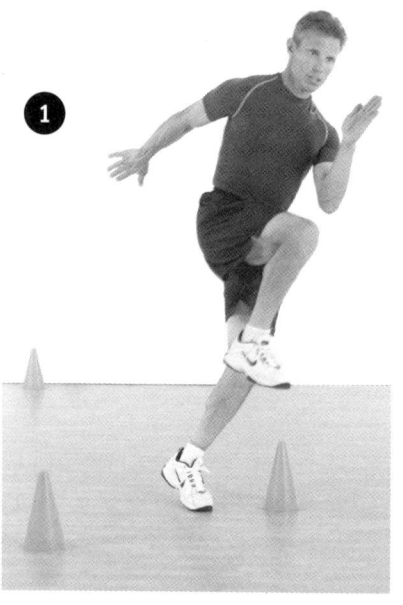

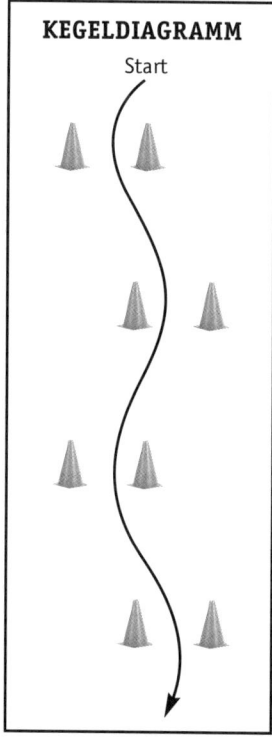

KEGELDIAGRAMM
Start

1 Nehmen Sie eine aufrechte Haltung ein, beschleunigen Sie in den Parcours hinein, und behalten Sie die Geschwindigkeit bei, oder werden Sie sogar schneller, wenn Sie sich durch die Hindernisse schlängeln. Wechseln Sie die Richtung durch Abrollen über den inneren Fuß, vergleichbar Sprintern im Kurvenlauf.

VARIANTE: Der Parcours kann auch in großen Kreisen oder in Form einer 8 bewältigt werden, um das Verschieben der Hüfte und das Drehen auf dem Fuß zu trainieren.

Agilitätstraining

Shuttle-Lauf
Power Cuts – Fortschritte

ZIEL Fördert effiziente Richtungswechsel, verbessert die Fähigkeit, durch schnelles Abstoppen und Wiederbeschleunigen scharfe Kurven und spitze Winkel zu meistern.

Diese Fähigkeit ist in allen Spielsportarten nützlich.

AUSGANGSSTELLUNG: Sie stehen auf der Mittellinie zwischen zwei zehn Meter voneinander entfernten Linien.

Ausgangsstellung

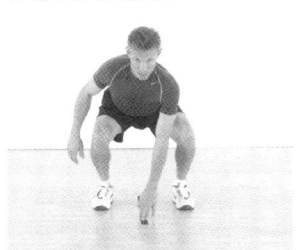

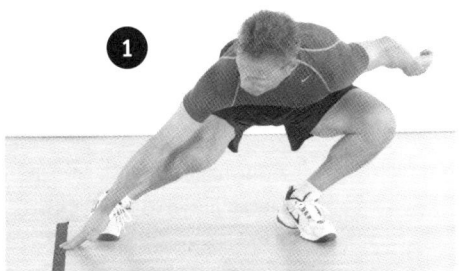

1 Sprinten Sie fünf Meter nach rechts oder bis Sie in der Lage sind, den rechten Fuß aufzusetzen und die Linie mit der rechten Hand zu berühren.

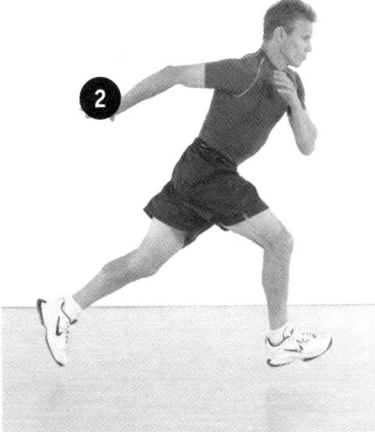

2–3 Wechseln Sie sofort die Richtung, und sprinten Sie zehn Meter zur anderen Seite oder bis Ihre linke Hand die andere Linie berühren kann.

Sprinten Sie weiter hin und her.

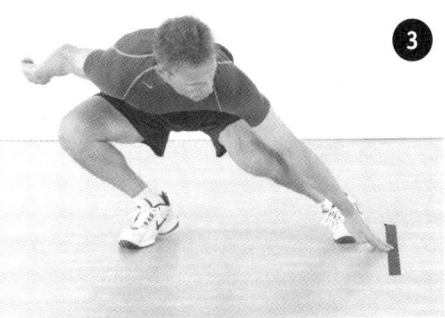

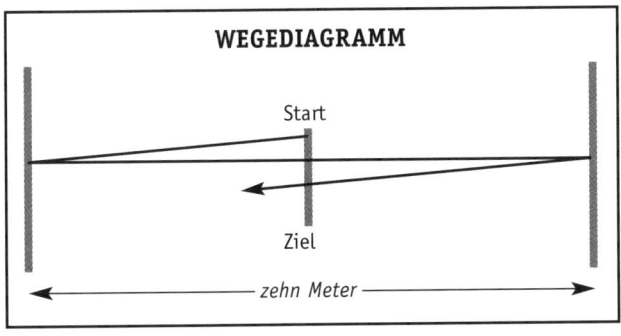

Functional Training für Einsteiger

Agilitätstraining

Zickzacklauf *Power Cuts – Fortschritte*

ZIEL Fördert effiziente Richtungswechsel, verbessert den Umgang mit scharfen Ecken und spitzen Winkeln durch schnelles Abbremsen und Wiederbeschleunigen.

Diese Fähigkeit ist in allen Spielsportarten nützlich.

AUSGANGSSTELLUNG: Sie stehen vor einem Slalomkurs aus Kegeln oder Reifen, die im Abstand von fünf bis zehn Metern aufgestellt und im 90- bis 180-Grad-Winkel zueinander versetzt sind.

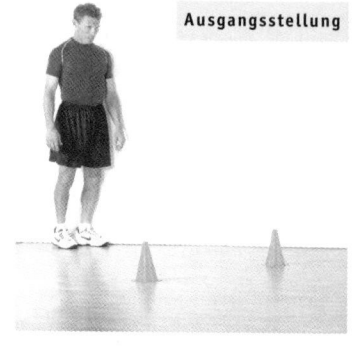
Ausgangsstellung

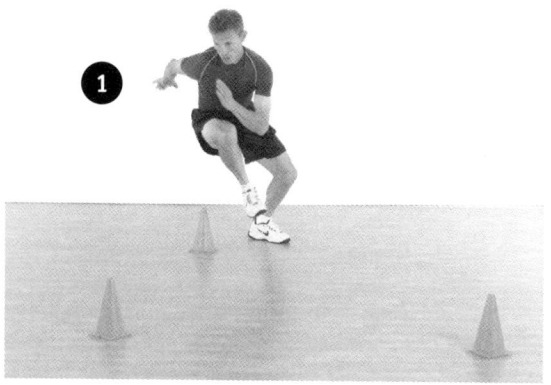

1–3 Beschleunigen Sie in den Kurs hinein, und absolvieren Sie entlang der Wegstrecke unterschiedliche Formen des Abbremsens und Wiederbeschleunigens (siehe Abstoppen, Seite 163). Die Richtungswechsel finden durch Abdrücken mit dem äußeren Fuß und Schwingen des inneren Knies in die Richtung des nächsten Hindernisses statt.

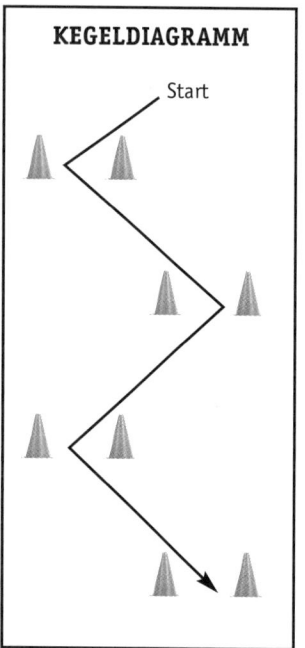

KEGELDIAGRAMM

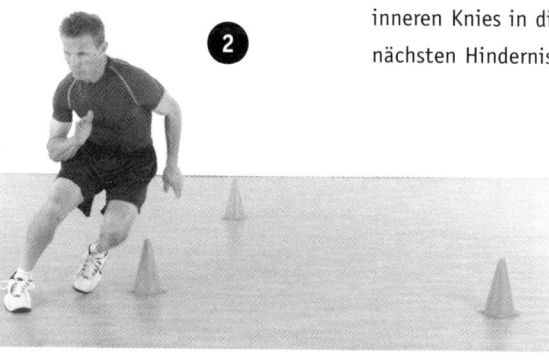

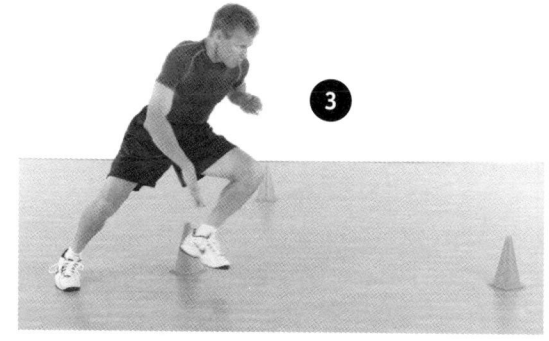

Agilitätstraining

»L«-Lauf — Speed und Power Cuts – Fortschritte

ZIEL Wendet sowohl Speed Cuts als auch Power Cuts in einer messbaren Übung an. Das verbessert die Fähigkeit, mit scharfen Ecken und unterschiedlichen Winkeln umzugehen.

AUSGANGSSTELLUNG: Platzieren Sie drei Kegel in L-Form, die etwa fünf Meter voneinander entfernt sind. Starten Sie aus einer Ecke.

1. Sprinten Sie los, und berühren Sie die Linie des ersten Kegels.

2. Sprinten Sie zurück zum Start.

3. Sprinten Sie vom Start zum zweiten Kegel, umlaufen Sie den dritten Kegel, und kehren Sie um den zweiten Kegel herum wieder zurück zum Start.

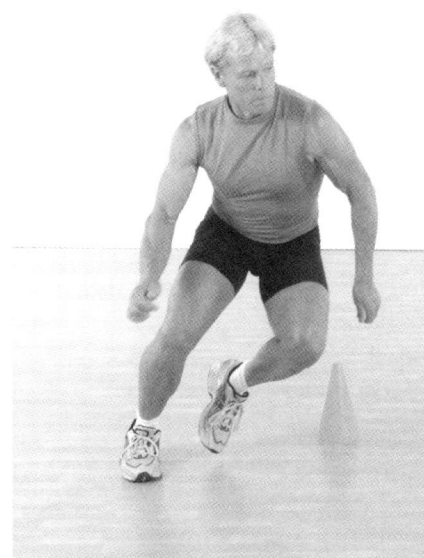

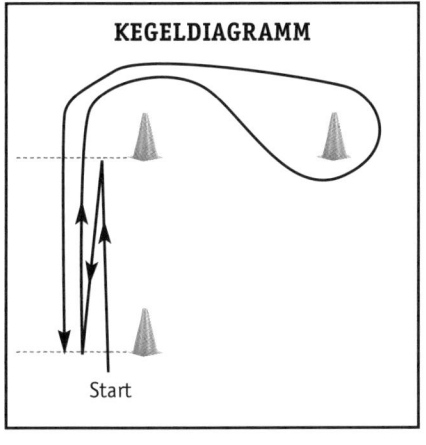

KEGELDIAGRAMM

Start

VERWENDEN SIE FOLGENDE TECHNIKEN:
1. Power Cuts für spitze Winkel.
2. Speed Cuts für flache Winkel.

Functional Training für Einsteiger

Agilitätstraining
Richtungsübung

ZIEL *Verwendet sowohl Speed Cuts als auch Power Cuts.*

Die Übung sieht vor, dass Sie auf dem kürzesten Weg vom Start zum Ziel sprinten, und zwar auf der Grundlage der Richtung, die Ihnen während des Laufs vorgegeben wird. Eine wunderbare Übung für alle Spielsportarten und ein gutes Training der Reaktionsschnelligkeit. Ohne das Signal, das Ihnen eine zweite Person gibt oder das mechanisch erfolgt, wäre kaum eine Reaktion nötig, und die Übung wäre nicht besser als die zuvor beschriebenen.

AUSGANGSSTELLUNG: Legen Sie einen Kurs mit Start- und Ziellinie an. Platzieren Sie Kegel jenseits der Mittellinie (siehe Diagramm). Nahe der Ziellinie befindet sich ein Signalgeber. Auf sein Kommando sprinten Sie zunächst auf direkter Linie zum Ziel. Vor dem ersten Wendepunkt hat der Signalgeber die Gelegenheit, einen Richtungswechsel anzuzeigen. Egal, welche Richtung er vorgibt, Sie müssen in der Lage sein, mit einem Speed Cut in die neue Richtung zum nächsten Kegel zu laufen und von dort nach einem Power Cut bis zur Ziellinie durchzubrechen. Ohne Signal ist es immer ein direkter Sprint zur Ziellinie.

VARIANTEN
- Verlängern Sie den Kurs, und stellen Sie an der Außenseite mehr Kegel auf, um einen Speed Cut und zwei Power Cuts zu provozieren.
- Der Signalgeber steht am Start, und Sie laufen rückwärts in den Parcours. Auf sein Signal reagieren Sie in einer Bandbreite von Richtungen und möglichen Ziellinien.

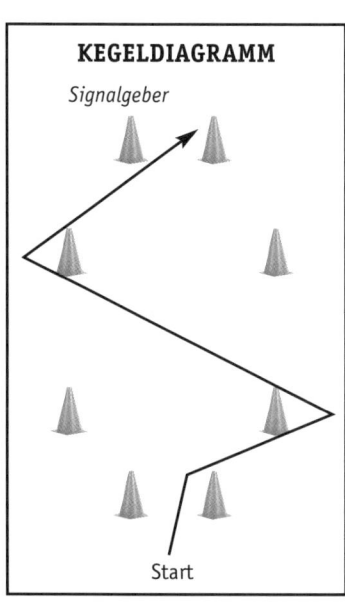

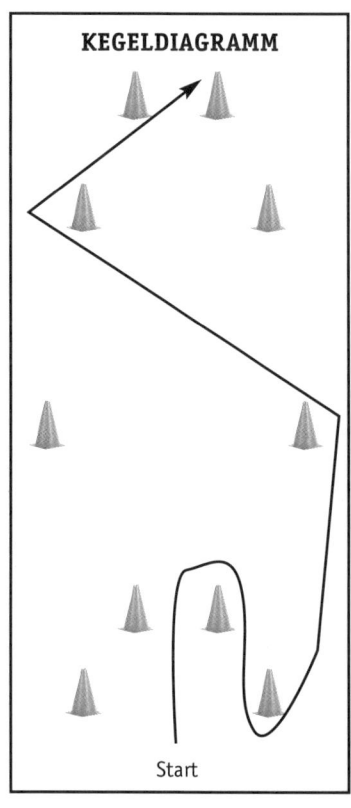

Agilitätstraining

Speed und Power Cuts – Fortschritte

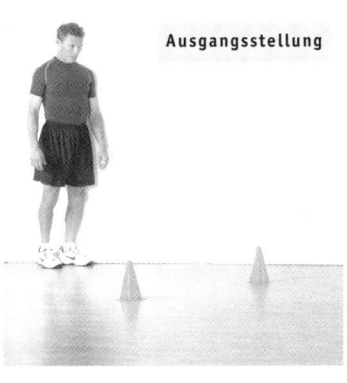

Ausgangsstellung

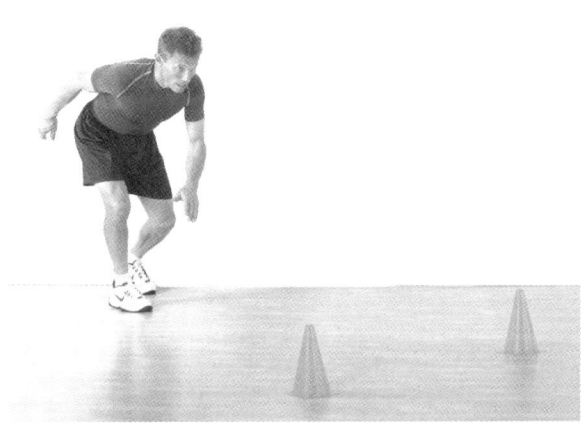

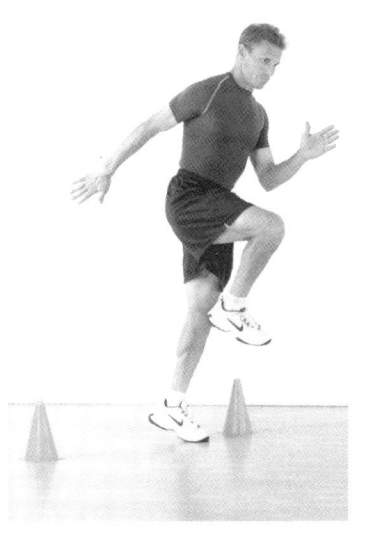

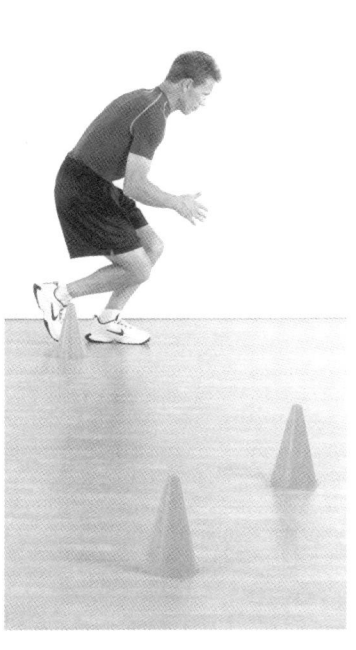

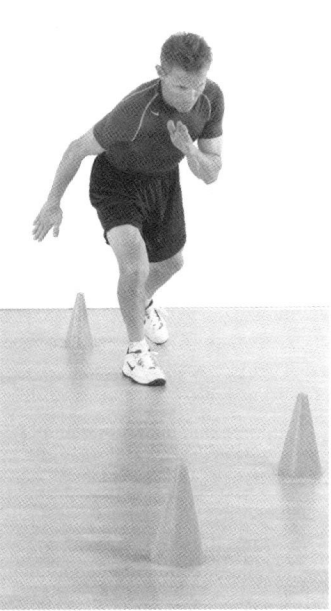

Register

»A«-(Beschleunigung) Serie,
  Übungen, 20, 158–160
  »A«-Gehen, 158–159
  »A«-Laufen, 158–159
  »A«-Skipping, 158–159
  Wandübung, 160
Abstoppen, 163
Agilität, 4
Agilitätstraining, 21–22
Agilitätstraining, Übungen,
  163–171:
  Hin und her, 164–165
  »L«-Lauf, 169
  Richtungsübung, 170–171
  Shuttle-Lauf, 167
  Temposchlängeln, 166
  Zickzacklauf, 168
Athletische Leistung, 4–5, 14–16
Aufwärmen, 9; siehe auch Dynamisches Aufwärmen
Ausfallschritt mit Drehung, 83
Ausfallschritt rückwärts, 66
Ausfallschritt seitwärts, 67
Ausfallschritt vorwärts, 66
Ausfallschritte
  Ausfallschritt mit Drehung, 83
  Ausfallschritt rückwärts, 66
  Ausfallschritt seitwärts, 67
  Back Squat mit Ausfallschritt, 102
  Front Squat mit Ausfallschritt vorwärts, 66, 102
  Overhead-Ausfallschritt, 101

»B«-(Tempo)Serie, 20
  »B«-Gehen, 161
  »B«-Lauf, 161
  »B«-Skipping, 161
  Rhythmus und schnelles Bein, 162
  Übungen, 161–162
Back Squat, 102
Balancierte Starts, 156
Balancierter Wurf, 91
Ball über Kopf, 84
Ballübergabe oben und unten, 89
Baseball, Trainingseinheiten, 38–39
Basketball, Trainingseinheiten, 38–39
Bates, Barry, 24

Bergsteigen, 68
Beweglichkeit, 7–8
Bogengang rückwärts, 92
Boyle, Mike, 2–3
Brustpass, 152
Brustpass kniend, 151

Carioca, 72
Chek, Paul, 8
Clean, 116–117
Clean & Jerk, 118–119
Clean Pull, 98
Core-Training, 10–11, 29
  Trainingseinheiten, 35
Core-Training, Übungen, 77–94:
  Ausfallschritt mit Drehung, 83
  Balancierter Wurf, 91
  Ball über Kopf, 84
  Ballübergabe oben und unten, 89
  Bogengang rückwärts, 92
  Entengang, 85
  Gerader Nacken, 80
  Kniebeuge einbeinig, 94
  Kniebeuge Rücken an Rücken, 81
  Kniebeuge Zehen an Zehen, 82
  Liegestütz beidarmig, 88
  Liegestütz einarmig mit Medizinball, 87
  Medizinball-Twist, 90
  Neigen, ziehen, drücken, 93
  Russischer (Kosaken-)Entengang, 86
  Unterarm-Seitstütz, 79
  Unterarmstütz rücklings, 78
  Unterarmstütz, 77
Crossover Step, 154

Diagonalsprünge einbeinig, 139
Diagonalwurf, 145
Dick, Frank, 7
Drehen, Erläuterung, 15
Drop Step, 155
Drückbewegungen, 13
Dynamische Kraft, 11
Dynamisches Aufwärmen, 9, 29
  Trainingseinheiten, 34
Dynamisches Aufwärmen,
  Übungen, 60–76:

Ausfallschritt seitwärts, 67
Ausfallschritt vorwärts, 66
Carioca, 72
Fersengang, 63
Kopf hoch – Frosch, 61
Kopf hoch – Marsch, 62
Kopf hoch! – Kniehebegang, 60
Rückwärtslauf, 73
Rückwärtspedalieren, 74
Shuffle, 70
Shuffle rückwärts, 76
Skippings mit Sprung, 69
Skippings rückwärts, 75
Skippings seitwärts, 71
Vierfüßlergang, 68
Zehen greifen, 65
Zehengang, 64
Dynamisches Gleichgewicht, 6

Einbeinkniebeuge mit Gewicht, 108
Elastische Kraft, 11
Entengang, 85

Fersengang, 63
Football, Trainingseinheiten 42–43
Fortschritte im Training, 16–17
Front Squat mit Ausfallschritt vorwärts, 102
Funktionelles Training, 2–3
  Agilitätstraining, Übungen, 163–171
  Core-Training, Übungen, 77–94
  Dynamisches Aufwärmen, Übungen, 60–76
  Krafttraining, Übungen, 95–113
  Powertraining, Übungen, 114–152
  sportartspezifische Programme, 28–57
  Sprinttraining, Übungen, 153–162
  Übungen, 60–171
  Vorbereitung, 23–25, 28–29
  Vorteile, 4–8
Fußball, Trainingseinheiten, 50–51

Galopp, 129
Gambetta, Vern, 2, 3

Register

Gerader Nacken, 80
Geräte, 23–24
Gleichgewicht, 6
Golf, Trainingseinheiten, 40–41
Good Morning, 95

Haltung, 5–6
High Pull, 99
Hin und her, 164–165
Hochsprünge, Erläuterung, 15
Hockey, Trainingseinheiten, 44–45
Hocksprung mit Anfersen, 123
Hocksprung mit Anfersen einbeinig, 137
Hocksprung mit Knie-Touch, 124
Hops, Erläuterung, 16

Kniebeuge, Bewegung, 12–13
Kniebeuge einbeinig, 94
Kniebeuge Rücken an Rücken, 81
Kniebeuge Zehen an Zehen, 82
Kniebeugen:
    Back Squat, 102
    Kniebeuge Rücken an Rücken, 81
    Front Squat, 102
    Overhead Squat, 100
    Einbeinkniebeuge, 94
    Einbeinkniebeuge mit Gewicht, 108
    Squat Jump, 122
    Squat Jump mit Gewichtsbelastung, 120
    Kniebeuge Zehen an Zehen, 82
Komplextraining, 16–17
Kopf hoch – Frosch, 61
Kopf hoch – Marsch, 62
Kopf hoch! – Kniehebegang, 60
Kraft, 4
    Entwicklung, 5
    Typen, 11
Krafttraining, 12–13, 29
    Überblick, 36
Krafttraining, Übungen, 95–113:
    Clean Pull, 98
    Einbeinkniebeuge mit Gewicht, 108
    Front Squat, 102
    Good Morning, 95
    High Pull, 99
    Kreuzheben, 96
    Kreuzheben russisch, 97
    Overhead Press, 109
    Overhead Squat, 100
    Overhead-Ausfallschritt, 101

Push Jerk, 111
Push Press, 110
Split Jerk, 112–113
Step-down, 107
Step-up langsam, 103
Step-up mit Abdruck, 104
Step-up mit Knieschwung, 105
Step-up schnell, 106
Kreuz-Skipping, 69
Kreuzheben, 96
Kreuzheben russisch, 97

»L«-Lauf, 169
Lacrosse, Trainingseinheiten, 44–45
Laufen, Trainingseinheiten, 52–53
Lauftraining, 18–20
Leichtathletik, Trainingseinheiten 52–55
Leichtathletik – Distanzen, Trainingseinheiten, 52–53
Leichtathletik – Sprünge, Trainingseinheiten, 52–53
Leistung, 4–5
Liegestütz beidarmig, 88
Liegestütz einarmig mit Medizinball, 87
Liegestütz gegen die Wand, 149
Liegestütz nach Fallbewegung, 150

Maximalkraft, 11
Medizinball-Twist, 90

Neigen, ziehen, drücken, 93

Open Step, 154
Overhead Press, 109
Overhead Squat, 100
Overhead-Ausfallschritt, 101

Pivot Step, 155
Plyometrie, 15, 29
    Übungen, 15, 121–152:
    Brustpass, 152
    Brustpass kniend, 151
    Diagonalsprünge einbeinig, 139
    Diagonalwurf, 145
    Galopp, 129
    Hocksprung mit Anfersen, 123
    Hocksprung mit Anfersen einbeinig, 137
    Hocksprung mit Knie-Touch, 124
    Liegestütz gegen die Wand, 149
    Liegestütz nach Fallbewegung, 150
    Pogo, 121

Pogo einbeinig, 136
Prellsprünge, 132
Prellsprünge seitwärts, 133
Schaufeldruckwurf im Knien, 141
Schaufelwurf, 142
Schaufelwurf über Kopf, 144
Scherensprung, 126
Skip, 130
Split Jump, 125
Sprünge beidbeinig, 134
Sprünge beidbeinig seitwärts, 135
Sprünge einbeinig, 138
Sprünge seitwärts einbeinig, 140
Sprunggelenks-Flip, 131
Squat Jump, 122
Tiefsprung, 127
Überkopfwurf im Kniestand, 146
Überkopfwurf im Stehen, 147
Überkopfwurf mit Schritt vorwärts, 148
Wechselhüpfen, 128
Wurf mit Drehung, 143
Pogo, 121
Pogo einbeinig, 136
Power Clean, 117
Power Cuts, 21
    Fortschritte, 167–171
    »L«-Lauf, 169
    Richtungsübung, 170–171
    Shuttle-Lauf, 167
    Zickzacklauf, 168
Power Snatch, 115
Powertraining, 14–17, 29
    Überblick, 37
Powertraining, Übungen, 114–152:
    Brustpass, 152
    Brustpass kniend, 151
    Clean, 116–117
    Clean & Jerk, 118–119
    Diagonalsprünge einbeinig, 139
    Diagonalwurf, 145
    Galopp, 129
    Hocksprung mit Anfersen, 123
    Hocksprung mit Anfersen einbeinig, 137
    Hocksprung mit Knie-Touch, 124
    Liegestütz gegen die Wand, 149
    Liegestütz nach Fallbewegung, 150
    Pogo, 121
    Pogo einbeinig, 136
    Prellsprünge, 132
    Prellsprünge seitwärts, 133
    Schaufeldruckwurf im Knien, 141
    Schaufelwurf, 142

Schaufelwurf über Kopf, 144
Scherensprung, 126
Skip, 130
Snatch, 114–115
Split Jump, 125
Sprünge beidbeinig, 134
Sprünge beidbeinig seitwärts, 135
Sprünge einbeinig, 138
Sprünge seitwärts einbeinig, 140
Sprunggelenks-Flip, 131
Squat Jump, 122
Squat Jump mit Gewichtsbelastung, 120
Tiefsprung, 127
Überkopfwurf im Kniestand, 146
Überkopfwurf im Stehen, 147
Überkopfwurf mit Schritt vorwärts, 148
Wechselhüpfen, 128
Wurf mit Drehung, 143
Prellsprünge, 132
Prellsprünge seitwärts, 133
Push Jerk, 111
Push Press, 110

Radsport, Trainingseinheiten, 40–41
Relative Kraft, 11
Rhythmus und schnelles Bein, 162
Richtungsübung, 170–171
Rückwärtslauf, 73
Rückwärtspedalieren, 74
Rugby, Trainingseinheiten, 46–47
Russischer (Kosaken-)Entengang, 86

Schaufeldruckwurf im Knien, 141
Schaufelwurf, 142
Schaufelwurf über Kopf, 144
Scherensprung, 126
Schlägerspiele, Trainingseinheiten, 46–47
Schleudern/Passen, Erläuterung, 15
Schnelligkeit, 4
Schnellkraft, 11
Schrittlänge, 18–19
Schwimmen, Trainingseinheiten, 50–51
Shuffle, 70
Shuffle rückwärts, 76
Shuttle-Lauf, 167
Ski alpin, Trainingseinheiten, 48–49
Ski nordisch, Trainingseinheiten, 48–49
Skip, 130
Skipping, Erläuterung, 15

Skippings mit Sprung, 69
Skippings rückwärts, 75
Skippings seitwärts, 71
Snatch, 114–115
Softball, Trainingseinheiten, 38–39
Speed Cut, Fortschritte, 169, 170–171
 »L«-Lauf, 169
 Richtungsübung, 170–171
 Temposchlängeln, 166
Speed Cuts, 21, 22
Split Jerk, 112–113
Split Jump, 125
Split Snatch, 115
Sportartspezifische Programme, 28–57
Sprinten, Trainingseinheiten, 52–53
Sprinttraining, 18–20
Sprinttraining, Übungen, 153–162:
 »A«-(Beschleunigung)Serien, 158–60
 »B«-(Tempo)Serien, 161–162
 Balancierte Starts, 156
 Rhythmus und schnelles Bein, 162
 Crossover Step, 154
 Drop Step, 155
 Open Step, 154
 Pivot Step, 155
 Starts gegen einen Widerstand, 157
 Squared Step, 153
 Staggered Step, 153
 Wandübung, 160
Sprünge beidbeinig, 134
Sprünge beidbeinig seitwärts, 135
Sprünge einbeinig, 138
Sprünge seitwärts einbeinig, 140
Sprunggelenks-Flip, 131
Squared Step, 153
Squat Jump, 122
Squat Jump mit Gewichtsbelastung, 120
Squats siehe Kniebeugen
Stabilität, 6–7
Staggered Step, 153
Stand, 23
Startpositionen beim Sprinten, 20
Starts gegen einen Widerstand, 157
Starts, 153–157
 Balancierte Starts, 156
 Crossover Step, 154
 Drop Step, 155
 Open Step, 154
 Pivot Step, 155

Squared Step, 153
Staggered Step, 153
Starts gegen einen Widerstand, 157
Statisches Gleichgewicht, 6
Step-down, 107
Step-up explosiv, 105
Step-up langsam, 103
Step-up mit Abdrücken, 104
Step-up mit Knieschwung, 105
Step-up schnell, 106
Step-up Übungsreihe, 103–106

Temposchlängeln, 166
Tiefsprung, 127
Trainingseinheiten, 29
 Tabellen, 34–57
Trainingsfortschritte, 16–17
Trainingsperioden, 31–33
Trainingsprogramme, sportartspezifische, 28–57
Trainingsprogrammplanung, 30–32
 Übungen, 60–171
Turnen, Trainingseinheiten, 44–45

Überkopfwurf im Kniestand, 146
Überkopfwurf im Stehen, 147
Überkopfwurf mit Schritt vorwärts, 148
Universität von Oregon, 13, 21
Unterarm-Seitstütz, 79
Unterarmstütz, 77
Unterarmstütz rücklings, 78

Verletzungsvorbeugung, 24–25
Vierfüßlergang, 68
Volleyball, Trainingseinheiten, 54–55

Wandübung, 160
Wechselhüpfen, 128
Weitsprünge, Erläuterung, 15
Wrestling, Trainingseinheiten, 56–57
Wurf mit Drehung, 143
Würfe, Erläuterung, 15–16

Zehen greifen, 65
Zehengang, 64
»Zehn Gebote des schnellen Laufens", 19
Zickzacklauf, 168
Zugbewegungen, 12
Zusatzgeräte, 23–24

Über die Autoren

James C. Radcliffe, Chef-Fitnesscoach der Universität von Oregon in Eugene, ist Mitglied der National Strength and Conditioning Association und der U.S.A. Track & Field Association. Er hat Athleten in zahllosen Wettkämpfen betreut. Als zertifizierter Level-1-Coach der United States Weightlifting Federation diente er als Offizieller für Gewichtheben während der Goodwill Games. Radcliffe ist Autor von *Plyometrics, Explosive Power Training, Encyclopedia of Sports Medicine & Exercise Physiology* und *High-Powered Plyometrics*. Seine Arbeit ist auch in Publikationen wie *NSCA Performance Training Journal, Outdoor Magazine, National Strength & Conditioning Journal* und *Journal of Sport Rehabilitation* erschienen.

Hannes Thies, BSc. der Sportwissenschaften, hat an der TU München u. a. zur Sprintschnelligkeit von Fußballern geforscht und im Zuge dessen die Auswirkungen von Laktat auf die Sprintfähigkeiten untersucht. Bei Perform Better Europe ist er derzeit für die Konzeptionierung funktioneller Trainingsbereiche sowie das Studio Design von Performance Centern zuständig.

Dank

Mein erster und wichtigster Dank geht an Nick Denton-Brown von Ulysses Press, der mit der Idee für dieses Buch an mich herangetreten ist. Danke an Lily Chou, meine wunderbare und dynamische Lektorin, und an Andy Mogg für die Fotos. Ich bedanke mich auch bei Mike Bellotti, dem Chef-Football-Coach der Universität von Oregon, der mir zur Teilnahme an diesem Projekt geraten hat, und anderen Mitgliedern des Oregon Athletic Department für ihre Hilfe. Mit Bill Moos, Direktor für Athletik, konnte ich wunderbar arbeiten. Dank an Gary Gray, Dave Williford, Oscar Palmquist und Jack Liu – ich schätze ihre professionelle Hilfe durch Fotos und rechtliche Informationen. Eine hohe Wertschätzung empfinde ich für Vern Gambetta, für seine Erkenntnisse, seinen Enthusiasmus, seine Freundschaft und vor allem sein Wissen. Zwei großartige Wissenschaftler, Louis Osternig und V. Pat Lombardi, prüften viele meiner Konzepte und waren mir damit eine große Hilfe. Viele Jahre der Dankbarkeit verbinde ich mit meinen Kollegen Geoff Ginther, Jeremy Pick und Tom Hirtz – leidenschaftliche Coaches, prima Lehrer und gute Freunde. Ich wäre nachlässig, wenn ich nicht auch jedem einzelnen Coach und Athleten danken würde, den ich in der Universität von Oregon kennenlernen durfte. Ich habe von jedem etwas gelernt.

Vor allem aber muss ich meiner Familie danken: Clay Erro, mein Bruder in allen Lebenslagen, mein Mentor und ständige Inspiration, meine Neffen und Patenkinder, meine großartigen Trainingspartner, meine Eltern Bill und Helen, die wunderbarsten Menschen, die ich kenne, und meine Frau Janice, die perfekte Lehrerin, Wissenschaftlerin, Professorin, Reisebegleiterin und beste Freundin.

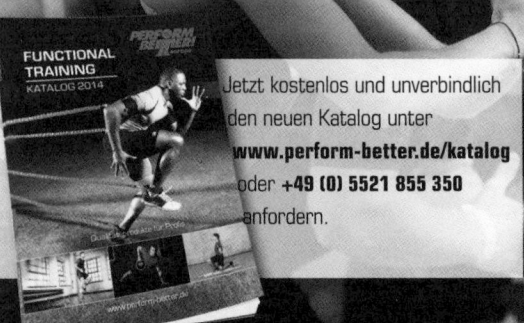

Jetzt kostenlos und unverbindlich den neuen Katalog unter **www.perform-better.de/katalog** oder **+49 (0) 5521 855 350** anfordern.

Perform Better Performance Institute

» **Workshops**
- Miniband
- Equalizer
- Olympic Lifting
- One Days
- ViPR®
- u.v.m.

» **Zertifizierungen**
- Functional Movement Screen (FMS)
- Certified Functional Trainer (CFT)
- Functional Myofacial Trainer (FMT)
- Training for Warriors (TFW)
- Kettlebell Level I&II

Perform Better die Experten für funktionelles Training

» Auswahl an über 1000 funktionellen Trainingsgeräten
» Facility Design – wir unterstützen Sie bei Ihrer Studioeinrichtung
» Kompetente Beratung
» u.v.m.

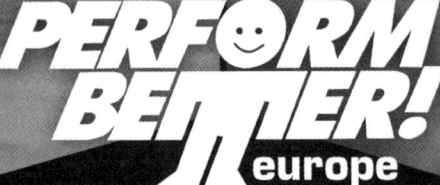

www.perform-better.de

FUNCTIONAL TRAINING MAGAZIN

www.functional-training-magazin.de

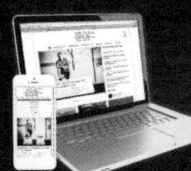

Im Functional Training Magazin stellen wir Ihnen kostenlos die neuesten Erkenntnisse der Branche von den Top-Experten zur Verfügung.